Traité de Diététique Ayurvédique

Vaidya Atreya Smith

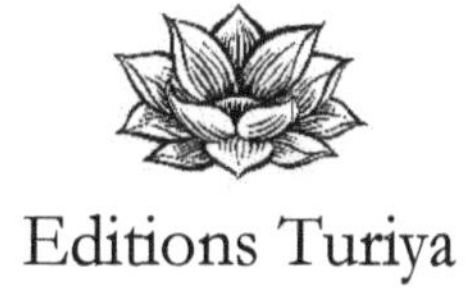

Editions Turiya

par Vaidya Ātreya Smith

Traduction de l'anglais (Etats-Unis) : Gaëlle Varas et Isabelle Seligman
Mise en page : EIVS GmbH
Illustration de la couverture : Philippe Marcy

Publié par :

Editions Turiya
EIVS GmbH
Dietikon, Suisse

www.atreya.com

ISBN : 2-9520802-3-2

Livres de Vaidya Ātreya Smith

Prana the Secret of Yogic Healing, Samuel Weiser, 1996
Practical Ayurveda, Samuel Weiser, 1998
Ayurvedic Healing for Women, Samuel Weiser, 1999
Secrets of Ayurvedic Massage, Lotus Press, 2000
Perfect Balance, Avery Publishing, 2001
Ayurvedic Nutrition Course Textbook, Editions Turiya, 2001
Pañcakarma - Shodhana Chikitsā Textbook, Editions Turiya, 2003
Dravyaguna for Westerners, 1st Ed., Editions Turiya, 2009
Ayurvedic Nutrition, CreateSpace, 2010
The Psychology of Transformation in Yoga, CreateSpace, 2013
Ayurvedic Medicine for Westerners, Vol. 1, CreateSpace, 2013
Ayurvedic Medicine for Westerners, Vol. 2, CreateSpace, 2014
Ayurvedic Medicine for Westerners, Vol. 3, CreateSpace, 2015
Ayurvedic Medicine for Westerners, Vol. 4, Dravyaguna for Westerners 2nd Ed., CreateSpace, 2013
Ayurvedic Medicine for Westerners, Vol. 5, CreateSpace, 2016

Livres traduits en français

Psychologie de la Transformation en Yoga, Editions Turiya, 2002
Pañcakarma - Shodhana Chikitsā, Editions Turiya, 2003
Traité de Diététique Ayurvédique, Editions Turiya, 2004
L'Ayurvéda pour les Femmes, Editions Turiya, 2007
Ayurvéda et Nutrition, Editions Turiya, 2011
Dravyaguna pour les Occidentaux, Editions Turiya, 2013
Anatomie et Physiologie Ayurvédiques, Editions Turiya, 2014
Pathologie et Diagnostic Ayurvédiques, Editions Turiya, 2014
Approche Thérapeutique de l'Ayurvéda, Editions Turiya, 2015

Avertissement

Ce guide thérapeutique est un ouvrage pédagogique pour les praticiens de santé dûment formés et il n'est pas destiné à du personnel non médical. L'objectif de ce livre n'est pas de traiter, de diagnostiquer ni de prescrire. Les informations contenues dans ce manuel ne doivent en aucun cas remplacer l'avis d'un médecin. Ce matériel éducatif selon la médecine traditionnelle de l'Inde est destiné aux praticiens de santé. L'auteur et l'éditeur déclinent toute responsabilité concernant d'éventuels emplois corrects ou erronés de cette information ou plaintes concernant ce texte.

Table des Matières

Chapitre 1
Introduction au Système Ayurvédique

Le système de médecine et de diététique le plus vaste et le plus complet existant aujourd'hui remonte à plus de 5000 ans et s'appelle l'Ayurvéda. Le but de ce cours est de présenter la diététique ayurvédique d'une manière claire et simple afin que les praticiens puissent appliquer ce système ancestral dans le monde occidental moderne. Etant donné l'ancienneté de ses origines, l'Ayurvéda peut sembler complexe à comprendre ou à utiliser pour un médecin nutritionniste d'aujourd'hui. En utilisant un langage courant et une présentation simple et pratique des bases du système ayurvédique, ce cours permet de dépasser facilement cette difficulté.

Les nutritionnistes d'aujourd'hui doivent-ils s'intéresser à un système de santé datant de plus de 5000 ans ? Est-ce réellement pratique d'utiliser une méthode de diététique si ancienne ? Le système ayurvédique peut-il aider des patients dans leur quotidien saturé de travail et de stress ?

La réponse aux questions ci-dessus, est définitivement oui. La connaissance des fonctions du corps en relation avec la nature est appelée Ayurvéda. Un terme composé de deux mots sanskrits, *Ayur* et *Veda* ; le premier signifiant la vie dans le sens de la longévité et le second, ayant trait à la connaissance ou la compréhension. Ainsi, le mot *Ayurvéda* signifie littéralement « connaissance de la vie » ou « compréhension de la nature ». Dans les temps anciens, l'Ayurvéda, qui était alors le tout premier système de santé au monde, accordait déjà une grande importance au fait d'avoir une vie longue et une bonne santé. D'où l'idée de l'appeler « science de la longévité ».

Rien n'est bon ou mauvais en Ayurvéda et ce n'est pas la constante répétition de currys indiens et de pratiques rigides de yoga. Il s'agit simplement d'une méthode pratique et très ancienne pour comprendre la vie. L'Ayurvéda commence par aider les gens à se comprendre eux-mêmes, et à reconnaître leur constitution et leur nature individuelle unique. Elle aide ensuite à comprendre comment les différentes constitutions sont influencées par la nature. C'est, en d'autres termes, le résultat de la combinaison de notre propre nature avec d'autres paramètres tels que les aliments, le climat, l'entourage ou la profession. L'Ayurvéda peut être considérée comme une simple formule correspondant à A + B = C.

A = la constitution individuelle (de la personne)
B = tout le reste (alimentation, climat, saison, âge, profession, etc.)
C = le résultat de cette combinaison

Les sages anciens ont développé des formes traditionnelles de médecine, comme l'Ayurvéda et la médecine chinoise. Leurs observations astucieuses de l'univers donnèrent lieu au développement d'une « médecine constitutionnelle ». Les anciens percevaient l'univers comme un jeu permanent d'énergies qui lorsqu'elles perturbent l'organisme, conduisent à la maladie. Dans l'ancien temps, le rôle du médecin consistait à rétablir l'harmonie entre le corps, l'esprit et l'âme et à faire cesser les dissensions entre la nature et l'individu. En Inde, la culture védique ancienne développa au plus haut niveau le concept de la médecine constitutionnelle pour aboutir à la médecine ayurvédique.

L'Ayurvéda, pratiquée depuis 5000 ans, traite encore environ un cinquième de la population mondiale selon l'Organisation mondiale de la Santé (OMS) qui la reconnaît comme un système de santé à part entière.

La tradition ayurvédique a développé, à travers le temps, un système de médecine très complexe, qui se répartit en huit branches qui sont :

1. Médecine générale (*Kâyacikitsâ*)
2. Pédiatrie (*Kaumârabhrtya*)
3. Toxicologie (*Agadatantra*)
4. Chirurgie (*Shalyatantra*)
5. Maladies mentales (*Shâlâkyatantra*)
6. Rajeunissement (*Rasâyana*)
7. Aphrodisiaques (*Vâjikarana*)
8. Possession et Psychiatrie (*Bhâtavidya*)

Les sages anciens percevaient l'univers sous la forme de différentes formes d'énergies manifestées ou non (*prana*). Ce qui les amena à prendre conscience du fait que ces énergies fondamentales se manifestent à travers les aliments et les plantes. La classification unique des aliments et des plantes selon leurs actions individuelles ou « énergies » correspond à la façon dont l'Ayurvéda rétablit l'équilibre dans le corps. Cela se fait en fonction de la constitution individuelle de la personne. En Ayurvéda, la médecine est considérée comme inférieure par rapport à l'incidence des aliments et des plantes ingérées quotidiennement. En réalité, les remèdes opèrent comme un « dernier recours » et indiquent la mauvaise hygiène de vie du patient.

Plusieurs civilisations anciennes sont allées jusqu'en Inde pour s'instruire de cette médecine. La Théorie des quatre humeurs chez les Grecs anciens provient de l'Inde. On trouve chez les Grecs l'utilisation des théories ayurvédiques et l'élaboration des plantes, après 400 ans avant Jésus-Christ, période où il est établi qu'ils avaient largement étudié le système ayurvédique. Il est ainsi possible de prouver historiquement que cette médecine constitutionnelle est la base de la médecine allopathique moderne qui nous vient de la Grèce antique.

L'Ayurvéda est la mère de toutes les formes de médecines modernes, de la kinésithérapie, des massages à la chirurgie. Les civilisations occidentales et asiatiques ont toutes deux utilisé la connaissance ayurvédique pour l'appliquer à leur propre contexte culturel et à ses systèmes médicaux. La chirurgie plastique, l'acupuncture, les classifications de maladie et les écoles de médecine sont toutes issues de la tradition ayurvédique originelle. Ainsi, l'Ayurvéda tout comme l'enseignement proposé ici, doit être considérée comme complémentaire à la médecine allopathique moderne et surtout pas en opposition. La communauté médicale moderne peut considérer les thérapies ayurvédiques comme des mesures préventives aussi bien physiques que psychologiques. En fait, un tel point de vue est indispensable pour l'évolution constante et l'harmonie des deux systèmes mais aussi pour le développement en cours d'une médecine globale.

La Situation Nutritionnelle Contemporaine

La civilisation occidentale a une santé fragile. D'où la nécessité de se poser des questions sur des éléments de base concernant notre approche globale des aliments et de la nutrition. On estime aujourd'hui à 97 millions, le nombre d'adultes en surpoids aux Etats-Unis. Quant à l'Allemagne, des études indiquent que plus de la moitié des adultes sont dans la même situation. La première cause de mortalité en Occident est due aux maladies cardiaques et est liée à l'obésité. Or les maladies cardiaques peuvent être évitées plus efficacement par un régime et un mode de vie adaptés que par n'importe quel médicament.

Mais notre mauvais état de santé est encore plus alarmant si l'on considère que l'obésité chez l'enfant a augmenté de 54% dans les 38 dernières années et que la moitié des enfants de 7 à 12 ans ont un taux élevé de cholestérol. On estime par ailleurs que 98% de tous les enfants (entre 2 et 18 ans) ont maintenant au moins un facteur de risque de maladie cardiaque. Et 67% des enfants ont trois ou plus de ces mêmes facteurs de risque. La communauté médicale évalue à trois ou plus les facteurs de risque hautement favorables au durcissement des artères (artériosclérose). On estime que rien qu'aux Etats-Unis, 70 millions de personnes souffrent couramment de maladies cardiaques. Et bien que les pays européens affichent pour l'instant des pourcentages moins élevés, ces différences tendent à disparaître avec l'américanisation de l'alimentation européenne.

Si le modèle de nutrition scientifique actuelle était efficace, pourquoi les personnes auraient-elles tendance à prendre du poids et à manifester plus de problèmes de santé que jamais ? Pourquoi le pourcentage de morts dû à des maladies cardiaques ne diminue-t-il pas alors que nous veillons à diminuer notre taux de cholestérol et surveillons aussi bien le nombre de calories que la prise de poids ? Pourquoi les Américains dépensent-ils chaque année 27 milliards de dollars pour des traitements de médecine non conventionnelle ? Et les Européens, presque 25 milliards d'euros ? Pourquoi 40% des Occidentaux ont-ils recours à des méthodes médicales ou diététiques alternatives ? Près de 60% de ces personnes utilisent ces méthodes non conventionnelles pour prévenir les maladies ou maintenir leur niveau de santé.[1]

Il y a deux raisons essentielles à cela – dont une, à laquelle est destiné ce cours. La première raison, qui n'est pourtant pas l'objectif essentiel de ce cours, est que l'industrie alimentaire est axée sur le profit. Cette industrie est soutenue par l'industrie pharmaceutique, également basée sur le profit. Or ces deux industries exercent une influence, de fait, sur les médecins.

---

[1] British Medical Journal 1998 ; 317: 1408 (21 novembre), extraits de différents rapports du Journal de l'Association Médicale Américaine (JAMA).

Les industries alimentaires utilisent des études biochimiques actuelles pour étayer leur approche de la nutrition et la préparation des aliments. Pourtant, le grand public est en train d'apprendre lentement que ces études – y compris la meilleure, à double effet placebo – peuvent être détournées pour correspondre au parti pris de l'auteur. Ou pire encore, à celui de la compagnie qui finance l'étude. Étant donné que 90% de toutes études dites « scientifiques » sont financées par des compagnies bien entendues axées sur le profit (qu'il s'agisse d'alimentation ou de produits pharmaceutiques), on peut s'interroger sur leur objectivité scientifique par rapport aux données actuelles. La fraude étant endémique dans la communauté scientifique, cela ne fait qu'accentuer malheureusement le problème. C'est ainsi qu'environ vingt-cinq pour cent des études comportent des informations fausses voire frauduleuses mélangées avec d'autres données.[2] Cela amène à se poser de nombreuses questions sur la réelle objectivité de la science contemporaine et des études qui nous parviennent à travers les médias.

L'autre fait, rarement évoqué par les professionnels de la santé, concerne la manière dont on étudie en réalité le corps. La chimie moderne est en effet basée sur l'étude de systèmes non vivants. En d'autres termes, toute notre information nutritionnelle et médicale est issue d'un système qui étudie des éléments en dehors de leur contexte originel. Les substances sont ainsi extraites de leur milieu d'origine et étudiées dans des éprouvettes ou sur des plaques de verre. Cette approche empêche totalement de tenir compte de l'interrelation d'une substance avec l'organisme vivant dont elle est issue. Qu'il s'agisse d'une cellule alimentaire ou de tissu humain, son contexte originel est entièrement oublié ou modifié. La science moderne est basée sur l'étude d'objets morts et non pas de substances vivantes dans l'interaction de leur environnement normal. Comme des aliments mâchés ou en cours de digestion.

La Nutrition Biochimique et la Physique Mécanique

La seconde raison essentielle pour laquelle l'approche nutritionnelle actuelle ne peut fonctionner, tient au fait qu'elle est fondamentalement fausse. Cette vérité de base mérite des explications – la médecine et la diététique actuelle ne sont pas entrées pleinement dans l'intelligence de l'organisme et le fonctionnement complet du corps.

La science est basée sur des présomptions et des théories que nous confondons souvent avec la réalité. Le professeur Bohm, physicien de renommée internationale, explique cela admirablement :

« Ce qui sera amplifié, tout d'abord dans la recherche scientifique puis d'une manière plus générale, c'est la fragmentation sans cesse provoquée par cette habitude quasi universelle de considérer la teneur de notre pensée comme « une description du monde tel qu'il est »... de telle sorte que, dans la recherche scientifique, notre réflexion porte sur une somme de théories... de telle sorte qu'il peut être considéré qu'une théorie est, avant tout, une forme de perspicacité, c'est à dire, une manière d'envisager le monde, plutôt qu'une connaissance de ce qu'est le monde ».[3]

---

[2] British Medical Journal, 1994 ; 308: 283-4

[3] Bohm, David, *Wholeness and the Implicate Order,* London, UK; Routledge & Kegan Paul Ltd.1980 p.3-4

La diététique moderne fonctionne à partir de différentes théories et très peu de connaissance directe sur la façon dont les aliments agissent dans le corps. Il existe de nombreuses études fragmentées, effectuées en laboratoires, à partir desquelles elle tente d'imaginer un système complet de science nutritionnelle mais qui ne reposent en fait que sur des théories.

L'approche actuelle de la diététique est basée sur l'idée que la totalité est composée d'une somme de parties individuelles. Si nous saisissons l'individualité alors nous comprenons l'ensemble. Actuellement, la diététique et la médecine reposent sur le modèle Newtonien de physique – ou physique mécanique.

Cette approche tend à réduire chaque chose, dans l'univers physique, à une forme de matière puis à interpréter ses fonctions. Différentes méthodes sont inventées et mises au point pour mesurer les composants ainsi étudiés. Pourtant, ces mesures, issues de concepts subjectifs, sont en quelque sorte imposées à l'univers matériel par l'esprit humain. Ce qui est extrêmement intéressant dans le domaine de la physique et dans l'étude de toute matière physique.

Néanmoins, l'être humain est composé de bien plus que de simple matière physique. Cette approche mécanique tend donc à réduire aussi les fonctions mentales et émotionnelles à des composants physiques et, l'être humain, à une machine.

Les études scientifiques sont basées sur des mesures subjectives allant de pair avec un autre standard subjectif qui leur est apparenté, espérons-le, par des moyens logiques. Quelque chose est alors observée en fonction de ces deux classifications subjectives puis comparé. Normalement, le but est de démontrer ou démentir quelque chose afin que les mesures ou le standard en question correspondent au concept initial ou à la théorie de l'étude. *Mais jamais le standard, pas plus que l'unité de mesure, n'ont de rapport avec ce contexte, en dehors du travail de cette étude.* Ceci est important à comprendre, de même que mettre en application ces types d'études sur le corps humain pose énormément de problèmes.

Il est également intéressant de remarquer que la science constate et intègre l'information jusqu'à la limite de ce qui est possible de l'utiliser et de l'intégrer à un modèle déjà existant. Si quelque chose n'a pas de sens – c'est à dire, ne s'intègre pas à un point de vue ou une théorie actuelle – il est alors éliminé. En général, les éléments utilisés correspondent et appuient une évolution logique ainsi qu'une progression de pensée dans quelque domaine que ce soit. Une fois de plus, il faut remarquer qu'une grande partie des données découvertes dans la recherche, ne sont pas utilisées, car elles ne correspondent à aucun modèle actuellement connu.

Dans la science de la diététique, l'approche mécanique essaie de réduire le corps à l'image d'une usine et la nourriture à une forme de carburant alimentant cette usine. Une manière d'essayer de comprendre les fonctions physiologiques ainsi que les besoins du corps et de voir comment tout cela est lié à la source d'énergie. Cela semble assez simple jusqu'à ce que l'on considère la taille et la complexité de l'usine.

Le corps compte environ un milliard de cellules. L'immensité est un problème. Tout comme l'interrelation entre les systèmes. C'est ce qui nous est le plus difficile à comprendre, car on ne nous a jamais rien dit sur ce concept. Rappelez-vous le modèle d'étude dont on a besoin pour créer une unité subjective en vue d'évaluer des choses, ainsi que d'un autre standard subjectif qui a besoin d'être inventé pour servir de contrepoint. Les statistiques peuvent alors être regroupées puis définies en fonction de ces deux facteurs subjectifs. Mais cette approche omet le fait que les cellules, systèmes ou organes, ne fonctionnent pas seules.

Le réel problème, à ce stade, tient au fait qu'il est physiquement impossible d'étudier tous les rapports possibles existant entre un milliard de cellules – sans parler de ceux qui interfèrent à l'intérieur de chaque cellule individuelle. Même si nous limitons les cellules à celles de leur organe, glande, système ou fonction, les possibilités sont encore infinies. Comment structurer alors notre étude, commençant par un concept et deux facteurs subjectifs, avec autant de possibilités ? Nous devons décider quelle est la question la plus importante dans cette étude. Mais comment faire si nous ne comprenons pas la relation globale du corps ? Cela est impossible.

Il y a un facteur additionnel – la complexité des aliments eux-mêmes. Les aliments complets – ni industrialisés, ni raffinés – sont remplis d'autres éléments en plus des vitamines, minéraux, protéines, lipides, glucides et autres. Il y a, encore aujourd'hui, plusieurs éléments non identifiés dans les aliments complets. Même avec toutes les données identifiées qui composent les aliments, les interrelations entre eux restent extrêmement complexes et mal comprises. Ce qui est connu est basé sur une unité d'énergie subjective – la calorie.

Qu'est-ce qu'une calorie exactement ? C'est une mesure de chaleur. Une calorie représente l'énergie nécessaire pour faire monter de 1 degré centigrade la température d'un litre d'eau. C'est une technique subjective de mesure, utilisée pour déterminer la source d'énergie d'un combustible ou des aliments.

Cette façon de mesurer la consommation d'énergie est subjective comme nous l'avons expliqué plus haut, et peut avoir peu ou pas d'apport nutritionnel pour le corps. Ce qui est remarquable, c'est que l'on peut prendre 2000 calories en mangeant des gâteaux, de la confiture, et des bonbons sans apporter aucune valeur nutritionnelle à la fonction métabolique. Ce qui représente précisément la situation actuelle dans le monde.

En faisant appel au système de la calorie comme unité de mesure, nous ne pouvons pas comprendre la relation globale à l'intérieur du système digestif, et encore moins le rapport entre le système nerveux et hormonal qui contrôlent toute la fonction métabolique, y compris la digestion des aliments et finalement l'assimilation des substances nutritives. Sous cet angle-là, il est possible de commencer à se demander si oui ou non la calorie a un sens, en dehors du laboratoire.

L'autre problème avec le modèle biochimique, c'est qu'il change avec le temps. Au fur et à mesure que les fonctions et les relations dans le corps sont mieux interprétées, les idées, concepts, et théories acquises sont révisés, modifiées ou éliminées. C'est un excellent procédé pour apprendre et changer. Le problème est que cela ne fait que confirmer la connaissance partielle que nous avons du corps et cependant, nous continuons encore à développer des traitements basés sur une connaissance partielle.

Pour assimiler toute donnée, nous avons besoin d'envisager un nombre de sous-systèmes dans le corps et une extraordinaire collection de minéraux, vitamines et autres substances nutritives. Cette complexité est combinée aux centaines de bactéries, fongus et virus qui aident et contribuent au processus de modification des substances nutritives. Tout cela est facilité par les enzymes, sur lesquelles la science moderne a encore très peu de notions. Quand nous ajoutons à tout cela les enzymes nécessaires pour exécuter les actions dictées par les messages des systèmes nerveux et hormonaux, nous en augmentons la complexité.

En outre, la nutrition biochimique ne considère pas que la base des matières premières soit importante au-delà de ses structures chimiques, comme par exemple, du sucre est du sucre, qu'il soit raffiné ou non raffiné. Cela est étrange car les études remontant aussi loin que 1936 indiquent que l'effet du sucre blanc raffiné est très différent de celui du sucre brut non raffiné de canne à sucre. Il est bien connu que le sucre provoque des caries. Pourtant une étude portant sur des Sud-africains qui mâchent quatre tiges de canne à sucre par jour, indique qu'ils ont des meilleures dents que la moyenne et présentent un faible pourcentage de cavités dentaires.[4]

Cette découverte fut à maintes reprises prouvée en laboratoire. La même corrélation a été établie entre le diabète, la consommation de sucre et les coupeurs de canne à sucre en Amérique Centrale. Une fois de plus, ces résultats furent expérimentés puis vérifiés en laboratoire. Le fait est que le sucre raffiné a un effet très différent sur le corps, que celui du sucre brut, non raffiné. La communauté biochimique continue encore à considérer que la structure moléculaire est la même, signifiant que toutes les formes de sucre s'assimilent de la même manière. Ce qui est en opposition totale avec les données scientifiques et absolument inexact. Le même problème se pose avec tous les aliments raffinés, et pas seulement le sucre.

Les systèmes mécaniques de nutrition peuvent se résumer comme étant quantitatifs. La quantité étant le critère de référence. Les substances peuvent être en effet mesurées, comparées et étudiées en fonction d'une théorie authentifiée. En conclusion et, compte tenu de l'augmentation des maladies nutritionnelles aujourd'hui, on peut s'interroger sur le bien-fondé de cette approche mécanique de la nutrition pour estimer les besoins individuels d'une personne ou même de groupes de personnes.

La Nutrition Constitutionnelle

Il existe un système nutritionnel scientifique alternatif – l'Ayurvéda ou la « science de la vie ». Contrairement au système biochimique moderne, le système ayurvédique œuvrant sur des êtres humains vivants, a observé les effets des aliments et de la nutrition sur le corps humain depuis des milliers d'années. L'Ayurvéda a également eu l'opportunité d'observer les effets de la diététique sur le mental et l'émotionnel – l'Ayurvéda est un système de santé mental et corporel qui fonctionne sur des personnes vivantes, non pas sur des objets morts.

Le système ayurvédique n'est pas concerné par la suppression de symptômes, ni même par l'addition de quelques années de vie en plus, à travers la médication. L'approche globale est différente. Premièrement, l'Ayurvéda traite avant tout le caractère unique de chaque individu, comme le vôtre et celui de vos clients. Deuxièmement, l'Ayurvéda cherche à identifier et *à soigner la cause* de la maladie. Bien entendu, les symptômes peuvent bénéficier de ce processus mais l'essentiel consiste à guérir une personne individuelle et non pas des symptômes en prenant à vie des remèdes chimiques.

---

[4] Ballentine, Dr. Rudolph, *Diet and Nutrition : a Holistic Approach*, Honesdale, Pa ; Himalayan International Institute, 1978, p. 58

L'Ayurvéda insiste sur la nécessité de mener une existence équilibrée et souligne l'importance de la nutrition et de l'hygiène de vie, véritable base de la santé. Les remèdes viennent ainsi en seconde position, juste après ces deux piliers de santé – manger exactement ce qui convient à votre individualité, et mener une existence enrichie par l'exercice, la créativité, la joie, les défis mais aussi une forme de routine afin d'optimiser votre performance personnelle et votre potentiel créatif.

L'Ayurvéda est la médecine originelle, du corps et de l'esprit, ou médecine holistique. Elle a également une importante compréhension de l'esprit et du désir de l'être humain de connaître le sens divin de la vie. À noter que l'Ayurvéda est une science de santé et n'est associée à aucune religion. Il est évident que l'Ayurvéda est pratiquée dans les pays d'Asie, sous différentes formes qu'elles soient bouddhistes, hindoues et musulmanes aussi bien qu'en Grèce, dans l'antiquité. Il ne s'agit pas d'un système qui plaide en faveur d'une approche, quelle qu'elle soit, pour répondre aux désirs de l'esprit humain, mais simplement un facteur essentiel de santé.

La grande différence du système ayurvédique est qu'il s'intéresse aux fonctions du corps plus qu'à une notion de quantité. Ainsi, l'approche ayurvédique peut être décrite comme un système fonctionnel dans lequel l'approche biochimique est définie comme un système structurel. L'Ayurvéda a un fondement dans une forme expérimentale de physique ou en tout cas, une analyse liée à cet aspect. Cette façon de voir est plus proche du modèle de la Physique moderne que du modèle des Sciences mécaniques. L'Ayurvéda part toujours de l'individu pour s'ouvrir à l'environnement dans lequel il évolue. Ainsi donc, l'Ayurvéda adapte toujours ses traitements et régimes alimentaires en fonction de l'individualité. Par opposition aux praticiens de santé contemporains qui développent des thérapies et orientent l'individu vers la thérapie. Le modèle ayurvédique considère le corps comme intelligent et en quête d'équilibre. Il envisage l'individu comme une partie d'un univers intelligent dans lequel ces deux éléments cherchent l'épanouissement et l'expérience à travers le mouvement. Si ce mouvement est en équilibre avec l'environnement, il en résulte un bon état de santé. Mais si ce mouvement est chaotique et troublé, cela génère la maladie.

L'Ayurvéda n'est donc pas juste un autre système de santé naturel mais plutôt une perception différente de l'univers et de la façon dont nous, les êtres humains, y vivons et évoluons dans notre environnement. Il s'agit d'une méthode scientifique basée sur des fonctions et des systèmes plus que sur des théories et des quantités. Une méthode qualitative aussi qui inclue les interrelations psychologiques entre les personnes et leur environnement ; et qui ne peut être réduite à un système mécanique, encore qu'elle intègre l'approche mécanique à la santé et à l'univers. L'Ayurvéda est davantage une manière de vivre sa vie que de la contrôler. Elle confère plus de pouvoir, de maîtrise de soi que de soumission à une autorité quelconque ou de dépendance aux médicaments.

L'Ayurvéda repose sur une longue histoire d'observation directe et d'expériences effectuées sur les êtres humains vivants. L'enseignement présenté ici est directement issu d'une connaissance vécue par des personnes vivantes. La preuve de toute chose consiste à l'essayer pour voir si elle fonctionne. Celui qui essaie le système ayurvédique bénéficie non seulement du plus ancien système diététique mais aussi de la contribution d'innombrables médecins et patients au fil des siècles.

Chapitre 2
La Théorie des Trois Doshas

Chacun d'entre nous est différent. Avec un métabolisme et une réaction spécifiques aux aliments. Afin d'ajuster notre régime alimentaire à notre individualité, il nous faut une méthode. Celle-ci s'appelle la théorie des trois doshas ou « *tridoshique* » qui représente les bases du système ayurvédique.

Les anciens qui ont développé ce système ont dû observer de près la nature pendant des centaines d'années. Le résultat de leurs observations est le suivant : l'univers physique est composé de quatre états principaux de la matière – un état solide de la matière; un état liquide de la matière; la matière en transformation; et la matière en mouvement. Ces quatre états de matière existent dans un cinquième état, le champ ou l'espace. Cela s'appelle en Ayurvéda, le *Pancha Mahabhutani,* soit les cinq grands états de la matière. Les anciens ont également observé qu'un certain principe contrôle ces cinq états de la matière différents. Ce sont les trois principes, les trois doshas, qui régissent la nature telle que nous la connaissons. Il s'agit de forces biologiques pouvant être testées et, leurs actions observées, par n'importe qui.

Tout ce qui se passe dans la nature est différent, en fonction de ces principes, les trois doshas. Ainsi, quand nous identifions le principe dominant, nous comprenons quelle est la nature de la personne. Ceci est la base de la diététique en Ayurvéda. Il est donc nécessaire de comprendre en premier lieu quel type de nature, ou dosha, est dominant dans votre métabolisme. Il est ensuite possible d'établir un programme diététique en utilisant les trois mêmes principes.

En Ayurvéda, on reconnaît trois forces vitales principales, les *doshas*, ou humeurs biologiques. Ces trois types de base combinés constituent sept constitutions possibles. Ces sept constitutions ont plusieurs combinaisons possibles donnant un nombre infini d'individualités. Lorsque l'on parle d'un type constitutionnel en Ayurvéda, on ne réfère qu'au dosha ou principe dominant. Chacun d'entre nous est composé de ces trois humeurs - sa constitution étant déterminée par le principe dominant contrôlant ainsi sa fonction métabolique.

On dit que notre constitution est déterminée au moment de la conception. Le dosha du moment (c'est à dire l'heure et la saison) et le dosha prédominant chez chacun des parents déterminent tous deux la constitution individuelle. La constitution physique est déterminée pour la vie.

La meilleure façon d'identifier les différents doshas ou humeurs est de considérer chacun d'entre eux comme un principe, une force ou un milieu qui génère un environnement interne, et donc un être biologique. Ces trois principes de base sont en jeu constant les uns par rapport aux autres. C'est l'équilibre de cette interaction qui détermine le niveau de santé. Et notre propension à maintenir cet équilibre qui délimite la durée de notre vie. En sanskrit, ces forces portent des noms qui impliquent une multitude de sens. Il est donc important de reconnaître chacun de ces termes comme une indication de la force vitale et non de les considérer comme une traduction littérale de l'air, du feu et de l'eau.

Traditionnellement, les noms de ces principes (les trois doshas) sont :
VATA, PITTA et KAPHA.

VATA = ce qui bouge
PITTA = ce qui brûle
KAPHA = ce qui soutient et relie

Il est dit que l'on doit étudier le principe des trois humeurs (*dosha*) pendant sept ans avant d'assimiler pleinement toute son importance. Il s'agit de forces biologiques qui contrôlent les fonctions du corps et jusqu'à un certain point, l'environnement. Elles impliquent la manifestation physique dans sa globalité en elle-même. Elles contrôlent les cinq états de la matière.

Les 5 Etats de la Matière (Les Cinq Éléments)	Fonctions	Le Dosha dominant
Ether (Champ)	Espace	← Vata
Air (Mouvement)	Mouvement	← Vata
Feu (Transformation)	Conversion	← Pitta
Eau (Liquide)	Cohésion	← Pitta, ← Kapha
Terre (Solide)	Masse	← Kapha

Les trois doshas ou humeurs sont souvent appelés Air (Vata), Feu (Pitta) et Eau (Kapha) car ils sont les éléments prédominants qui les contrôlent. Le schéma suivant donne une idée de l'élément le plus fort. On dit que le second élément maintient ou soutient le plus fort. Par exemple, le feu est soutenu par l'eau, sinon sans eau, il brûlerait tout ce qu'il touche.

Ces trois doshas ou humeurs se combinent pour former les sept types constitutionnels comme indiqués plus haut. Ce sont :

VATA	VATA/PITTA
PITTA	VATA/KAPHA
KAPHA	PITTA/KAPHA
	VATA/PITTA/KAPHA

Ils sont appelés soit des types purs, soit des types mixtes.

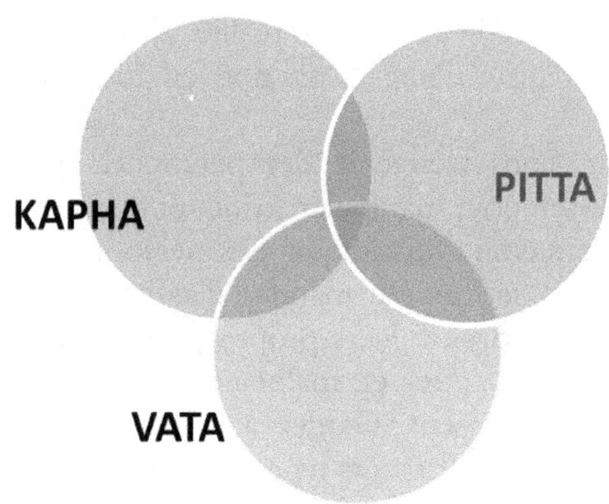

Observez la façon dont les trois cercles se chevauchent. Et comment chacun est étroitement lié aux autres et se mélange à eux. Notez que Vata se trouve en haut car il est le plus puissant des trois doshas. Remarquez également que pour chaque dosha, l'élément dominant se trouve au- dessus, imprimé en gras, de l'élément qui le soutient.

L'Ayurvéda utilise ces sept classifications pour comprendre les principales différences dans les types métaboliques. Il ne s'agit pas ici de références bonnes ou mauvaises mais de différences biologiques. En comprenant comment votre métabolisme fonctionne, vous pouvez commencer à travailler dans son sens et non pas contre lui, au risque de générer des problèmes digestifs, voire des maladies mineures ou sévères. Fonctionner en accord avec le métabolisme procure une bonne digestion et une bonne santé – ce qui ne signifie pas seulement l'absence de maladie – mais être en bonne santé.

Il est aussi reconnu qu'il existe une grande différence entre chaque type. Les sept types principaux ne doivent pas être considérés comme un point final mais plutôt comme un point de départ. Ainsi, dès que nous connaissons notre type en fonction de l'Ayurvéda, il nous est possible de commencer à agir dans le contexte des recommandations favorables à notre type. J'ai pu expérimenter cela à de nombreuses reprises auprès de mes patients. Les personnes ont généralement déjà remarqué que certains aliments leur sont problématiques et ont appris à les éviter. Lorsqu'elles voient les recommandations alimentaires pour leur type, elles sont stupéfiées de vérifier à quel point les aliments qui ne leur réussissent pas, doivent être, selon l'Ayurvéda, éliminés de leur alimentation. Toutefois, elles croient souvent que ces instructions sont définitives. En réalité, les recommandations contenues dans ce cours ainsi que dans n'importe quel livre traitant de diététique ayurvédique sont des directives de base qui ont besoin d'être ajustées et adaptées à l'individu.

L'objectif de ces sept types, V, P, K, VP, VK, PK et VPK, n'est pas de classifier les gens. Il s'agit plutôt d'une manière de comprendre comment le métabolisme fonctionne. En Ayurvéda, on n'utilise jamais un type en comparaison d'un autre. En réalité, ce serait aller contre les préceptes de l'Ayurvéda de comparer les gens par rapport à leur forme ou leur performance. Aucune constitution n'est meilleure ou moins bonne qu'une autre. Pas plus qu'une mixité ou une combinaison n'est meilleure qu'une autre. Chaque type ou combinaison de type a du pour et du contre. En réalité, chacun d'entre nous est composé de ces trois principes – il s'agit juste d'une distinction en fonction de celui qui domine les fonctions métaboliques.

De temps en temps, vous trouverez des personnes qui utilisent ces distinctions métaboliques comme un moyen pour manipuler, critiquer ou humilier les autres. À noter que cela n'a rien à voir avec le système ayurvédique. Les personnes qui ressentent le besoin de dominer ou critiquer les autres, le font par manque d'assurance et névrose – ces personnes détourneront tout système ou moyen à leurs propres fins. Je mentionne cela car il est très commun aujourd'hui de juger les autres et, malheureusement, certaines personnes essaient aussi d'utiliser l'Ayurvéda dans ce sens. Gardez à l'esprit qu'il est clair qu'il n'y a aucun jugement de valeur par rapport aux différents types constitutionnels.

Afin de suivre la méthodologie de la diététique ayurvédique, nous avons besoin d'une compréhension minimum des sept types différents. En général, le septième type, VPK, est très rare car il indique un niveau égal des trois doshas. Cela correspond d'ailleurs à ma pratique personnelle. J'ai trouvé seulement quatre types de ce genre sur des milliers de patients rencontrés au cours des dix dernières années. Ainsi, la plupart des personnes appartiennent aux six autres types.

Les Profils Physiques

Vata

Cette personne a un métabolisme variable ; en d'autres termes, il n'y a pas de constance en ce qui concerne sa digestion. Un jour, la personne digérera la pizza facilement et le jour suivant, pas du tout. Et encore un autre jour, la même pizza provoquera une indigestion mineure. Cela indique une inconstance du métabolisme, et étant donné que la fonction digestive est une des indications principales de tout le métabolisme, nous pouvons établir que les personnes Vata ne digéreront pas toujours les mêmes aliments ou plats de la même manière.

Ces personnes ont tendance à digérer rapidement quand elles digèrent bien et à avoir de la flatulence quand elles ne digèrent pas bien. Lorsque ce type est perturbé, il devient constipé ou ballonné, ou juste rempli de gaz intestinal. Ces personnes auront tendance à avoir la peau sèche, les cheveux secs et, c'est cette sécheresse même qui pourra être la cause de constipation.

Ce type a généralement une plus petite structure osseuse – sa charpente est squelettique. Ses os mêmes sont plutôt fins qu'épais. Il a tendance à être grand ou petit mais est toujours mince. Pourtant, lorsque ce type est perturbé ou agité, il peut devenir gros. Cela est d'autant plus vrai à l'âge adulte, après trente ans. Ces personnes sont généralement minces au début de l'adolescence, sinon pour leur vie entière.

Ce type a généralement du mal à grossir. Peu importe la quantité de ce qu'il mange, il semble rarement prendre du poids. En général, il n'est pas un gros mangeur et préfère se nourrir en petite quantité mais plus fréquemment. Ce sont les moins intéressés des sept types par les aliments et ils consomment très souvent de la nourriture de mauvaise qualité comme celle des fast-foods, des aliments industriels et transformés ou grignotent, par simple manque d'intérêt. Bien que leur métabolisme soit variable, ils ont tendance à ressentir le plus souvent la fraîcheur ou le froid. Leur circulation n'est pas bonne et ils ont souvent les mains et les pieds froids à cause de cela. Ils n'aiment pas le temps froid et ont besoin de se protéger des éléments plus que les autres types.

La personne Vata a le système immunitaire le plus faible de tous les types et souffre souvent d'allergies, de rhume ou de grippe. Bien qu'elle déborde souvent d'énergie, elle n'a pas nécessairement la résistance pour la conserver. Elle est souvent très bavarde, voire confuse ou dispersée. Elle est connue pour commencer les choses et ne pas les terminer. Elle peut facilement être perturbée par les ordinateurs ou d'autres dispositifs électroniques, de la même manière qu'elle est souvent physiquement la plus sensible des trois types.

Pitta

La personne Pitta bénéficie d'un métabolisme très robuste. Elle digère rapidement et sa digestion est la plus puissante ; elle peut manger n'importe quoi. Son métabolisme est générateur de chaleur et elle a tendance à avoir le « sang chaud » dans tous les sens du terme. Elle a la peau, les mains et les pieds, chauds. Sa circulation sanguine est la plus puissante des trois types et elle peut être encline à des problèmes cardiaques ou sanguins ultérieurement dans sa vie.

Son métabolisme n'est pas seulement robuste mais aussi constant. Jusqu'à l'âge de quarante ans environ, elle remarque à peine son processus digestif sauf en cas de brûlure ou d'aigreur d'estomac. Après quarante ans, elle commence soudain à prendre quelques kilos non désirés. Alors, elle commence à devenir plus consciente des aliments qui lui causent des problèmes comme les tomates ou les agrumes riches en acide citrique.

En cas de problèmes digestifs, cela se manifeste par des selles molles ou de la diarrhée. Les aliments frits peuvent particulièrement déclencher ce genre de réaction. Ceci est particulièrement vrai en ce qui concerne les plats de fast-food ou de restaurants, cuisinés dans une huile saturée ou de qualité médiocre. La consommation excessive d'aliments frits peut aussi la rendre obèse. En général, elle n'est ni mince, ni en excès de poids à moins que précisément, elle ne mange trop de plats frits et gras. Elle a le transit intestinal le plus régulier des trois types.

Les types Pitta ont tendance à souffrir de problèmes de peau dus à la nature acide de leur sang et de leurs fluides corporels en général. Ils peuvent également avoir des problèmes hépatiques même s'ils ne boivent pas d'alcool. Leur vue peut être faible ou ils peuvent avoir des troubles ophtalmiques à certains moments de leur vie. En général, ils ont tendance à avoir les yeux rouges ou à craindre la lumière du soleil plus que les autres types. Ils portent souvent des lunettes.

Ils ont tendance à avoir une carrure et une structure osseuse moyennes. Ils ont la taille la plus « moyenne » des trois types. Pourtant, ne vous trompez pas par cette distinction. N'importe quel type peut avoir une structure « moyenne ». Ils se situent « entre » les autres types, en taille aussi bien qu'en poids. Ils ont un niveau moyen d'endurance et de résistance. Néanmoins, ils ont le mental le plus fort, ce qui leur permet de mener à bien des actions au-delà de leur force normale ou de leur résistance, et cela seulement grâce à leur volonté.

Ils ont un bon système immunitaire et ne tombent généralement pas malades – à moins qu'ils ne travaillent trop ! Ils ont plutôt tendance à souffrir de frustration ou d'excès de travail que de maladies physiques. Ils sont enclins à une grande fatigue, voire à l'épuisement, par excès de travail, ce qui les rend sensibles aux maladies infectieuses. Ils souffrent de problème inflammatoire lorsqu'ils tombent effectivement malades.

Kapha

Ces personnes ont le métabolisme le plus lent mais le plus constant de tous les types. Leur capacité digestive est très régulière et stable. Elles peuvent facilement être congestionnées et en surpoids parce que leurs fonctions métaboliques marchent lentement. Parmi les trois types, ce sont les personnes Kapha qui prennent le plus de temps pour transformer ce qu'elles mangent. Elles réagiront positivement et régulièrement aux mêmes types d'aliments ou de repas.

En cas de troubles digestifs, elles sont ballonnées ou ont une sensation de lourdeur dans l'estomac ou la région abdominale. Étant donné que leur digestion est lente, à l'image de leurs fonctions métaboliques, elles risquent facilement de manger en excès ou d'abuser d'aliments lourds et longs à digérer. Les troubles ont tendance à se manifester par une accumulation de mucus ou de graisse, quand l'ingestion d'aliments est supérieure au potentiel métabolique de transformation et d'assimilation.

Ces personnes ont la plus faible résistance aux sucreries. Elles sont les plus tentées d'en manger de toutes sortes. Cette attirance peut même provoquer une tension supplémentaire sur la glande surrénale – la fonction du pancréas qui régule le sucre dans le sang et la transformation des graisses et du cholestérol, entre autres choses. Leur fonction rénale peut aussi s'affaiblir en cas d'excès de graisse accumulée. Parmi les trois types, ce sont les personnes Kapha qui prennent le plus facilement de poids par rétention des liquides, à cause de leur faiblesse inhérente qui se manifeste aussi dans le métabolisme de l'eau – c'est à dire, la fonction rénale. Cela peut donner un air « bouffi » à la peau et un œdème général.

Les personnes Kapha ont l'organisme le plus puissant avec la meilleure endurance des trois types. Ce n'est pas parce qu'elles sont prédisposées à l'excès de poids que c'est une fatalité. Elles peuvent réaliser de grandes performances dans certains sports et professions. Elles sont les plus physiques des trois types et donc les plus motivées par la nourriture. Elles ont la structure osseuse la plus massive bien qu'elles ne soient pas grandes. Elles ont plutôt tendance à être fortes, de tailles moyennes et trapues.

Avec leur force physique, elles ont également la fonction immunitaire la plus puissante. Leur résistance aux maladies est plus grande que les autres types et les personnes Kapha ne tombent généralement pas malades. Et quand c'est le cas, cela témoigne généralement de mauvaises habitudes alimentaires ou de style de vie. Cela inclut à la fois la consommation d'alcool et de tabac, ce qui entraîne des problèmes pour tous les types. Le type Kapha est enclin à toutes sortes d'accumulations dans le corps. Cela peut se manifester par des tumeurs et autres excroissances – de nature bénigne. Il peut aussi avoir tendance à manifester des problèmes pulmonaires ou liés à tout le système respiratoire en général.

Le type Kapha bénéficie généralement du meilleur niveau de santé physique. À condition de ne pas tomber dans les extrêmes, ces personnes peuvent vivre le plus longtemps et dans le meilleur état de santé de tous les types. Pourtant, si elles se laissent aller à un style de vie et des habitudes alimentaires débridées, elles tomberont malades et mourront des multiples maladies dont souffre la société d'abondance.

Vata/Pitta

Ce type est un mélange des deux, Vata et Pitta. Ces mélanges s'appellent des types mixtes car ils reflètent une combinaison des deux humeurs. Généralement, un type mixte manifeste pratiquement également les deux types. Un des deux types peut cependant prévaloir dans le corps ou le psychisme, donnant une personne qui ressemble à un type mais se conduit comme un autre. Il ne s'agit pas là d'un scénario typique.

Physiquement, ces types se situent entre les types Vata et Pitta ou suivant le type Vata ou Pitta. Généralement, ils sont plus minces qu'épais et peuvent montrer une certaine sécheresse et des qualités de nervosité du type Vata ou la chaleur et les qualités dynamiques du type Pitta. Les mélanges possibles de ces deux principes sont à l'image de la nature, infinie dans ses combinaisons. La structure physique donne moins d'indication pour déterminer un type double que l'observation du métabolisme. Ce genre de mixité aura tendance à avoir une digestion puissante mais, être occasionnellement perturbée par de la flatulence, une mauvaise absorption des substances nutritives, ou la diarrhée. Ils ne sont normalement pas malades et plus robustes que le type pur Vata. Étant donné qu'ils ne sont pas aussi résistants aux maladies que le type Pitta, en cas de déséquilibre, ils peuvent être en proie aux problèmes des deux types Vata et Pitta.

De même, cette mixité peut aussi développer les meilleures qualités des deux types. Une telle combinaison est ainsi susceptible de générer de bons athlètes de compétition de skis, de courses en tout genre, ou de natation. Ce sont des personnes aimant bouger, se confronter aux autres lors de compétition ou d'activités quotidiennes et qui sont peut-être plus sociables que le type Pitta pur. Ils sont aussi plus accommodants que le type Pitta pur et, plus raisonnables et persévérants que le type Vata pur.

La personne Vata étant la plus novatrice et créatrice et la personne Pitta, la plus dynamique et dotée du meilleur sens pratique, le type Vata/Pitta est le plus apprécié dans notre société actuelle. Le profil le plus développé dans cette mixité est une personne à même de mener à terme plusieurs choses, à la fois créatives et novatrices. Elle communique bien et est pleine d'énergie. Elle a la capacité de concrétiser ses idées et ses rêves et peut faire un bon dirigeant dans les affaires. C'est aussi une excellente combinaison pour l'enseignement et la recherche. Les qualités Pitta ajoutent une bonne détermination aux qualités Vata dans la poursuite des études et la capacité de se concentrer sur un sujet précis à la fois pour l'explorer pleinement.

Chez les types les moins développés, cette mixité peut susciter l'indécision intellectuelle, l'insécurité et la frustration. Ils peuvent devenir « trop mental » mais avec une sensation de frustration ou un caractère irritable qui les rend difficiles à vivre. Ce mélange peut aussi produire des comportements plutôt irrationnels avec des accès de violence ou d'agressivité.

Vata/Kapha

La combinaison Vata/Kapha est un mélange intéressant qui peut offrir des grandes qualités ou d'importants conflits. La nature physique de ce type tendra à refléter le type Kapha plus que le corps du type Vata ; c'est à dire, plus puissant et bien formé, que mince. Chez un plus petit pourcentage de personnes, le type Vata peut dominer physiquement mais si c'est le cas, la disposition mentale affichera plus de qualités Kapha.

Physiquement, ce type peut souffrir de quelques caractéristiques de type Vata comme la constipation et la colique. D'une manière générale, ce type a une constitution solide et ne tombe pas malade très facilement. Il a néanmoins tendance à avoir différents petits troubles tenaces. Ces problèmes sont généralement liés au principe Vata et se manifestent par des douleurs migrantes, des problèmes nerveux ou un métabolisme irrégulier. Le côté Vata de la constitution peut facilement aggraver l'humeur Vata et provoquer des ballonnements, des distensions abdominales et des œdèmes. Les poumons peuvent également souffrir d'allergies ou de congestion.

Les qualités appréciables de cette combinaison sont l'intuition, la rapidité mentale, attributs de Vata combinées à la stabilité et la ténacité du type Kapha. La prévoyance du type Kapha contrecarre l'habituelle vision à court terme du type Vata – cette combinaison apporte beaucoup d'atouts aux démarches artistiques. Ce type très sociable, travaille bien en groupe, grâce à ses capacités maternelles et humaines. Ces personnes réussissent dans l'orientation professionnelle et sont performantes dans la communication et la relation avec les autres.

En cas de déséquilibre, elles peuvent souffrir des pires maux des deux types. Cela peut même être difficile à traiter étant donné qu'elles sont qualitativement opposées. Cela signifie que le côté Vata aime bouger et changer tandis que la tendance Kapha n'aime ni l'un, ni l'autre. Le type Vata aime toutes sortes d'irrégularités – se lever tard, manger à n'importe quelle heure – tandis que le Kapha aime la régularité – manger et dormir chaque jour à la même heure. Les problèmes physiques qui peuvent résulter de cela se manifestent par un métabolisme perturbé. La lenteur du type Kapha est dérangée par le comportement imprévisible du côté Vata. La spontanéité du côté Vata est aggravée par la rigidité du côté Kapha.

La compréhension de ces deux aspects est critique pour cette combinaison qui peut aussi engendrer une forme de détresse mentale et physique. Travailler avec les deux aspects de sa constitution apporte paix et harmonie à la fonction métabolique. Faire abstraction de l'un ou de l'autre génère des troubles digestifs, nerveux et des problèmes mentaux – comme le manque d'estime et des attitudes négatives envers soi-même. Alors que ce type peut être l'un des plus intéressants et des plus heureux lorsque les deux aspects de sa nature sont bien compris.

Pitta/Kapha

Ce type est très bon pour les compétitions sportives et dans toutes les activités physiques. La forte volonté du type Pitta additionnée au corps puissant du type Kapha donne une combinaison puissante. La plupart de nos héros sportifs en football et basket-ball appartiennent à ce type. La discipline mentale indispensable à l'exercice et à la pratique régulière est une qualité du type Kapha et la compétition, qualité de combat, reflète le type Pitta.

Ces types, physiquement, sont vraiment puissants – les plus forts dans plusieurs domaines – car ils ne sont pas concernés par l'accumulation du principe Kapha. Leur métabolisme est plus chaud et puissant que le type Kapha, mais ni trop chaud ou acide comme le type Pitta pur. C'est une bonne combinaison pour les activités physiques. Il peut y avoir des problèmes si ces personnes sont sédentaires et inactives. Ce qui tend à aggraver les deux aspects de leur constitution. Le côté Pitta est alors encombré par les qualités Kapha qui augmentent toujours l'inactivité. Plus les personnes de ce type manquent d'activité, plus elles ont des problèmes.

Au niveau mental, ce type a besoin de challenge au risque d'être malheureux ou insatisfait. De toute façon, ce ne sont pas des personnes qui prennent des risques mais plutôt montent des projets. D'un type Kapha, conscient et prudent, combiné à Pitta, résulte une personne capable d'agir quand c'est nécessaire – bien que cela arrive rarement sans programme préétabli. Ces personnes préfèrent travailler ou être actives dans des espaces définis comme leur ville ou leur quartier. Elles peuvent voyager un peu ou aller régulièrement au même endroit en vacances. Elles sont plus accrochées à leurs habitudes que les autres types mixtes. Ce type compte également des cadres supérieurs et des P.D.G. Tandis que le type Kapha entretient de bonnes relations avec les personnes et se montre efficace dans la direction des affaires, le type Pitta est agressif et en quête de pouvoir. Autant de qualités indispensables pour mener une affaire à moins que la personne ne soit pas assez motivée, voire puissante, ou ne soit pas à même de travailler dans de bonnes conditions avec ses subordonnés. Sa bonne volonté à se battre sur le long terme pour atteindre son objectif, lui donne une puissante présence même si elle n'est pas très développée physiquement.

Ces deux tendances font plutôt bonne équipe. Les éventuels problèmes physiques concernent le cœur – spécialement la congestion des artères et des vaisseaux sanguins. Ce type est aussi enclin aux problèmes de pancréas et de vessie – qui ont tous deux tendance à la congestion, voire à l'obstruction, en raison d'une alimentation pauvre et de mauvaises habitudes alimentaires. Ces personnes ayant un bon et solide appétit, il est important qu'elles consomment des aliments qu'elles peuvent digérer complètement. Elles ont en effet tendance à manger trop riche et particulièrement des aliments frits qu'elles peuvent digérer facilement lorsqu'elles sont jeunes. Bien qu'une fois la trentaine dépassée, elles prennent du ventre avec un soudain excès de poids.

Vata/Pitta/Kapha

Les personnes de ce type ont des dispositions physiques et mentales équilibrées. Traditionnellement, elles sont le moins de probabilités de tomber malades ou d'avoir des troubles. Si c'est le cas, cela peut venir de n'importe quelle des trois humeurs. Dans notre mode de vie contemporain, Vata est le plus propice au dérèglement et déséquilibre les autres aspects de cette constitution. Ce qui rejoint la compréhension traditionnelle de l'Ayurvéda. Vata est le plus irrégulier et instable par sa nature même, basée sur le mouvement. Notre société évoluant dans l'agitation et les déplacements avec un moindre intérêt pour la tradition et la régularité, cette tendance au dérèglement de Vata ne fait qu'augmenter.

Ce type de personne a tendance à avoir un corps de type Pitta/Kapha, fort plutôt que mince. Bien que la minceur soit séduisante dans notre culture de mannequins et notre adoration pour le look de jeune adolescent, cela ne conduit pas toujours à un bon état de santé. Le corps a besoin d'un peu de graisse et d'un bon tonus musculaire. En conséquence, le type égal, VPK, a un squelette plus robuste et une formation des tissus plus résistante que les autres types. Cette personne est réputée être exempte de maladie et de chagrin. Avec une tendance à vivre longtemps et à apprécier la vie. Mais ce type est aussi connu pour être le plus rare. Encore une fois, il est bon de se rappeler qu'un type n'est pas meilleur qu'un autre. *N'importe quel type peut se retrouver dans un état de déséquilibre à cause de mauvaises habitudes et d'une alimentation pauvre, même le type égal.* Généralement, ce type a la meilleure capacité à résister aux maladies et aux mauvaises habitudes à condition qu'elles soient passagères et ne s'installent pas dans son mode de vie.

Cela est dû à l'équilibre présent dans la combinaison des trois types réunis. C'est la combinaison des trois qui donne force et absence de maladie, et non pas parce que l'un des trois est meilleur ou plus fort qu'un autre.

Les Profils Psychologiques

Profil Psychologique Vata

La personne Vata peut être très créative, imaginative et novatrice. Le type Vata est excellent dans toutes les formes de pensée ou de créativité abstraite. Mais il peut avoir des problèmes dans sa vie pratique. Le « professeur à l'esprit absent » est un type typiquement Vata ayant une inclination scientifique. Ces types donnent de bons artistes dans tous les domaines de la créativité. Ils sont excellents en communication et aiment généralement parler ou travailler dans les secteurs des communications.

Ils sont les plus spontanés et flexibles de tous les types. C'est une de leurs qualités. Ils aiment voyager et le changement. En fait, ils prospèrent dans le changement et changeront les choses juste par goût du changement – même quand cela peut paraître infaisable. Ils peuvent être très intuitifs.

Ces types sont souvent brillants intellectuellement et dotés d'un esprit très rapide. Encore que leur mémoire n'est généralement pas si performante. Ils se sentent plus concernés par le court terme et pas très intéressés par le long terme. Ils sont les moins conformistes des trois types. Ils peuvent vivre en marge de la société, même s'ils peuvent être sociables et sympathiques. Ils font de piètres meneurs et même, de pires disciples ou partisans encore. Ils peuvent être des hommes ou des femmes du monde et aimer être en société, quoique d'une manière superficielle avec peu de vrais amis.

Lorsque ce type est perturbé ou déséquilibré, il souffre de soucis, d'anxiété, de tension nerveuse, de dépression nerveuse, de peur et de dépression. Il est le plus sensible de tous les types et est ainsi plus sujet au stress ou aux problèmes du système nerveux. Ces types sont les plus enclins à la perversion, voire à la dépravation. Ils peuvent aussi devenir dépendants plus facilement que les autres types. La dépendance peut toucher tous les types mais plus fréquemment le type Vata car ils sont les plus sensibles et peuvent facilement tomber sous la domination émotionnelle ou physique – à travers une personne ou une substance.

Profil Psychologique Pitta

Le type Pitta est le plus résolu et axé sur un objectif de tous les types. Il fait rarement quelque chose sans avoir un but précis. Même la relaxation ou la pratique de sports est d'une manière ou d'une autre, soutenue par une bonne raison. Alors que le fait de comprendre et de se concentrer sur des objectifs est sans nul doute important dans la vie, cela a tendance à devenir une obsession pour ces types.

Généralement, leur motivation n'est pas orientée vers l'argent mais plutôt vers le pouvoir et le contrôle. Un type Pitta plus développé est tourné vers la compréhension des choses et la connaissance. Ils sont les plus motivés de tous les types. S'ils sont dans l'incapacité de poursuivre un but ou un objectif, ils tombent dans la frustration et sont malheureux. Ils ont besoin d'avoir des violons d'Ingres et des intérêts en dehors de leur profession au risque de se faire dévorer par leur travail.

Étant donné que par nature, la condition Pitta contrôle la transformation de la matière, ces types sont doués pour initier des évènements. Ils sont de bons entrepreneurs et aiment généralement les positions de responsabilité. Quelle que soit la situation, ces types vont graviter autour du pouvoir ou des postes dans lesquels ils pourront exercer leur autorité. Ils sont rarement satisfaits de suivre ou de servir, à moins qu'ils respectent la personne ou le système pour lequel ils travaillent.

Quand ils sont perturbés, ils peuvent devenir agressifs et directifs. Ils se sentent facilement frustrés pour un oui ou pour un non, ce qui peut les mettre en colère, les rendre irritables ou jaloux. Ils ont des émotions « ardentes » et ont un peu de difficulté à exprimer ce qu'ils ressentent. Encore que cela se manifeste rarement d'une manière constructive. Ils ont plutôt tendance à exploser puis à rassembler les morceaux ensuite. Normalement, le type Pitta contrôle généralement la relation du couple – parfois d'une manière passive- agressive.

Quelquefois, ils s'entourent eux-mêmes de personnes moins intelligentes ou plus serviles qu'eux-mêmes pour diriger les autres et développer leur ego. Chez les types Pitta les plus éclairés, cette même qualité devient serviable et humanitaire. Une telle personne Pitta fait un bon professeur, dirigeant ou bénévole. On les trouve souvent dans des fonctions tournées vers l'humanitaire aussi bien que chez les travailleurs sociaux, d'assistance et dans les professions médicales. Il y a aussi les types Pitta absorbés par une quête de connaissance et de compréhension. Dans ce sens, ils peuvent devenir de bons psychiatres ou psychothérapeutes.

Profil Psychologique Kapha

Psychologiquement, ces personnes sont soucieuses de confort et de sécurité. Cette inclination tend à se refléter dans tout ce qui touche à leur vie. Dans un sens positif, cela produit un type Kapha soucieux de prendre soin, de nourrir et de subvenir aux besoins de son entourage. Le côté négatif pouvant développer une personne de pouvoir, un type cupide réticent à partager un morceau de pain à moins qu'il ne lui ait été payé.

Ces deux extrêmes reflètent le besoin fondamental, le désir aussi, de sécurité. Émotionnellement, l'amour est également une forme de sécurité. D'où la tendance éventuelle, chez ces personnes, à l'obsession de se sentir aimées. Cela peut amener à des émois sentimentaux, et romantiques ou avoir un parfum de névrose. Rappelons que chacun d'entre nous étant constitué jusqu'à un certain point des trois types, nous sommes tous à même de traverser des périodes d'extrême romantisme. Le type Kapha est le plus concerné par les relations sentimentales et l'amour en général. Cela peut se produire dans un contexte social ou familial et développer un parfum de névrose, mais aussi refléter tout bonnement l'aspect le plus bas, voir négatif de ce type.

Les types Kapha ont souvent tendance à remplacer l'amour par la nourriture. Lorsque la relation amoureuse fait défaut, c'est la nourriture qui devient anormalement importante, en tant que symbole d'amour et forme concrète de réconfort. Il se peut aussi qu'une personne se sentant inférieure ou mal aimée prenne énormément de poids pour se donner plus de présence parmi les autres. Ces types peuvent aussi manger abusivement pour combler un besoin de sécurité qui se matérialise alors par la nourriture. Et parce que leur métabolisme est le moins capable d'assimiler des quantités excessives de nourriture, ils grossissent précisément à cause de cette tendance psychologique.

Ils sont forts et constants dans leurs efforts autant que vis à vis de leurs objectifs ou dans leurs relations à l'autre, et font de bons partenaires ou employés. Ils ont tendance à aimer et à être proches des membres de leur famille aussi que de leurs amis. Ils ne sont pas très ouverts au changement d'aucune sorte et prennent le temps avant d'aller vers les autres, hormis leur cercle familial ou amical immédiat. Ils ont en revanche les relations les plus intenses des trois types.

Mentalement, ils sont un peu plus lents que les autres types – pas moins intelligents – mais plus lents. Ils aiment prendre le temps de la réflexion et laisser mûrir leur pensée avant d'arriver à une conclusion. Ils ne prennent pas de décisions irréfléchies même si on les y pousse. Généralement, plus vous essayez de pousser une personne Kapha, moins elle bougera. Ils sont plus accessibles par la voie de l'amour et de la compréhension. Il peut être nécessaire d'être ferme, voire énergique, avec les types Kapha afin de les obliger à perdre leurs mauvaises habitudes ou pour les aider à changer. Mais même cela doit être fait avec amour ou mesure car ils peuvent être très résistants et obstinés.

Résumé

L'Ayurvéda classique indique que quel que soit votre type constitutionnel, les hommes ont plus de dominantes Pitta, et les femmes, plus de traits Kapha. C'est juste une généralité qui montre que le côté plus féminin, attentif et réceptif par nature est le type Kapha pour les femmes. Les hommes ont tendance à être plus agressifs et axés sur leur objectif, ce qui démontre l'aspect dynamique ou la nature du type Pitta.

Durant les différents moments de la journée, il est normal que chacun évolue émotionnellement à travers les différents types, chacun reflétant certains aspects de la nature humaine ; ainsi, nous aurons tendance à tous les ressentir à certains moments de la journée ou de la semaine. Ce que nous essayons d'établir est d'identifier la dominante de votre nature. Par exemple, pendant la journée je prépare mes enfants pour l'école – les nourris, les habille et les accompagne jusqu'au bus. Toutes ces actions et émotions sont de nature Kapha. Ensuite, je vais travailler pour vendre des chaussures et évolue vers mes émotions et actions Pitta. Peut-être, ai-je une inspiration sur la façon de vendre plus de chaussures, ce qui reflète le côté créatif de la psychologie Vata. Puis, je reviens à la maison vers mon conjoint et me sens romantique ou passionné, ayant alors des émotions de type Kapha et Pitta. Et juste avant de m'endormir, me vient une idée pour redécorer le salon, soit une inspiration Vata.

Il faut également garder à l'esprit que n'importe quel type peut être positif ou négatif, selon son propre choix. Cela dépend en effet de vous, de choisir de développer les caractéristiques les meilleures ou les pires de votre type constitutionnel. Cela n'est pas fixé génétiquement. Cela dépend de vous d'être un criminel ou de travailler dans l'humanitaire. De la même manière, vous pouvez choisir de bien manger ou d'avaler n'importe quoi. Quelque soit votre constitution, vous avez la possibilité d'organiser et de contrôler votre vie – seulement à partir de maintenant vous allez être en mesure de travailler avec votre vraie nature – quelle qu'elle soit – et non pas de vous battre contre vous-même.

Chapitre 3
La Digestion et l'Assimilation des Aliments

La base de la diététique ayurvédique repose sur une alimentation composée d'aliments frais et complets, le plus proche possible de leur état naturel. Peu de personnes – expertes ou profanes – sont en désaccord avec l'ensemble des bénéfices d'un tel régime alimentaire. Quels sont donc l'objectif et la nécessité d'un programme de nutrition constitutionnelle individuelle ?

Le but essentiel d'un programme alimentaire constitutionnel est d'être adapté à votre métabolisme personnel et non pas à une moyenne subjective. Si vous vous situez en dessous, ou êtes au contraire, au-dessus du niveau moyen, vous aurez des problèmes. La majorité des gens se situent soit au-dessus, soit en dessous et seulement 5 à 10% font partie de la moyenne.

Le système ayurvédique n'utilise pas le modèle micro nutritif de la diététique moderne. En Ayurvéda, nous n'employons pas de vitamines, minéraux ou autre micro substances. *Ce système n'est pas en opposition avec le modèle de micro nutrition ;* il est juste considéré comme une approche très étroite, limitée et potentiellement dangereuse. La raison pour laquelle l'Ayurvéda reconnaît cette voie tient au fait que l'organisme fonctionne comme un tout et que les différents systèmes s'entrecroisent dans leurs fonctions et relations. Donc, essayer de comprendre les besoins d'un seul aspect de l'organisme, ou système du corps, revient à ignorer les autres relations qu'il entretient avec une grande variété d'autres fonctions et systèmes.

La plupart des personnes considèrent savoir ce qu'il y a dans notre alimentation pour autant que cela concerne les composants chimiques. Ce qui est faux – nous ne connaissons pas tous les composants des aliments complets. Ainsi, si vous commencez à isoler les éléments chimiques connus et à les utiliser en plus grande quantité qu'ils ne se trouvent dans les aliments, vous courrez un risque indéterminé d'éliminer des substances nutritives utiles qui sont, jusque-là, inconnues.

C'est pour cette raison que le point de vue ayurvédique n'utilise pas un modèle isolé ou micro nutritif pour la nutrition. Et préfère avoir recours aux aliments complets qui favorisent vos capacités digestives et métaboliques. C'est le modèle constitutionnel qui permet de déterminer cela. À partir du moment où vous connaissez votre constitution, vous pouvez continuer à ajuster votre régime dans les limites de votre type. Le résultat est un régime très personnel qui est inoffensif à long terme. Pour ceux qui croient à l'usage des vitamines et suppléments alimentaires, l'Ayurvéda n'est pas contre l'usage des suppléments.

Cependant, son concept des suppléments ainsi que les substances qu'elle utilise en complément nutritionnel sont différents.

Nous pouvons envisager la nutrition constitutionnelle à travers ces étapes :

1. comprendre votre constitution ou nature métabolique
2. reconnaître votre capacité digestive
3. reconnaître votre capacité à assimiler les substances nutritives
4. reconnaître les signes lorsque vous ne digérez pas complètement et n'assimilez pas ce que vous mangez

Avant même d'aborder la question du choix ou de la qualité des aliments, il est indispensable que les étapes énoncées ci-dessus soit comprises et intégrées dans votre vie quotidienne. Ces quatre étapes constituent la base d'une bonne nutrition car elles concernent ce que votre corps est le plus à même de digérer et d'utiliser. La diététique moderne dans son ensemble ne s'intéresse pas à ces quatre étapes pas plus qu'à votre capacité à profiter réellement des substances nutritives que vous consommez.

Les personnes pensent à tort que tout ce qu'elles mettent dans leur bouche, le corps saura en tirer bénéfice. C'est faux. La digestion et l'assimilation des aliments dépendent de la fonction des enzymes. En Ayurvéda, le concept de la fonction enzymatique est le facteur le plus important de la nutrition. Le mot sanskrit pour désigner les enzymes, est *Agni* – ce qui signifie littéralement « feu » ou quelque chose qui transforme une chose en une autre.

Que sont les enzymes ? Ce sont des protéines particulières présentes dans l'organisme qui s'assemblent à d'autres particules afin de les transformer. Les enzymes activent le processus biologique du corps. La plupart d'entre elles ont des actions et des fonctions spécifiques dans le corps. Elles aident à transformer les substances nutritives dans le corps sans les altérer ni même les consommer au cours du processus. Elles sont présentes dans tous les processus digestifs et cellulaires. Cependant, elles sont très sensibles et peuvent être endommagées par un excès d'acidité ou d'alcalinité dans le corps. En conséquence, si votre digestion est trop acide ou alcaline (pH), la fonction enzymatique sera retardée voire arrêtée.

Les enzymes font l'objet d'un vaste programme d'investigation dans le monde biochimique. Un grand nombre de médicaments sont fabriqués soit pour inhiber, soit pour accélérer la production de différentes enzymes dans le processus de la digestion, généralement dans le foie. Le rôle des enzymes a été pratiquement ignoré pendant de nombreuses années dans la science et la diététique modernes mais leur utilisation en tant que médicament a rempli les coffres de la recherche industrielle. Les enzymes digestives sont non seulement la clé de l'assimilation correcte des substances nutritives mais aussi celle de la santé en général.

Le concept d'Agni (enzymes) en Ayurvéda est bien défini. Il y a treize différents groupes d'Agni ; les plus importants pour la digestion de base sont les cinq Agni élémentaires situés dans le foie et l'Agni principal situé dans le duodénum. Il y a aussi un groupe entier d'Agni cellulaires qui fonctionnent dans les différentes sortes de tissus corporels – il y a sept groupes de tissus Agni.

L'importance de la fonction enzymatique principale dans l'intestin grêle ne saurait être exagérée. Si le duodénum ou les enzymes du foie sont affectés, cela entraîne un effet en chaîne qui empêche de digérer la plupart des différentes sortes d'aliments. L'Ayurvéda énonce que si cette fonction enzymatique est puissante, la personne est en bonne santé car elle peut assimiler les aliments qu'elle consomme – même s'ils sont de qualité médiocre.

La diététique ayurvédique commence par l'évaluation de l'état de la fonction enzymatique dans le corps. Il est établi que chaque personne en fonction de son type constitutionnel a une puissance différente de fonction enzymatique. Connaître votre constitution aide à comprendre votre potentiel de digestion et d'assimilation des aliments. Selon le concept ayurvédique, vous héritez votre propre potentiel de base de vos parents à travers votre fonctionnement métabolique génétique. Votre constitution est, entre autres choses, à l'image de cette capacité enzymatique à transformer, non seulement les substances nutritives, mais aussi tout ce qui entre dans le corps.

Dosha	Agni ou fonction enzymatique
Vata	Variable / Irrégulier
Pitta	Puissant/ Elevé / Constant
Kapha	Bas ou Faible / Constant

Le tableau ci-dessus indique l'état normal d'Agni en fonction des doshas. Le tableau ci-dessous indique l'état d'Agni pour les sept types constitutionnels en bon état de santé puis en état de trouble.

Constitution	Bonne Santé	Santé Perturbée
Vata	Equilibré	Variable
Pitta	Equilibré	Elevé
Kapha	Equilibré	Bas
VP	Equilibré	Variable ou Elevé
VK	Equilibré	Variable ou Bas
PK	Equilibré	Elevé ou Bas
VPK	Equilibré	Variable ou Elevé ou Bas

L'idée d'Agni tient à sa fonction de témoin direct des fonctions métaboliques. Cela signifie que si votre Agni est faible, votre métabolisme fonctionne à un niveau réduit à l'image de votre état de santé. Remarquez que toutes les constitutions ont un Agni équilibré en cas de bonne santé et que toutes ont des problèmes en cas de mauvaise santé.

Ce qui est intéressant, c'est que la science moderne a fini par comprendre que nous sommes nés avec quelques enzymes de base. Ils ont découvert que la plupart de nos enzymes digestives surviennent dans les six à douze premiers mois de la vie du bébé à travers la qualité du lait maternel et la consommation des premiers aliments. Dans ce sens, il a été montré que les enzymes de la population change en fonction de la culture et des aliments, tout comme l'héritage génétique transmis par la mère. Seul un petit pourcentage d'‘enzymes est acquis plus tard par l'enfant lorsqu'il grandit et consomme différentes sortes d'aliments (environ 10%). Il a été démontré que les aliments très industriels et stériles génèrent peu ou aucune enzyme chez l'enfant. Tandis que les aliments complets continuent à aider l'enfant à développer des enzymes digestives jusqu'à l'âge adulte. Nous devons aussi signaler que la majorité des allergies alimentaires sont dues à un manque d'enzymes. Souvent, l'origine d'un faible niveau d'enzymes vient d'une période d'allaitement trop courte pour le bébé. Une grossesse à problèmes peut également réduire la transmission des enzymes dans le développement de l'enfant.

Une grande partie de la population souffre d'une faiblesse dans l'assimilation des aliments, appelée « syndrome de malabsorption ». Ce qui est la conséquence d'une faiblesse digestive. Si l'assimilation est perturbée, toutes les étapes normales de la digestion fonctionnent mal ou faiblement. Lorsque l'organisme n'est pas capable d'utiliser et d'assimiler ce qu'il consomme, le corps doit essayer d'éliminer d'une manière ou d'une autre les aliments non digérés. La plus grande partie des matières non digérées, ou non utilisées, est évacuée du corps par les intestins. Malheureusement, si cela se reproduit d'une manière habituelle, les aliments non digérés s'accumulent dans l'appareil intestinal et se putréfient. Cette matière en putréfaction dans l'appareil intestinal exerce une pression supplémentaire sur le système immunitaire et les organes digestifs. Ce qui est une cause majeure de maladies dégénératives du monde occidental. En Ayurvéda, l'accumulation des aliments non digérés est directement liée à l'état de la fonction enzymatique – si la première est élevée, la deuxième se met à baisser. Ce sujet est abordé en détail dans le Livre Trois de ce cours.

Il y a quatre étapes principales pour arrêter ou corriger une digestion et une assimilation faibles. La première consiste à comprendre votre propre métabolisme ou constitution. Fonctionne-t-il de manière irrégulière, lente ou rapide (Vata, Pitta ou Kapha) ? Deuxièmement, commencer à comprendre qu'elle est votre capacité individuelle par rapport à la nourriture. Cela signifie le genre de nourriture et la quantité d'aliments que vous consommez. Cela signifie aussi les aliments que vous mangez en fonction de votre constitution, qui devraient vous maintenir en bonne santé. La qualité et la quantité d'aliments ont besoin d'être ajustées en fonction de l'état d'Agni ou des niveaux enzymatiques.

Troisièmement, essayer de comprendre si votre organisme digère tout ce que vous mangez. Cela indique l'état actuel de l'Agni et son potentiel à tout transformer. Normalement, les personnes assimilent 70 à 80% de ce qu'ils consomment à cause de la faiblesse de la fonction enzymatique. Dans de nombreux cas, les personnes en assimilent moins de 50%. Lorsque le niveau d'assimilation baisse, il en est de même pour les niveaux d'énergie. C'est un facteur clé avant l'installation du syndrome de fatigue chronique, d'une faible vitalité voire des maladies liées à la baisse des défenses immunitaires.

Le quatrième facteur consiste à apprendre à reconnaître les signes d'une bonne digestion afin de prévenir, avant tout, les troubles du système digestif. Une telle prévention peut préserver votre santé. Alors, apprenez à voir comment se passe votre digestion et à corriger le problème.

Chapitre 4
La Compréhension du Temps et du Mode de Vie

L'Ayurvéda est basée sur une vision intégrée de l'univers. En fonction de cette donnée, l'alimentation n'est pas séparée du style de vie de l'individu. C'est l'interrelation de l'être humain avec son environnement qui est important.

Ne pas envisager l'être humain dans cette optique a pour conséquence une approche mécanique ou partielle de la nutrition. Considérer simplement la nutrition en tant que protéines, glucides, vitamines, minéraux et autres micro-aliments, c'est oublier l'aspect le plus important – celui de la relation de l'organisme humain avec l'interrelation de son environnement.

A ce stade, le mot environnement nécessite quelques précisions. Du point de vue ayurvédique, « l'environnement » signifie tout ce qui vous entoure au sens physique et tout ce qui vous lie dans le domaine privé et professionnel. Cela signifie aussi la façon dont nous nous comportons avec le mouvement du temps. Ce qui inclut le mouvement des saisons et le cycle quotidien du temps. Manger de bons aliments au mauvais moment créera encore des problèmes. Quelquefois, manger de mauvais aliments à un bon moment génèrera moins de problèmes que de manger de bons aliments au mauvais moment.

Par essence, le mot environnement selon l'Ayurvéda concerne l'ensemble de votre vie, interne et externe mais aussi sa relation au temps. L'effet de l'environnement global sur les humains est un peu étudié dans le domaine de la diététique moderne et largement étudié et parfaitement documenté en Ayurvéda. Selon les préceptes de la médecine ayurvédique, il est absolument nécessaire que chaque personne intègre un style de vie qui l'aide et soit approprié par son apport environnemental et nutritionnel. Cela doit suivre à la fois les saisons et les rythmes quotidiens. Négliger ce précepte minimisera certainement l'effet de n'importe quel traitement naturel entrepris et, d'une certaine manière, pourra être à l'origine de son échec.

En considérant l'environnement, et le style de vie qui lui correspond, nous pouvons, par commodité, considérer plusieurs catégories. Qui sont :

- le climat
- la saison
- les habitudes quotidiennes
- la maison
- la profession
- le regard sur la vie

Dans la liste ci-dessus, on peut considérer que la plupart des aspects de la vie peuvent entrer dans plusieurs catégories. Bien entendu, la vie n'est pas divisée de cette manière mais nous cherchons à expliquer simplement les différents aspects qui sont tous aussi importants pour la digestion, l'assimilation et l'élimination de notre apport nutritionnel.

Le Climat et les Saisons

Traditionnellement, une personne devrait manger uniquement les aliments qui poussent dans son propre environnement. Toutefois, nous vivons dans une période où les choses ne sont pas aussi clairement définies que dans les cultures les plus traditionnelles du passé. Aussi, devons-nous examiner de près cet aspect traditionnel de l'Ayurvéda et voir comment nous pouvons manger des oranges à Zurich et des pommes à Barcelone – fruits représentant un choix contraire aux conditions climatiques de leur culture.

Premièrement, soyons clairs sur le fait que la meilleure approche est de toujours manger les aliments qui sont cultivés localement, car ils seront plus adaptés aux besoins de votre corps, par rapport à votre environnement. Ceci est un précepte de base qui existe dans plusieurs formes de nutrition.

La règle de base que l'on peut suivre est de ne manger que les aliments « de saison ». Par exemple, vous vivez à Zurich et vous aimez les oranges. Par rapport au système ayurvédique, vous ne devriez manger des oranges que pendant les mois d'été, lorsqu'elles sont mûres et non pas en hiver, quand la nature sucrée, acide et rafraîchissante des oranges perturbera la plupart des personnes. Autre exemple qui consiste à manger des kiwis en hiver – qui sont de toute façon des fruits semi tropicaux, ce qui est difficilement le meilleur choix quand il y a soixante centimètres de neige dehors.

L'homme moderne a essayé de s'isoler et de se protéger totalement des effets du climat et des saisons dans l'endroit où il vit. Il y a eu, dans les dernières années, beaucoup de régimes alimentaires populaires qui mentionnaient notre empreinte génétique alimentaire. Et notamment la façon dont nos chromosomes sont employés pour digérer seulement certaines sortes d'aliments ; et même du fait que certains types de personnes sont prédisposés à manger certaines catégories d'aliments en fonction de leurs traits héréditaires ou de leur type de sang. Ce qu'aucun de ces systèmes (parmi ceux que je connais) ne fait ressortir, c'est que depuis que l'être humain est sur cette planète, il n'a mangé que des produits qui poussaient en saison, dans sa zone climatique. En dehors des produits raffinés, des conservateurs chimiques et de la recherche génétique sur les aliments, il n'y a probablement pas pire déviation par rapport à nos ancêtres que celle de manger de l'ananas, à Berlin, en plein hiver.

Peu de personnes semblent réaliser que rien que cela est une cause majeure de maladie aujourd'hui, spécialement dans les maladies dégénératives chroniques. D'un point de vue biochimique, cela peut être considéré comme manger un aliment qui ne peut être digéré à cause d'une carence d'enzymes appropriées. Nous avons déjà remarqué précédemment dans ce cours que le corps produit lentement des enzymes sur plusieurs générations pour parvenir à digérer presque tout. Mais au cours des trente dernières années, on a constaté une énorme augmentation d'aliments étrangers à leur lieu de consommation.

S'il n'est pas possible de manger des aliments cultivés sur place – à cause des pressions sociales ou du style de vie – essayez alors, au minimum de consommer des produits de saison. Cela ne signifie pas que vous ne devez pas manger une orange une fois par mois ou même une fois par semaine. Cela signifie que votre consommation quotidienne d'aliments devrait correspondre au climat local et à la saison en cours.

De toute évidence, les personnes vivant à Marseille et Amsterdam ont un régime alimentaire très différent. La plupart des personnes pratiquant l'Ayurvéda aujourd'hui ne font aucun ajustement avec le climat dans lequel elles vivent. Elles consultent, sans réellement regarder, la liste des aliments et constatent que le pamplemousse est favorable à leur constitution et en mangent – sans aucune considération pour le climat ou la saison en cours. Ce qui vient contrarier le style de vie en tant que support nutritionnel et préceptes ayurvédiques. Pourtant, respecter ces règles, autant que possible, vous permet d'éviter des problèmes entre vous et votre environnement, lesquels dérèglent votre Agni et donc la fonction enzymatique.

Les Doshas contrôlent les saisons et nous devrions ajuster notre régime alimentaire en fonction de ce mouvement naturel des forces biologiques. Le tableau ci-dessous indique les saisons que chaque Dosha contrôle.

Dosha	**Saison**			
Vata	Automne	Début de l'hiver	*	*
Kapha	*	Fin de l'hiver	Début du Printemps	*
Pitta	*	*	Fin du Printemps	Eté

Cela peut aussi être présenté en fonction des mois de l'année :

Dosha	**Saison**
Vata	15 Septembre au 31 Décembre
Kapha	1er Janvier au 15 Avril
Pitta	15 Avril au 15 Septembre

Selon l'Ayurvéda, nous devrions nous alimenter avec des produits qui équilibrent le Dosha contrôlant la période de l'année en cours. Par exemple, en novembre, nous devrions consommer une alimentation qui équilibre Vata puisque c'est Vata qui contrôle alors cette saison.

Voici les périodes de l'année qui indiquent comment associer un régime avec chaque Dosha pour l'hémisphère Nord. Si votre climat ou localisation est différente de ces directives, cela peut changer un peu. Il y a aussi une réelle différence entre Madrid et Berlin qui justifie certains ajustements.

Saison	Vata	Pitta	Kapha
Janvier	*	*	Régime Kapha
1. Février	*	*	Régime Kapha
Mars	*	*	Régime Kapha
Avril	*	Régime Pitta	Régime Kapha
Mai	*	Régime Pitta	*
Juin	*	Régime Pitta	*
Juillet	*	Régime Pitta	*
Août	Régime Vata	Régime Pitta	*
Septembre	Régime Vata	*	*
Octobre	Régime Vata	*	*
Novembre	Régime Vata	*	*
Décembre	Régime Vata	*	Régime Kapha

Les Rythmes quotidiens

Notre style de vie peut se résumer à nos habitudes quotidiennes. Ainsi, cette section forme les bases du conseil en hygiène de vie ayurvédique pour tous les types constitutionnels majeurs. Chaque type sera énuméré et expliqué en conséquence. L'objectif principal de cette information est de proposer le genre de vie qui aidera à la digestion et à l'élimination des aliments que vous mangez. Les règles changent pour chaque personne et chacun devrait suivre avec attention ce conseil. Il est souvent recommandé de changer cet aspect de votre vie *avant même de modifier votre régime alimentaire* en cours.

Le pouvoir de nos habitudes quotidiennes est colossal et a la plus grande faculté de nous aider ou de nous faire du tort. Nous devrions discerner qu'il n'y pas de problème dans le fait de manger ou faire quelque chose une fois de temps en temps pourvu qu'il ne s'agisse pas d'un événement ou d'une action quotidienne. L'Ayurvéda n'est ni fanatique, ni réactionnaire mais considère plutôt les facteurs potentiellement perturbateurs pour notre métabolisme et nous conseille de les éviter, dans la mesure du possible. L'Ayurvéda est basée sur la compréhension des actions interdépendantes de substances fonctionnant ensemble. Il n'y a là aucune notion de morale ou de fanatisme mais la proposition d'une méthodologie pratique de santé.

Pour mieux comprendre l'information sur nos habitudes quotidiennes, il est très utile de savoir à quel moment de la journée, chacune des trois humeurs prédomine par nature. Un examen au tableau ci-dessous montre que l'humeur Kapha prédomine le matin de bonne heure après le lever du soleil. (Remarque : ces chiffres représentent des moyennes qui doivent être adaptées à votre région car ils utilisent le point culminant du cycle du soleil comme milieu de la période Pitta, c'est à dire midi et minuit). Cela signifie que les aliments qui aggravent le type Kapha d'une personne seront plus actifs le matin, c'est la raison pour laquelle il est préférable de ne pas prendre de petit déjeuner quand on est de type Kapha.

	JOUR	NUIT
Kapha	7 h à 11 h	19 h à 23 h
Pitta	11 h à 15 h	23 h à 3 h
Vata	15h à 19 h	3 h à 7 h

Les tableaux suivants indiquent les périodes les plus adaptées pour manger et avoir d'autres activités courantes durant la journée ou la semaine. Ces moments sont importants et devraient être suivis par chacun.

Régime quotidien du type Vata

Le régime quotidien du type Vata est fondamentalement de nature légère car les personnes Vata sont les plus sensibles physiquement et mentalement. Ce sont elles qui ont le moins de restrictions sur l'alimentation et les activités. La première règle pour le type Vata est d'apporter la régularité à son emploi du temps quotidien. Le type Vata a tendance à manger, dormir et mener la plupart de ses activités quotidiennes de manière un peu décousue. Ainsi, en apportant la régularité dans sa vie, le type Vata peut prévenir des troubles métaboliques issus des habitudes de vie irrégulières. Ceci est généralement une notion difficile à intégrer pour de nombreux types Vata.

À noter que ces heures représentent des moments optima, mais il y a d'autres options. Par exemple, j'ai plusieurs clients artistes qui trouvent nécessaire de « vivre la nuit » pour mener leur activité. J'encourage ce genre de personnes à établir un planning en harmonie avec leur situation personnelle. Si cet emploi du temps est régulier, l'organisme peut alors doucement s'y ajuster. Cependant, s'il n'y a pas de moments de repas ou de sommeil réguliers, le corps reste dans un déséquilibre continuel qui ne soutient pas les fonctions métaboliques normales. Inutile aussi d'appliquer les règles d'une manière trop stricte – on peut aussi sortir tard de temps en temps si on le souhaite.

Ce type peut manger fréquemment et en petite quantité. Il a aussi la possibilité de se reposer l'après-midi s'il est très fatigué – normalement la sieste est réservée aux personnes très jeunes, âgées ou malades. Toutefois, quelques types Vata peuvent avoir besoin de plus de repos. Le type Vata a besoin d'un type d'exercice léger, pas trop fatigant comme la danse douce, le yoga et le tai chi chuan. Le massage est très important pour maintenir la santé du type Vata, de même que des bonnes nuits de sommeil. En suivant les suggestions du tableau ci-dessous, on peut prévenir l'organisme des maladies et favoriser un processus normal de digestion.

REPAS	7 A 8 H	11 H	12 H A 13 H	16 H	18.30 H À 19.30 H
Petit-déjeuner	Modéré				
Collation		Si nécessaire			
Déjeuner			Modéré		
Collation				Légère	
Dîner					Modéré

ACTIVITÉ	6 A 7 H	8 H A 18 H	15 H A 16 H	20 H A 22 H	22 H A 23 H
Lever	Lever du soleil				
Toilette	Douche chaude				
Méditation	30 min.				
Exercice		Léger			
Travail		Créatif, éviter le stress			
Sieste/ Repos			Si nécessaire		
Massage				Quotidien : les pieds, 2 fois/sem. : le corps	
Activité Sexuelle				1 à 2 fois par semaine	
Coucher					22 – 23 H
Temps de Sommeil					8 à 9 heures

Régime quotidien du type Pitta

L'un des premiers points concernant le type Pitta est de ne pas travailler exagérément ni d'aller au-delà de ses capacités dans les activités professionnelles ou personnelles. De tous les types, le type Pitta est le plus motivé par un objectif et de ce fait, a tendance à se créer des défis de toutes sortes. Ne pas dépasser ses limites est un aspect important de l'équilibre du type Pitta dans ses activités quotidiennes.

Le type Pitta a besoin de trois bons repas dans la journée, mais il doit également éviter de manger trop ou de consommer en excès des aliments frits ou gras qui lui fera prendre du poids en surplus. Se réserver un moment de solitude est très important pour lui le matin et quelques vraies pratiques telles que la méditation, la prière ou s'asseoir tranquillement avant ses occupations quotidiennes lui permettent de prévenir un déséquilibre métabolique. Éviter la frustration et les accès de colère représente un atout important dans l'entretien quotidien car ces émotions fortes perturbent très vite le type Pitta. « Faire baisser la pression » à la fois mentale et physique (comme avec une douche fraîche) est important. Ne pas se laisser aller jusqu'à la surchauffe émotionnelle ou même physique, chercher plutôt une solution au problème et le régler.

Les types d'exercices physiques violents ou très compétitifs devraient être évités (à moins qu'ils ne fassent partie de votre profession – auquel cas vous êtes bien adapté à votre travail). Parce que le type Pitta pur a la capacité de travailler en excès ou faire trop d'exercices, il doit éviter cela dans son temps libre ou dans ses violons d'Ingres. En fait, ses passe-temps sont une manière efficace pour équilibrer le type Pitta car il a besoin d'être actif et de garder son intérêt dans une quête quelle qu'elle soit.

REPAS	7 A 8 H	11 H	12 H A 13 H	16 H	18.30 H A 19.30 H
Petit-déjeuner	Copieux				
Collation		Non			
Déjeuner			Copieux		
Collation				Non	
Dîner					Modéré

ACTIVITÉ	6 A 7 H	8 H A 18 H	15 H A 16 H	20 H A 22 H	22 H A 0 H
Lever	6 à 7 H				
Toilette	Douche fraîche				
Méditation	30 min.				
Exercice		Modéré			
Travail		Dynamique, avec des responsabilités			
Sieste/ Repos			Non		
Massage				1 fois/sem. : le corps	
Activité Sexuelle				2 ou 3 fois par semaine	
Coucher					23 H
Temps de Sommeil					7 à 8 heures

Régime quotidien pour le type Kapha

Le type Kapha a besoin d'un genre d'activités des plus énergiques dans ses occupations quotidiennes. Cependant, ils sont généralement ceux qui recherchent le plus de confort et de plaisir. Un minimum de discipline et de « vie à la dure » sont nécessaires au maintien du poids et de l'équilibre du type Kapha. Ces personnes ont le plus tendance de tous les types à prendre du poids et c'est la raison pour laquelle elles ont besoin d'être strictes avec ce qu'elles mangent et boivent. Attacher beaucoup d'attention aux moments des repas est très important. Sauter le petit déjeuner est presque toujours une bonne idée car le petit matin n'est pas un bon moment pour commencer à digérer les aliments pour le type Kapha qui a un métabolisme lent.

Ces personnes ont besoin de moins de sommeil et plus d'activités fatigantes dans la journée. Marcher 30 minutes par jour est un début, mais à peine suffisant pour aider le type Kapha à maintenir un bon métabolisme. Des exercices actifs et intenses sont indispensables à ce type comme la course, l'aérobic, les sports de compétition, le tennis et toutes autres activités provoquant la transpiration pendant un certain temps.

REPAS	7 A 8 H	10 A 11 H	12 H A 13 H	16 H	18.30 H A 19.30 H
Petit-déjeuner	Non				
Collation		Fruit			
Déjeuner			Modéré		
Collation				Non	
Dîner					Léger

ACTIVITÉ	6 A 7 H	8 H A 18 H	15 H A 16 H	20 H A 22 H	22 H A 23 H
Lever	Lever du soleil				
Toilette	Douche chaude				
Méditation	30 min.				
Exercice		Puissant			
Travail		Gestion, avec des gens			
Sieste/ Repos			Non		
Massage				2 fois/mois : le corps	
Activité Sexuelle				2 à 4 fois par semaine	
Coucher					22 – 23 H
Temps de Sommeil					6 à 7 heures

Régime quotidien du type Vata/Pitta

Le type Vata/Pitta est un type mixte qui a donc besoin d'un peu de Vata et de Pitta dans sa vie. Celui dont il a le plus besoin devra être évalué par la pratique ou en allant voir un praticien ayurvédique. Généralement, c'est un mélange des aspects les plus légers de Vata et de Pitta qui sera le plus approprié. Expérimenter un régime alimentaire est la meilleure façon de trouver ce qui vous convient le mieux. Il est intéressant de remarquer que si vous avez une forte aversion pour une activité, c'est probablement parce que vous en avez besoin !

REPAS	7 A 8 H	11 H	12 H A 13 H	16 H	18.30 H A 19.30 H
Petit-déjeuner	Modéré				
Collation		Non			
Déjeuner			Modéré		
Collation				Si nécessaire	
Dîner					Modéré

ACTIVITÉ	6 A 7 H	8 H A 18 H	15 H A 16 H	20 H A 22 H	22 H A 23 H
Lever	6 à 7 H				
Toilette	Douche chaude				
Méditation	30 min.				
Exercice		Modéré			
Travail		Responsabilité, dynamique, créatif			
Sieste/ Repos			Non		
Massage				2 fois/sem. : le corps	
Activité Sexuelle				2 à 3 fois par semaine	
Coucher					23 H
Temps de Sommeil					7 à 8 heures

Régime Quotidien pour le Type Vata/Kapha

Le type Vata/Kapha est un type mixte qui a donc besoin d'un peu de Vata et de Kapha dans sa vie. Celui dont il a le plus besoin devra être évalué par la pratique ou en allant voir un praticien ayurvédique. Généralement, c'est un mélange des aspects les plus puissants de Vata et des côtés les plus légers de Kapha qui sera le plus approprié. Expérimenter un régime alimentaire est la meilleure façon de trouver ce qui vous convient le mieux. Il est intéressant de remarquer que si vous avez une forte aversion pour une activité, cela peut être parce que vous en avez besoin pour rester en équilibre.

REPAS	7 A 8 H	11 H	12 H A 13 H	16 H	18.30 H A 19.30 H
Petit-déjeuner	Léger				
Collation		Non			
Déjeuner			Modéré		
Collation				Si nécessaire	
Dîner					Modéré

ACTIVITÉ	6 A 7 H	8 H A 18 H	15 H A 16 H	20 H A 22 H	22 H A 23 H
Lever	6 à 7 H				
Toilette	Douche chaude				
Méditation	30 min.				
Exercice		Modéré			
Travail		Responsabilité, dynamique, créatif			
Sieste/ Repos			Non		
Massage				1 fois/sem. : le corps	
Activité Sexuelle				2 à 3 fois par semaine	
Coucher					23 H
Temps de Sommeil					7 à 8 heures

Régime Quotidien pour le type Pitta/Kapha

Le type Pitta/Kapha est un type double qui a donc besoin d'un peu de Pitta et de Kapha dans sa vie. Celui dont il a le plus besoin devra être évalué par la pratique ou en allant voir un praticien ayurvédique. Généralement, c'est un mélange des aspects les plus puissants de Pitta et des côtés les plus légers de Kapha qui sera le plus approprié. Expérimenter un régime alimentaire est la meilleure façon de trouver ce qui vous convient le mieux. Il est intéressant de remarquer que si vous avez une forte aversion pour une activité, c'est probablement parce que vous en avez besoin pour rester en équilibre.

REPAS	7 A 8 H	11 H	12 H A 13 H	16 H	18.30 H A 19.30 H
Petit-déjeuner	Léger				
Collation		Fruit			
Déjeuner			Modéré		
Collation				Non	
Dîner					Modéré

ACTIVITÉ	6 A 7 H	8 H A 18 H	15 H A 16 H	20 H A 22 H	22 H A 23 H
Lever	6 H				
Toilette	Douche chaude				
Méditation	30 min.				
Exercice		Intense			
Travail		Dynamique, Direction			
Sieste/ Repos			Non		
Massage				2 fois/mois : le corps	
Activité Sexuelle				2 à 4 fois par semaine	
Coucher					23 h à minuit
Temps de Sommeil					6 - 7 heures

Régime Quotidien pour le type V/P/K

Le type V/P/K est un mélange égal qui a donc besoin d'un peu de tous les types dans sa vie. Il est considéré le plus puissant et le moins enclin au déséquilibre des sept types. Le type dont il a le plus besoin devra être évalué par la pratique ou en allant consulter un praticien ayurvédique. Généralement, c'est un mélange des aspects les plus légers de Vata, Pitta et Kapha qui sera le plus approprié. Expérimenter un régime alimentaire est la meilleure façon de trouver ce qui vous convient le mieux.

REPAS	7 A 8 H	11 H	12 H A 13 H	16 H	18.30 H A 19.30 H
Petit-déjeuner	Modéré				
Collation		Non			
Déjeuner			Modéré		
Collation				Non	
Dîner					Léger

ACTIVITÉ	6 A 7 H	8 H A 18 H	15 H A 16 H	20 H A 22 H	23 H A 0 H
Lever	6 H				
Toilette	Douche chaude				
Méditation	30 min.				
Exercice		Modéré			
Travail		Toutes sortes			
Sieste/ Repos			Non		
Massage				2 fois/mois : le corps	
Activité Sexuelle				2 à 3 fois par semaine	
Coucher					23 H
Temps de Sommeil					6 à 7 heures

La Maison

Votre environnement de vie représente également un soutien, ou au contraire un préjudice, à votre capacité d'utiliser efficacement les substances nutritives. Cela concerne votre lieu d'habitation – vivez-vous dans un appartement, une maison ? Ou bien, vivez-vous à la campagne, dans un petit village ou dans une grande ville ? Chacun de ces paramètres modifiera vos réactions à l'alimentation et à son assimilation. La question la plus importante ici est la façon dont vous vous sentez vivre dans l'endroit où vous êtes. Si vous aimez vivre dans un appartement, alors cela est bien pour vous.

La question de votre habitat est plus importante en ce qui concerne son environnement intérieur. Cela signifie la façon dont les habitants s'y sentent, ce qu'ils font quand ils mangent – comme regarder la télévision ou écouter la radio. Cela inclut l'état émotionnel des habitants et leurs activités physiques. Un foyer harmonieux aidera à profiter d'une juste utilisation des aliments que vous consommez. Un foyer dont l'ambiance est perturbée aura tendance à perturber votre assimilation et votre élimination. Bien que cela puisse vous sembler être un concept étrange, cela fera une immense différence si vous parvenez à corriger tous les facteurs perturbants dans l'environnement de votre habitat.

Profession

Votre profession constitue un facteur important de votre nutrition. Le lieu de travail a un grand potentiel de développer le stress ou l'épuisement du système nerveux. D'après la recherche biochimique actuelle, les systèmes nerveux et endocrinien contrôlent la digestion et l'assimilation des substances nutritives. Ce sont encore ces deux systèmes qui souffrent le plus du stress – dont la plus grand part provient du lieu de travail. Ainsi, même en ayant recours à la nutrition biochimique, nous devons en déduire que les niveaux trop élevés de stress sont préjudiciables à la bonne utilisation de l'alimentation.

D'un point de vue ayurvédique, tout stress est excessif et devrait être éliminé.[5] Ainsi, la gestion du stress est extrêmement importante dans la nutrition. Rapporter du travail à la maison est la meilleure façon de détruire les relations personnelles ainsi que la santé. En conséquence, il faut faire appel aux moyens nécessaires pour neutraliser le stress accumulé dans la journée. Attendre le week-end n'est pas une façon efficace ou suffisante pour calmer le stress. Les pratiques quotidiennes allant dans ce sens sont bien plus efficaces et concluantes.

Ajoutons que plus un travail est à responsabilité, plus il est stressant. Même un simple emploi consistant à emballer des gadgets peut être stressant si l'environnement du travail est stressant – comme de travailler dans l'usine de gadgets de l'Oncle Picsou. Il faut garder à l'esprit les niveaux du stress impliqués. Si un P.D.G. et un emballeur de gadgets sont mis en comparaison sur le plan du stress, le P.D.G. aura à faire face, par la nature même de son travail, à plus de différentes sortes de situations stressantes. Des paliers devraient être fixés pour maintenir le stress à un niveau supportable – on a besoin, au minimum, d'éliminer l'accumulation de stress, quotidiennement, pour maintenir une absorption correcte des substances nutritives.

Relations Personnelles

Votre relation à l'autre peut être une source de santé ou de maladie. Il est préférable de résoudre les problèmes personnels quand ils se manifestent et d'empêcher toute accumulation de stress émotionnel ou d'émotions refoulées. Même si ce n'est pas l'objectif de ce cours de traiter de ce sujet, ce serait une grave erreur de ne pas souligner à quel point votre épanouissement personnel est, peut-être, simplement, l'aspect le plus important de votre santé.

Souvent, pour des raisons variées, nous ne sommes pas en mesure de modifier une relation difficile. Pourtant, nous avons toujours la possibilité de modifier la façon de considérer la relation à l'autre et de réagir de l'intérieur. Selon l'Ayurvéda, les émotions rentrées représentent une cause majeure des maladies et troubles digestifs. On peut également l'observer, à travers une personne de style macho, active et recherchant la réussite, qui réprime à la fois le stress du travail et les tensions personnelles, pour mourir à seulement 45 – 50 ans d'une crise cardiaque. Nous connaissons tous de telles personnes (ou avons connu !). C'est une bonne question, d'un point de vue ayurvédique, de se demander ce qui du régime alimentaire, du stress ou des émotions rentrées, a fait le plus de dommage. Il est certain que l'ensemble crée un terrain parfait pour développer une maladie grave. Il est donc préférable d'essayer de résoudre toute complication susceptible de survenir dans sa vie personnelle et de vivre aussi pacifiquement que possible.

---

[5] Le stress aggrave le dosha vata qui, à son tour, peut augmenter les deux autres doshas. Toutefois, étant donné que vata contrôle les nerfs et la plus grande partie des fonctions endocriniennes, il est très important de préserver vata du déséquilibre.

Conception de la Vie

Enfin, notre attitude face à la vie génère les moyens de rencontrer et déclencher n'importe quel problème de santé que nous sommes susceptibles d'avoir à affronter. Une conception positive soutenue dans la pratique est un ingrédient de base pour être en bonne santé. Une attitude positive assortie de mauvaises habitudes ne pourra générer la santé. De même qu'un regard négatif sur la vie s'appuyant sur de bonnes habitudes, a tendance à ne pas donner les meilleurs résultats.

D'après l'Ayurvéda, il est important d'éviter les extrêmes, de chaque côté du spectre. C'est particulièrement vrai lorsque l'on commence à changer les habitudes de toute sa vie. Parfois, les personnes qui ont un problème de santé, comme l'hypertension, changent leur régime alimentaire et leur style de vie espérant que leur problème s'éliminera en un jour ou une semaine. L'organisme ne fonctionne pas ainsi. L'hypertension est le fruit d'un type de régime et d'un mode de vie ou d'émotions rentrées qui perdurent depuis des années voire des générations. Comment donc espérer que l'organisme efface instantanément une longue histoire de mauvaises habitudes ? Toutefois, l'organisme humain est un miracle qui peut réparer les dommages pourvu que vous le souteniez. Si vous suivez le conseil de l'Ayurvéda, vous commencerez, après plusieurs mois, à voir des changements.

La répression des émotions ou les troubles émotionnels en général est un facteur majeur dans les problèmes cardiaques et de circulation sanguine. J'ai connu un homme qui avait été végétarien toute sa vie mais qui souffrait de sévère problème d'hypertension et pour lequel tous les traitements naturels échouaient. Sur une feuille de papier, je lui ai donné les grandes lignes des choses à faire. La première chose écrite était : « pardonnez à tout le monde ». Il était en colère contre à peu près tout le monde et son incapacité à aborder ce problème précis était la cause de l'échec de ces traitements naturels – le cœur du problème n'était pas abordé directement. Malheureusement, il se fâcha aussi contre moi et avec le système ayurvédique. L'impossibilité de modifier votre conception de la vie peut aussi provoquer l'échec de tous les traitements. Faut-il rappeler que l'Ayurvéda n'est pas une mode passagère mais constitue plutôt une manière de trouver un style de vie qui encourage, maintient et même génère un état de santé rayonnante. Les médias regorgent d'études énonçant que les personnes vivent plus longtemps, mais en pire santé. Beaucoup contractent des maladies dégénératives que la médecine moderne ne peut soigner. Une grande majorité de notre population âgée consomme une grande variété de médicaments afin de rester en vie. Est-ce cela la santé ? L'Ayurvéda ne considère pas qu'il s'agisse d'une vie saine, intéressante ou amusante. Votre santé est entre vos mains et commence par votre attitude vis à vis de la vie ainsi que par vos habitudes quotidiennes.

Chapitre 5
Les Questions Environnementales

La Qualité des Aliments

Le véritable problème principal concernant la consommation de n'importe quel type d'aliment, notamment les produits animaux, est le niveau de produits chimiques dont ils sont porteurs. Ces produits chimiques sont issus de l'agriculture et de l'industrie. Tous ces polluants environnementaux finissent en fin de course dans les tissus des animaux que nous consommons même s'ils sont appliqués aux cultures vivrières. Ces produits chimiques ne quittent pas l'organisme humain, pas plus que le corps des animaux. Les personnes pensent que le poisson est moins nocif que la viande mais c'est loin d'être vrai. Les produits de la mer sont l'un des produits alimentaires les plus pollués aujourd'hui et près de la moitié de tout le poisson échantillonné par l'Union des Consommateurs aux Etats-Unis était contaminé par une bactérie fécale humaine ou animale.[6] L'EPA (Agence de Protection Environnementale) a lancé plus de 1000 avertissements contre la consommation de poisson contaminé par l'eau dans et autour des Etats-Unis en 1994.[7]

Depuis 1945, l'usage général de pesticides a augmenté de 3 300% et l'ensemble des récoltes touchées par les insectes a aussi augmenté de 20%.[8] Malheureusement, la viande, la volaille et les produits laitiers contiennent une source majeure de pesticides résiduels dans l'alimentation occidentale.[9] En plus, 95% de l'exposition des humains à la dioxine vient de la consommation de la viande, des volailles et des produits laitiers.[10] La dioxine est connue pour être un produit cancérigène puissant qui est aussi utilisé pour blanchir le papier toilette, les tampons hygiéniques et les protège-slips. Il est important de savoir que les pesticides résiduels et les produits chimiques issus de l'industrie restent dans l'environnement au minimum pendant plusieurs générations.

Je pense que les raisons qui motivent la poursuite d'un régime à base de viande – pour des raisons de santé pure – sont infondées étant donné les informations disponibles actuellement. Il semble qu'en fait, sur le plan de la santé, il n'y ait aucune bonne raison

---

[6] Rachel's Environment and Health Weekly, No.450, July 13, 1995 comme indiqué dans le EarthSave report, *Food Choices and the Planet* (Choix alimentaires et la Planète).

[7] Idem.

[8] Pimental, et al., *Handbook of Pest Management in Agriculture (*Manuel de Gestion des Insectes Nuisibles en Agriculture) 2nd ed., Boca Raton, Fl : CRC Press, 1990

[9] Regenstein, Lewis, *How to survive in America the Poisoned* (Comment Survivre dans l'Amérique Empoisonnée), Herndon, VA : Acropolis Books, 1982

[10] Etude de l'EPA citée dans *USA Today,* September 13, 1994 comme indiqué dans le EarthSave report, *Food Choices and the Planet.*

d'avoir un régime alimentaire à base de produits animaux. C'est une autre chose si vous souhaitez manger de la viande, de la volaille, des produits de la mer ou des laitages parce que vous les aimez. Toutefois, vous devriez être conscients du fait que l'organisme n'a aucune nécessité de ces aliments sur le plan des besoins nutritionnels.

Tous les éléments, des acides aminés jusqu'à la vitamine B 12, sont présents dans les régimes à base de végétaux qui utilisent les *aliments complets*. Bien entendu, si vous éliminez juste la viande de votre régime et que vous vivez de petits gâteaux, de sauces industrielles (ketchup) et de plateaux télé tout prêts, vous finirez par avoir des problèmes de malnutrition. Mais dans ce cas, il s'agit d'un choix nutritionnel carencé et non pas d'un régime alimentaire à base de végétaux.

Les insecticides et les fertilisants à base de pétrole se retrouvent tout au long de la chaîne alimentaire. Développons quelques-uns des effets sanitaires de ces produits chimiques. Il n'y a probablement pas de sujet plus proche de l'être humain que celui des relations sexuelles intimes et de la possibilité de procréer. La joie d'avoir des enfants est sans pareil et représente l'accomplissement de l'être humain. Tout comme le bonheur des relations intimes fait partie de notre capacité à créer.

Notre capacité à avoir des enfants se réduit de jour en jour à cause de notre consommation continuelle de produits chimiques issus du pétrole. Ces effets peuvent ne pas se limiter seulement à la fertilité – des hommes comme des femmes – mais, peut-être, même à notre capacité sexuelle.

Malheureusement, cela semble être la situation dans le monde d'aujourd'hui. Il y a de plus en plus d'informations publiées en la matière et pourtant le grand public n'est pas au courant que si cette tendance continue à se développer, avoir des enfants deviendra une rareté – et non pas un droit naturel. Bien qu'il y ait d'énormes conflits d'opinions entre les chercheurs de la communauté scientifique biochimique, il y a certainement suffisamment d'informations pour en garantir l'intérêt majeur. Plusieurs études publiées dans la presse médicale en 1992 montraient que la production de sperme dans le monde développé a diminué de moitié. En revanche, un groupe de spécialistes déclarait en 1996 qu'il n'y a pas eu de changement dans les vingt dernières années.[11]

Voici un autre bon exemple de désaccord dans le monde biochimique de la science. Chaque groupe dispose de nombreuses études pour justifier sa position et prétend que l'autre groupe a failli dans ses recherches. On peut consulter un très bon livre sur ce sujet, *L'Homme en Voie de Disparition* par le Dr Theo Colburn.[12] Cet ouvrage présente une prise de position très captivante sur la diminution de la production de sperme et d'autres effets hormonaux issus des facteurs environnementaux. J'incite fortement chacun à lire ce livre ! Les lecteurs avisés auront suffisamment de preuves pour voir qu'il y a un problème planétaire majeur dans la chaîne alimentaire et dans l'environnement.

Quel est le point de vue ayurvédique ? L'Ayurvéda considère que les hommes comme les femmes ont tendance à accumuler les substances toxiques dans l'appareil reproducteur. L'Ayurvéda considère le corps comme un développement progressif des tissus, dont chacun

---

[11] Kolata, Gina, *Sperm Count Drop ? Not Proved Yet* (La production de sperme diminue-t-elle ? Ce n'est Pas encore prouvé), International Herald Tribune, March 21, 1996, p. 10

[12] Colburn, Dr.Theo, *L'Homme en Voie de Disparition* (*Our Stolen Future,* Penguin, 1996).

nourrit l'autre. Ce procédé débute avec l'alimentation comme source de nutrition et le système reproducteur ou la fertilité comme le résultat final de la transmutation de la nourriture. En fonction de ce point de vue, tout élément étranger comme des produits pétrochimiques qui s'accumuleraient dans les tissus reproducteurs, causeraient, entre autres choses, la stérilité.

Suivant ce raisonnement, l'Ayurvéda soutiendrait l'école des scientifiques qui énoncent que les produits pétrochimiques affectent le système reproducteur humain. Du point de vue ayurvédique, la consommation à long terme de produits pétrochimiques dans la chaîne alimentaire *affecterait* à terme le système reproducteur. La seule question est de savoir quand, et non pas si.

Malheureusement, les études récentes montrent que ces effets se manifestent souvent chez les enfants ou petits-enfants d'adultes contaminés. Les méfaits sur les fluides reproducteurs pourraient ne pas se limiter à la stérilité. Des études actuelles montrent que les déformations congénitales dans la progéniture de seconde et troisième génération sont courantes. Le problème est réel et ne disparaîtra pas.

Je peux témoigner qu'à travers mon expérience professionnelle sur des milliers de personnes durant les dix dernières années, cela a un effet réel. Lorsque je fais suivre à mes clients des méthodes ayurvédiques, je parviens à résoudre ces problèmes dans 80% des cas. Je remarque qu'en général les femmes sont plus sensibles aux effets immédiats de ces produits pétrochimiques dans la chaîne alimentaire. Lorsque j'ai prescrit des traitements qui neutralisent les résidus chimiques dans l'organisme, les symptômes disparaissent souvent chez les femmes.[13] Toutefois, les hommes souffrent aussi fréquemment de ces produits chimiques, mais n'ont pas l'avantage d'un cycle menstruel pour les alerter sur leurs problèmes. Ainsi, quand ils deviennent impuissants ou désintéressés par le sexe, ils se demandent pourquoi. Examinons comment cela arrive, ou a le potentiel de se produire.

Presque tous nos produits chimiques synthétiques sont aujourd'hui à base de produits pétroliers et sont appelés produits pétrochimiques. Ces produits sont utilisés dans la fabrication de médicaments, de produits agrochimiques, d'aliments en conserve, de nettoyants domestiques, de plastiques, de produits d'hygiène à usage personnel et même de crème contraceptive. Il peut sembler difficile à croire que le film plastique que vous utilisez pour couvrir vos aliments puisse ajouter quelques particules minuscules de molécules de pétrole nuisibles à votre alimentation, mais c'est probablement le cas. Un grand nombre de ces produits produisent une action similaire à celle des hormones sur le corps et sont appelés « xénobiotiques ». Les produits chimiques ayant une action spécifique similaire à celle des œstrogènes sur le corps se nomment quant à eux, « xénostrogènes ».

Pour comprendre cela, il nous faut considérer la fonction d'une cellule dans le corps, d'un point de vue biochimique. Dans cette optique, la cellule a une enveloppe poreuse qui permet aux différentes substances nutritives d'y pénétrer et de contribuer à son métabolisme. La cellule a également des sortes de portes spécifiques appelées « récipients »[14] qui

[13] Voir, Smith, Vaidya Atreya, *L'Ayurvéda pour les Femmes,* Editions Turiya, 2007

[14] «Récepteurs : Molécules ancrées à la surface des cellules. Les protéines de la surface cellulaire captent les molécules passant à proximité. Chaque récepteur est spécifique d'une molécule ou d'une catégorie de molécules. En leur présence, les

permettent aux substances nutritives ou chimiques de pénétrer dans la cellule. Les hormones ont leurs propres récipients et canaux pour entrer dans les cellules. Le problème avec les produits pétrochimiques c'est qu'ils ont une action similaire à celle des hormones – cela signifie qu'ils empêchent les hormones habituelles de pénétrer dans la cellule. Ils agissent par ailleurs comme les hormones ou affament la cellule de l'hormone dont ils entravent l'accès.

Ce concept est bien compris par l'industrie biochimique et utilisé pour fabriquer un grand nombre de produits hormonaux pour femme, y compris la pilule contraceptive et le THS (Traitement Hormonal de Substitution) pour traiter la ménopause. La difficulté est que le système endocrinien (système hormonal) n'est pas complètement compris par la science moderne. Il est aussi extrêmement sensible et très précis, ce qui signifie que l'excès de quelque chose peut bouleverser d'autres fonctions hormonales habituelles comme la digestion ou les réactions anti-inflammatoires. Étant donné que les hormones aident à contrôler chaque fonction de l'organisme, nous devrions nous sentir très concernés par les répercutions provenant du fait de jouer avec ce système.

La plupart des produits pétrochimiques ont tendance à avoir un effet « ostrogénique » sur l'organisme incitant le métabolisme à réagir comme s'il s'agissait d'œstrogènes. Les œstrogènes sont un groupe d'hormones présentes dans l'organisme masculin et féminin. Bien que les femmes aient un niveau supérieur d'œstrogènes à celui des hommes, celles-ci jouent pourtant un rôle important dans le métabolisme masculin. Les femmes ont aussi des testostérones dans leur corps qui aident à équilibrer l'action des œstrogènes. Certains produits pétrochimiques ont aussi une action identique à celles des testostérones.

Donc, lorsqu'un fongicide comme le *Vinclozolin* est vaporisé sur des fruits, il atteint les hommes et les femmes avec la même action que celle des testostérones. En fait, le Vinclozolin empêche premièrement la testostérone de rejoindre les cellules. Ou alors, il y a un autre fongicide, le carbinol pyrimidine, qui empêche directement la production d'hormone sexuelle. Ainsi, que vous soyez un homme ou une femme, ces produits pétrochimiques affectent votre système endocrinien. Nous sommes tous extrêmement exposés à leurs effets quotidiennement. Par exemple, une pomme ordinaire est vaporisée avec plus de 150 produits chimiques différents avant la récolte.

Le Dr Colburn et ses associés ont identifié au moins 51 différents groupes de produits chimiques ayant un effet œstrogénique dans notre vie quotidienne. Parfois, ces produits chimiques œstrogéniques ont une action identique à celle des œstrogènes et d'autres fois, ils entravent la pénétration des œstrogènes dans la cellule. Très souvent, le problème vient du fait que la puissance œstrogénique des produits chimiques est bien supérieure à n'importe quelle action normale dans l'organisme. Ainsi, le corps est bombardé par une quantité gigantesque d'une substance normalement produite en dose extrêmement faible.

Une école de science prétend que l'effet œstrogénique des produits chimiques est trop infime pour causer des problèmes dans l'organisme. Mais, une autre étude indépendante de l'Université de Tulane à la Nouvelle Orléans a montré que la combinaison de différents produits chimiques à l'action œstrogénique peut produire un effet supérieur à 1000 fois celui

récepteurs déclenchent diverses réactions dans la cellule, notamment l'ouverture de canaux qui laissent pénétrer ou sortir certaines substances », *Sciences et Vie*, Mai 2004, p. 89.

de produits chimiques utilisés individuellement.[15] Et une fois de plus, il faut remarquer qu'il s'agit d'un phénomène courant aujourd'hui étant donné l'usage extensif de produits pétrochimiques dans l'agriculture.

D'autres études ont montré que même des petites quantités de produits chimiques aux effets hormonaux – ingérées au mauvais moment – peuvent créer des malformations du fœtus chez la femme enceinte. De toutes petites quantités de produits chimiques absorbés à un moment critique peuvent causer un retard physique ou mental dans le développement de l'enfant dans l'utérus. Cela prouve donc que l'argument consistant à expliquer que ces produits chimiques sont en trop petites quantités pour être nocifs aux gens, est faux.

Il est possible que ces produits chimiques aient pour conséquence problématique d'empêcher l'organisme de les reconnaître comme étant des hormones envahissantes. Le corps possède normalement une fonction d'autorégulation pour éliminer l'excès d'hormones du sang. Cette même fonction, assurée par le système sanguin et orchestrée principalement par le foie, augmente aussi les hormones si nécessaire. Le résultat de l'incapacité de l'organisme à identifier ces produits chimiques œstrogéniques comme des hormones leur permet de rester dans les tissus corporels. Et comme ces produits chimiques ne se détruisent pas et ne s'éliminent pas, leur action est cumulative. Même si aujourd'hui, vous éliminez toutes sources de produits chimiques de votre alimentation, ils subsisteront dans votre corps jusqu'à la mort à moins que vous n'agissiez pour les éliminer.

Quels sont exactement les effets d'une trop grande quantité d'œstrogènes dans l'organisme ?

La lecture de n'importe quelle brochure ou étude sur les produits œstrogéniques (comme le TOS ou Traitement Oestrogénique de Substitution) établit la liste des risques suivants :

- Cancer de l'utérus
- Cancer du sein
- Maladie de la vésicule biliaire
- Coagulation anormale du sang

Et celle des effets secondaires :

- Nausée et vomissement
- Fragilité ou hypertrophie mammaire
- Extension de tumeurs bénignes
- Extension de fibromes de l'utérus
- Rétention de fluides en excès (prise de poids)
- Apparition de taches brunes sur la peau, notamment sur le visage

L'effet physiologique de l'œstrogène est de favoriser la croissance. Cela signifie la croissance des tumeurs, des muscles, de la graisse et des cellules cancéreuses. Pour les

[15] *Science*, (June 7, 1996) comme cité par Aesoph, Dr. Lauri, *Dellicious !*, October 1996

femmes, cela signifie notamment la croissance des fibromes utérins. Pour les hommes, cela peut concerner l'hypertrophie de la prostate.

La plupart des problèmes menstruels courants des femmes peuvent provenir d'un excès d'œstrogènes et de faible niveau de progestérone dans le corps. Si l'œstrogène ne cause pas directement un problème, il inhibe souvent la production de progestérone, l'hormone qui a une action d'équilibre sur l'œstrogène. Certains médecins ont obtenu d'excellents résultats en traitant les femmes par une simple augmentation des niveaux de progestérone dans le corps. Le pionnier dans le domaine est le Dr John R. Lee qui utilise une progestérone naturelle pour abaisser les niveaux élevés d'œstrogènes chimiques dans le corps.[16] Bien que je ne sois pas entièrement d'accord avec le Dr. Lee, son travail est très innovant et mérite le soutien et l'attention de la société. Mon principal désaccord avec le travail du Dr. Lee tient à sa définition de la progestérone naturelle. En suivant le système ayurvédique qui n'utilise aucun procédé pharmaceutique d'aucune sorte, j'ai obtenu des résultats similaires avec des phytostéroïdes (plantes ayant une action hormonale).

En plus des problèmes cités précédemment et concernant les risques dus aux produits à base d'œstrogène, l'excès d'œstrogène est connu pour provoquer les problèmes féminins suivants :

- Anxiété
- Prise de poids
- Saignements abondants pendant les règles
- Instabilité émotionnelle
- SPM (Syndrome Prémenstruel)

Pour les hommes, les œstrogènes issus de produits chimiques peuvent provoquer une diminution de la production de testostérone, pouvant générer les problèmes suivants :

- Prise de poids
- Rétention d'eau
- Hypertrophie des tumeurs
- Hypertrophie de la prostate
- Hypertrophie des tissus mammaires adipeux
- Baisse des niveaux de testostérone
- Baisse possible de la quantité de sperme
- Augmentation de l'anxiété

De nombreux médecins ont remarqué une grande augmentation des problèmes liés à un niveau élevé d'œstrogène dans les dernières années. Les publications et les magazines médicaux abondent d'histoires concernant de nombreuses femmes commençant leur ménopause au début de la quarantaine ou ayant une pré-ménopause à la fin de la trentaine. Une grande partie des médecins rapportent que ces effets viennent des œstrogènes

[16] Lee, Dr. John R. *What Your Doctor May Not Tell You About Menopause* (Tout savoir sur la Préménopause, Sully, 2000). New York, NY : Warner Books, 1996

environnementaux. L'augmentation des fibromes utérins est maintenant si élevée – plus de 40% des femmes – qu'ils sont considérés comme « normaux ». Il s'agit d'une condition directement liée au niveau élevé d'œstrogènes dans le sang. On estime qu'entre 70 à 90% des femmes souffrent de différentes sortes de problèmes prémenstruels – dont une grande partie est issue d'un niveau élevé d'œstrogènes.

Le nombre de poissons qui présentent désormais d'importantes grosseurs et tumeurs est si important que les usines de traitement de poissons les considèrent comme « normales ». Deux chercheurs ont trouvé que le niveau d'œstrogènes présent dans le système de purification de l'eau de ville était démesuré. Ils sont parvenus à établir la traçabilité de cette catégorie d'œstrogène avec celle utilisée dans les pilules contraceptives. Ce qui a déclenché leur intérêt était l'état de la population locale de poissons – plus de 80% avaient des tumeurs issues d'un niveau abondant d'œstrogènes.

Dans notre culture, l'importance de la dépendance à ces produits chimiques est devenue atterrante. La plupart de ces produits rendent la vie « moderne » au regard des gens. L'agriculture continue à les utiliser en dépit du fait que les statistiques montrent que plus on utilise des pesticides, plus les récoltes sont endommagées par les insectes.[17]

Heureusement, il y a plusieurs choses à notre portée pour protéger notre santé individuelle et celle de notre famille. La première est de choisir des aliments ayant poussé sans produits chimiques. C'est peut-être, à la fois, l'étape la plus importante et la plus difficile pour beaucoup de personnes car cela limite considérablement les endroits où l'on peut manger. Passer le cap d'acheter les produits issus de culture biologique est maintenant relativement facile dans la plupart des endroits car la conscience des consommateurs se développe à ce sujet. Si vous n'avez pas de rayon bio, demandez à votre commerçant d'en ouvrir un, et s'il ne le fait pas, faites vos courses ailleurs. Le détaillant devra vous écouter si vous faites preuve de fermeté et achetez seulement du bio. Vous pouvez aussi demander un prix raisonnable. Les aliments bio étaient souvent très chers mais cela est aussi en train de changer.

Il faut également être conscient du fait que le niveau des aliments « bio » est très variable. Les lois récemment votées ne font qu'empirer la situation. Plus le magasin est grand, plus vous devez faire preuve de discernement. Acheter aux producteurs locaux est toujours préférable car vous pouvez les contrôler plus facilement et ils ont beaucoup à perdre en vous perdant en tant que consommateur.

Si vous avez l'habitude de manger souvent à l'extérieur alors vous aurez des problèmes. Mais là encore, demandez à votre restaurateur favori de commencer à acheter des produits bio, pas seulement des légumes, mais aussi de la viande si vous en mangez. En fait, si vous mangez de la viande, mangez la UNIQUEMENT bio car tout le reste est rempli d'antibiotiques et d'hormones. C'est uniquement pour cette raison que les produits animaux doivent être évités. L'Ayurvéda ne considère pas que les produits remplis d'antibiotiques et

[17] Pimental, et al., *Handbook of Pest Management in Agriculture* (Manuel sur la Gestion des Insectes Nuisibles en Agriculture), 2nd ed. Bocar Raton, FL : CRC Press, 1990; et David Pimental, Cornell University comme référencé par Lisa Y. Lefferts and Roger Blobaum, « Eating as if the Earth Mattered' (Manger comme si la Terre était Importante), *E Magazine*, Jan/Feb 1992, p.32.

d'hormones soient une bonne source alimentaire. Le meilleur régime – si vous vous sentez concerné par l'information ci-dessus – est un régime seulement à base de végétaux.

Une fois encore la Mère Nature vient à notre secours. Manger différents légumes peut réparer ou arrêter l'effet des produits pétrochimiques ayant une action hormonale. Ces végétaux incluent tous les produits à base de soja ainsi que la plupart des légumes à feuilles vert foncé. Ils incluent aussi les pousses de luzerne, les céréales complètes (le seigle, le sarrasin, le millet, l'avoine, l'orge, le maïs, le riz et le froment) et l'huile de graine de lin parmi bien d'autres. Les céréales complètes sont efficaces pour aider à éliminer les œstrogènes chimiques du corps car elles contiennent des lignines, une cellulose qui emprisonne les produits chimiques et les élimine à travers le transit intestinal. Votre ligne directrice fondamentale pour contrecarrer cette mode d'hormones chimiques est le thème récurrent de ce cours : avoir un régime alimentaire à base d'aliments complets d'origine biologique.

L'avantage de ce régime en ce qui concerne les hormones tient au fait que l'action très douce des hormones végétales (appelés phytostéroïde ou plante stéroïde) arrête souvent les effets les plus puissants de toute la variété des produits chimiques. Les hormones végétales obstruent les récipients et empêchent la forte action des produits pétrochimiques de se manifester. Les hormones végétales présentent aussi l'avantage de s'éliminer rapidement du corps alors que la diversité des produits chimiques n'est jamais éliminée dans un régime alimentaire occidental classique. Il existe plus de 300 plantes qui possèdent une action de phytostéroïde hormonale dans le corps, ainsi la solution consiste à avoir un régime varié.

Si vous êtes un homme ou une femme ayant un problème médical lié aux œstrogènes (voir les exemples cités plus haut), il vous est fortement recommandé de suivre un régime exclusivement végétarien sans aucun produit animal d'aucune sorte. Cela devrait durer le temps du traitement et peut-être au-delà si vous souhaitez vous maintenir en bonne santé.

Maintenant que ces facteurs ont été abordés, nous pouvons commencer à considérer l'aspect le plus évident de la nutrition. Et tout d'abord la qualité même de l'alimentation actuelle. Comme je l'ai indiqué auparavant, pratiquement tous les régimes et systèmes diététiques d'aujourd'hui sont favorables aux régimes composés d'aliments complets à l'état aussi naturel que possible.

Suivant ces principes, est-il nécessaire de mentionner que les aliments génétiquement modifiés sont considérés à risque pour la santé dans tous les pays autres que les Etats-Unis, l'Australie, le Canada et trois pays d'Amérique du Sud ? Tous les pays européens ainsi qu'un groupe de 130 nations considèrent que les aliments génétiquement modifiés représentent un sérieux risque sanitaire de proportions inconnues. Les Etats-Unis ont récemment (Février 1999) ébranlé l'effort global pour réguler la production et la distribution d'aliments génétiquement modifiés. Bien que l'excuse concernant la préoccupation d'un approvisionnement global de nourriture ait été avancée, les études scientifiques n'appuient pas cette conclusion. De même que les rendements de récoltes issues de graines génétiquement modifiées sont plus faibles que ceux des récoltes issues de graines non modifiées.

Les aliments génétiquement modifiés n'ont pas fait l'objet d'études nécessaires sur plusieurs générations pour déterminer s'ils sont sans risque pour les générations à venir.

Jusqu'à quel point cela doit-il vous inquiéter ? Ce court extrait d'un journal, titré « *Un fait incroyable* » peut aider à clarifier la question :

> « *La pomme de terre, Nouvelle Feuille Supérieure de Monsanto, est elle-même déposée légalement comme un pesticide par l'Agence de Protection Environnementale Américaine (EPA) parce qu'elle a été génétiquement mise au point pour empoisonner tout scarabée du Colorado qui en mangerait ne serait-ce qu'un infime morceau. Ces pommes de terre qui sont commercialisées et utilisées par une grande compagnie américaine de fast-food parmi d'autres, sont considérées comme aptes à la consommation humaine parce qu'elles n'ont pas d'effet perceptible sur les souris de laboratoire.* »[18]

Gardez à l'esprit que le métabolisme d'une souris n'est pas le même que celui de l'homme, pas plus que la souris a une conscience individuelle pensante susceptible de susciter des difficultés à l'école ou d'ordre émotionnel, ou des problèmes de développement comme vous ou votre enfant pourraient en avoir. Le premier problème tient au fait que les aliments fabriqués génétiquement n'ont jamais été testés sur des humains soumis à des études de contrôle. Cela signifie que dans 50 ans, nous pourrions nous rendre compte que ces aliments modifient les fonctions humaines de base comme l'apprentissage ou la reproduction. Étant donné qu'il n'y a pas d'études effectuées à long terme (ni même à court terme) sur *les effets de ces aliments sur l'espèce humaine,* les scientifiques ne peuvent pas honnêtement prétendre que ces aliments ne sont pas nuisibles – ce qu'ils continuent pourtant à faire auprès des médias.

Il y a une quantité de produits chimiques très inquiétants ajoutés à la grande majorité des aliments. La plupart, si ce n'est l'intégralité, de ces produits chimiques génèrent des problèmes dans l'organisme humain. Cela est spécialement vrai chez les enfants. Il existe un excellent livre écrit par Doris Rapp, Docteur en Médecine, sur ce sujet que devraient lire tous les parents.[19] Il est très clair que l'ajout de produits chimiques dans votre alimentation n'a rien à voir avec votre santé ou la qualité des aliments. Ils sont liés à la prolongation de la durée de conservation du produit sur les rayons avant la vente et les profits qui en résultent. De plus, l'industrie chimique veut vendre ses produits, et qu'ils atterrissent dans votre alimentation, vos médicaments ou votre voiture concerne peu les actionnaires.

Il faut aussi savoir qu'il existe des études qui réfutent ces déclarations factuelles (il y a deux aspects à chaque chose). Toutefois, ce sont les compagnies qui profitent de la fabrication des additifs alimentaires qui les financent. Par exemple l'Association Diététique Américaine est financée par l'industrie sucrière. Donc, si vous voulez en savoir plus sur la qualité de votre alimentation, vous devrez étudier la question par vous-même, personne ne vous fournira l'information. Il serait d'ailleurs difficile d'imaginer cette sorte de marketing honnête :

« *Achetez ce produit de haute qualité qui demande 3 minutes de préparation, en ajoutant juste de l'eau, un œuf et voilà, vous avez un repas fraîchement sorti du four à micro-ondes. En outre, ce repas donnera à votre enfant des difficultés d'apprentissage, provoquera la détérioration du système nerveux de tout le monde, vous rendra impuissant ou stérile et diminuera les défenses immunitaires de toute la famille.* » Étant donné que

[18] Positive News, Numéro 18, Hiver 1998

[19] Rapp, Doris, *Is this your Child ?* (Est-ce votre enfant ?), New York, NY : William Morris, 1991

cette publicité est improbable, c'est à vous de trouver des aliments et des méthodes de préparations non nuisibles.

De nos jours, la qualité des aliments est souvent synonyme de sécurité alimentaire. En général, il y a plusieurs choses faciles à faire pour maintenir la qualité de son alimentation. Évitez d'acheter des aliments en conserve, en boîte ou tout autre emballage. Évitez les produits congelés et instantanés. Et achetez à la place des produits locaux chaque fois que c'est possible. Achetez si possible des aliments issus de l'agriculture biologique et utilisez le minimum de produits pré-cuisinés ou précuits comme les boîtes de sauce tomate. Bien que cela semble extrême, ce n'est pas difficile à suivre. Et bien que vos enfants puissent s'en plaindre, il est préférable de leur donner une bonne alimentation plutôt que de les voir, plus tard, souffrir émotionnellement ou avoir des troubles de santé à cause d'un manque de soin. *Un père ou une mère est en mesure de savoir quelle alimentation est saine ou pas pour lui – votre enfant n'est pas en mesure de prendre cette décision.* Cela fait partie de l'éducation, d'entendre ses enfants se plaindre et rouspéter et de leur faire suivre, malgré tout, ce qui est bon pour leur santé.

Il est aussi nécessaire de faire attention à la fraîcheur des aliments avant de les manger. Cela signifie l'état des aliments quand vous les achetez, tout autant que les restes des repas. Selon l'Ayurvéda, les aliments doivent être fraîchement cuisinés. Manger des restes crée en général des toxines ou des particules d'aliments non digérés dans le corps. Selon mon expérience personnelle, il est préférable de manger les restes du repas de la veille, fait maison, plutôt que d'acheter un repas préparé ou, de manger ce qu'on appelle « la cuisine rapide » ou fast-food. On peut, à la rigueur, avoir recours aux aliments congelés mais il est préférable de congeler vos propres préparations que de les acheter tout prêts.

L'Alimentation Locale

Comme il est souligné dans le chapitre Quatre, l'Ayurvéda énonce que les aliments devraient être issus de votre environnement local et de la saison en cours. Cela s'adresse particulièrement aux patients très malades qui ont un cancer ou d'autres maladies chroniques comme l'hépatite, la tuberculose ou le sida. Même si vous avez une santé satisfaisante (et la plupart des personnes ne sont pas en bonne santé, d'après les statistiques des études sur la population), il est préférable de ne manger qu'une petite quantité de produits venus d'ailleurs. Cependant, quand un client présente des signes de faiblesse immunitaire, d'allergies, de problèmes digestifs ou de poids, ou qu'il souffre d'un groupe d'une des maladies mentionnées plus haut, je lui conseille de consommer uniquement des produits locaux et de saison.

L'Ayurvéda explique que l'immunité et la fonction enzymatique des personnes est plus faible quand ils mangent des aliments issus d'autres régions ou d'autres climats que là où ils vivent. On peut donc penser que des produits cultivés en Europe du Nord seraient parfaits pour des Suisses. Pourtant, si l'on commence à manger des aliments des pays du Sud comme l'Italie ou l'Espagne, on est sûr d'avoir des problèmes. De même que des produits de Scandinavie seraient aussi problématiques dans la consommation quotidienne.

Culturellement, nous sommes habitués à manger n'importe quel produit à n'importe quelle saison. On appelle cela le progrès. L'Ayurvéda considère en revanche que c'est une cause de maladie. Il y a une raison pour laquelle les fruits et légumes poussent à des moments et des endroits spécifiques. Si vous ne vivez pas toujours au même endroit, mangez au moins les aliments de saison. Par exemple, si vous aimez les ananas, mangez-les alors en été mais pas en automne ou en hiver. Manger des ananas en hiver à Lille favorisera des problèmes digestifs, génèrera une masse d'aliments non digérés qui selon l'Ayurvéda, sera la cause de maladie.

L'organisme change en fonction des saisons. Jusqu'à un certain point, les enzymes digestives se modifient aussi en fonction du climat et de la saison. C'était un phénomène naturel jusqu'il y a trente ans, période où l'on a commencé à manger des produits hors saison. Pendant des milliers d'années, le corps humain a ajusté naturellement sa production d'enzymes en fonction des changements saisonniers concernant les aliments et le climat. Pensez-vous que ce modèle qui remonte à des milliers d'années a soudainement changé dans les 30 ou 40 dernières années ?

Il faut aussi être conscient du fait que pour faire venir des produits d'Espagne, d'Afrique ou de l'Amérique du Sud, il est nécessaire de les récolter bien avant la maturité de tous leurs éléments nutritifs. C'est un fait établi dans la nutrition biochimique, les aliments atteignent leur plus haute teneur nutritionnelle quand ils sont « mûrs », ou prêts à être récoltés traditionnellement. Ainsi, la consommation régulière d'aliments issus uniquement de différents endroits abaisse la quantité d'éléments nutritifs disponibles pour votre corps.

Chapitre 6
Comment se Nourrir en Fonction de l'Ayurvéda

L'Ayurvéda considère que la digestion et l'assimilation des substances nutritives commencent par la notion qu'on a des aliments. Aimez-vous ou détestez-vous la nourriture ? La nourriture est-elle, pour vous, un mal nécessaire ? Vous monopolise-t-elle du temps que vous estimez pouvoir utiliser autrement ? Pensez-vous souvent à ce que vous allez manger ? Votre relation à la nourriture est-elle négative, positive ou neutre ?

Chacune de ces différentes attitudes affecte la façon dont l'organisme reçoit la nourriture. Le point de vue Ayurvédique est expérimental. Essayez d'appliquer la suggestion ci-dessous et voyez si vous sentez ou non des changements.

Préparez un plat que vous aimez sans plus – un de ceux que vous n'adorez, ni ne détestez. Avant de vous mettre à table, regardez-le et dites vingt fois : « Je déteste ce plat ! » Après vous être laissé aller sans réserve, mettez-vous à table. Pendant que vous mangez, répétez-vous mentalement que cette nourriture est vraiment épouvantable et que vous feriez mieux d'aller travailler ou de faire autre chose. Cette expérience ne s'arrête pas au moment où vous avez fini de manger – il ne s'agit en fait que de la première étape. Le repas prendra entre 24 à 72 heures pour transiter à travers votre système digestif. Six heures est le temps minimum nécessaire à un fruit pour traverser le système digestif d'un végétarien. Une personne qui mange de la viande à chaque repas aura besoin de 72 heures pour digérer complètement un repas. À partir de là, vous devez donc vous observer pendant un à trois jours pour voir comment vous vous sentez.

J'ai conseillé cet exercice à plusieurs de mes clients et étudiants ; le résultat est tout à fait concluant. Il est bien rare qu'après avoir essayé cet exercice, une personne demande encore comment son mental agit sur le processus digestif !

L'Ayurvéda explique que nous devons *savourer* notre nourriture ! Manger fait partie des plaisirs de la vie, ce qui ne signifie pas que cela doit prendre une place trop importante (obsessionnelle) ou qu'il faut s'en désintéresser (considérer ce moment comme sans intérêt). Les deux extrêmes créent une perturbation tandis que le plaisir est essentiel. Manger le mieux possible, une « nourriture saine » – parce que c'est bon pour la santé – et ne pas l'apprécier, est, selon l'Ayurvéda, perturbant pour la digestion et le métabolisme. Le plaisir, d'une manière équilibrée, est le meilleur allié de la digestion. Une attitude indifférente ou de mépris, aura tendance à perturber certains aspects de l'assimilation des substances nutritives. Tandis qu'une attitude obsessionnelle aura tendance à provoquer une assimilation excessive. Une approche équilibrée, épanouie envers la nourriture est l'état dans lequel nous devons envisager tout régime ou diète alimentaire – quelque soit le système adopté.

Selon l'Ayurvéda, il y a plusieurs facteurs clés dans le véritable processus d'alimentation. La première et la plus importante est l'attitude mentale. Toutefois, chacun de ces facteurs est important et finalement égal par rapport à son pouvoir de perturbation du processus digestif. Voici la liste complète des éléments à prendre en compte :

1. l'attitude mentale
2. l'environnement (se reporter à la première partie du cours)
3. la compagnie (se reporter à la première partie du cours)
4. l'attention (se reporter à la première partie du cours)
5. la qualité des aliments (se reporter à la première partie du cours)
6. les sortes d'aliments (voir le chapitre deux)
7. l'état des aliments
8. l'ordre dans lequel manger les aliments
9. les combinaisons d'aliments
10. la quantité d'aliments
11. l'acte de manger

L'Etat des Aliments

Avant de considérer plus spécifiquement les différentes catégories d'aliments et la façon dont ils affectent chaque type de personne, nous devons nous intéresser à leur forme – c'est à dire, cuit ou cru ; liquide ou solide. Chaque état spécifique des aliments produit des actions différentes sur le métabolisme des différentes constitutions. Cela signifie qu'une banane aura des effets différents sur chacun des trois principaux types. Ainsi, la question essentielle n'est pas la banane, mais la personne qui va recevoir le fruit dans son organisme. C'est ce que cherche à expliquer la diététique ayurvédique en considérant les aliments en fonction de *qui* les mange – les aliments eux-mêmes étant secondaires. Cependant, l'état des aliments a des effets généraux sur tous les types.

La règle de base en Ayurvéda repose sur le fait que les aliments crus sont plus difficiles à digérer que les aliments cuits. Le processus de cuisson agit comme une sorte de pré-digestion permettant aux aliments d'être plus facilement malaxés dans l'estomac. Transformer les aliments en jus – fruits ou légumes – les rend également plus faciles à digérer que consommés crus et entiers. Les aliments cuits sont considérés comme la meilleure manière de se nourrir sur le long terme pour toutes les constitutions. Voici quelques-unes des actions – avec leurs effets positifs et négatifs – pour chaque état des aliments.

Les Aliments Crus

Les aliments crus constituent une importante source de prana (force vitale) et d'enzymes. Toutes les constitutions bénéficient d'une consommation quotidienne d'aliments crus. Chaque groupe d'aliments a différents effets sur les constitutions.

Les fruits crus sont meilleurs pour les personnes de type Vata et Pitta. Les fruits ont généralement une action rafraîchissante (supprimant la fonction métabolique) et purifiante qui convient bien à la chaleur du type Pitta. Pourtant, le type Pitta ne peut généralement pas manger uniquement des fruits crus au petit-déjeuner ; cela aurait tendance à le rendre émotionnellement irritable parce que les fruits, mangés seuls, ne sont pas suffisamment substantiels pour lui. Les fruits peuvent également générer trop d'acidité dans le système digestif du type Pitta. L'action humidifiante des fruits les rend bénéfiques au type Vata – qui a tendance à être sec – mais pas au type Kapha qui a tendance à faire de la rétention d'eau ou être congestionné. Toutefois, le type Vata peut se sentir faible, voire sous-alimenté avec une grande quantité de fruits. Il est préférable pour lui de manger quotidiennement ou à long terme des fruits cuits. Le type Kapha supportera bien certains fruits en fin de matinée s'il a sauté le petit déjeuner. Tandis que les mêmes fruits consommés à d'autres moments de la journée, pourront lui faire prendre du poids, par rétention d'eau. Pourtant, à moins d'être consommés en excès, les fruits seront bénéfiques au type Kapha, par leur action purifiante.

Les légumes crus sont le mieux supportés par le type Pitta qui a la plus forte puissance digestive. Le type Kapha vient en seconde position dans sa capacité à digérer les légumes crus tandis que les types Vata sont les moins disposés à les supporter. En général, le type Vata doit éviter les aliments crus à moins qu'ils ne soient préparés avec des antidotes comme des épices, des sauces ou de l'huile. Le concept de l'aliment antidote est nouveau et sera évoqué plus tard dans ce cours. *Il est important de noter que la plupart des aliments peuvent être consommés par tout le monde dans la mesure où l'on connaît les aliments ou épices capables de jouer le rôle d'antidote.* Le type Kapha peut manger des légumes crus à la fin du printemps et en été mais doit les éviter en automne, hiver et au début du printemps. Même le type Pitta – qui a la meilleure capacité digestive pour les aliments crus – doit les éviter à la fin de l'automne et au début de l'hiver.

L'Ayurvéda énonce que les aliments crus nécessitent plus d'énergie métabolique ou de chaleur du corps, pour être digérés. En conséquence, les personnes vivant dans les pays froids devraient manger moins de choses crues - spécialement dans les saisons froides. Et ceux qui vivent dans les pays chauds peuvent manger davantage d'aliments crus – éventuellement même, tout au long de l'année. L'exception concerne le type Vata qui ne devrait pas manger, au risque de se sentir sous-alimenté ou déséquilibré, la majorité de ses aliments à l'état cru même s'il vit sous les tropiques. L'équilibre consiste ici à adapter la quantité d'aliments crus aux mois les plus chauds et secs de l'année.

Toutes les noix, noisettes, amandes, cacahuètes, graines et huiles devraient être consommées crues et non cuites. Bien que les diverses variétés de noix soient souvent difficiles à digérer, car elles contiennent plus de formes concentrées de protéines que les autres végétaux comestibles, elles restent tout de même très bonnes pour le type Vata. Elles ne sont pas aussi bénéfiques au type Pitta et quant aux types Kapha, au métabolisme lent et congestif, ils ne devraient presque jamais en manger. Les huiles varient d'une catégorie à l'autre mais, ont plutôt tendance à être légèrement chauffantes. Elles sont meilleures pour les types Vata mais peuvent causer des problèmes aux deux autres types. Le point essentiel est que les huiles doivent être consommées crues et surtout pas extraites par la chaleur ou d'une manière chimique (voir la section sur Les Huiles, plus loin).

Les produits laitiers peuvent être consommés crus, ce qui n'est pas le cas pour les autres aliments. En règle générale, la viande ne doit pas être mangée crue pas plus que les fruits de mer (voir plus loin la section sur ces aliments pour de plus amples explications). Notez que le type Pitta est doté de la meilleure capacité digestive pour tous les aliments crus et le type Vata, de la plus faible ; le type Kapha se situe entre les deux. L'Ayurvéda utilise des épices fraîches et des produits laitiers frais pour augmenter l'ingestion d'enzymes digestives détruites par la cuisson (voir plus loin la partie sur les épices pour avoir des informations supplémentaires sur les enzymes).

Les Aliments Cuits

L'Ayurvéda explique que les aliments cuits sont bons pour tout le monde car ils sont plus faciles à digérer et à assimiler. Il n'y a quasiment pas de contre-indication à manger des aliments cuits, pour aucuns des types. Le type Vata a tout intérêt à manger, d'une manière quotidienne, les fruits cuits. Cuisiner soi-même est une forme d'antidote car cela modifie la qualité de plusieurs aliments qui, sans cela, ne seraient pas agréables à consommer. Certains aliments ne doivent pas être chauffés, ni cuits. L'un des plus importants, à cet égard, est le miel. Quand il est chauffé, sa structure enzymatique est modifiée et le miel, normalement bienfaisant, devient poison. Les huiles entrent aussi dans cette catégorie ; c'est à l'état cru qu'elles sont les meilleures. Elles ne doivent donc ni être chauffées lors de l'extraction, ni être utilisées pour la cuisson.

Alors que certains font remarquer que la cuisson élimine les enzymes et une partie des vitamines contenues dans les substances nutritives, l'Ayurvéda maintient que la cuisson est préférable. Et cela parce qu'elle permet généralement à toutes les substances nutritives cuites d'être absorbées très facilement. Tandis que si les aliments sont crus, la même quantité (voire moins) de substances nutritives sont absorbées, à cause des calories dépensées en plus pour digérer. En outre, l'organisme est souvent incapable de réduire un aliment aussi complètement que le fait la cuisson – il relâche ainsi davantage de substances nutritives. Il y a là, deux éléments importants – l'un est de ne pas trop cuire ni de cuire à un niveau de chaleur trop élevé. L'autre est d'adapter chaque chose à votre capacité individuelle de digestion. La cuisine à la vapeur est souvent suffisante pour rendre les aliments utilisables par les enzymes digestives, les acides et la bile.

Les Aliments Liquides

Presque tout peut être mis dans un mixeur et transformé en boisson ou jus. Bien qu'il soit très en vogue dans plusieurs régimes de ne prendre que des aliments crus ou légèrement cuits sous forme de liquide, cela devient, selon l'Ayurvéda, problématique à long terme. Le côlon humain a besoin de matière solide pour maintenir son tonus et, si l'on prend pendant de longues périodes des aliments liquides, le côlon commence à descendre. Les fibres sont importantes pour nombre de raisons dont l'une est de maintenir le tonus et la force du côlon et de la partie inférieure du corps. Selon l'Ayurvéda, le côlon est aussi l'emplacement essentiel de l'assimilation des éléments nutritifs subtils. Un régime liquide ne laisse pas, dans ce cas, le temps nécessaire au côlon pour absorber pleinement les éléments nutritifs disponibles avant l'élimination. L'autre problème avec les liquides, c'est qu'ils risquent en fait de réduire la capacité digestive à travers une fonction enzymatique réduite.[20]

---

[20] En Ayurvéda, on sait que de longues périodes de régime liquide suppriment le feu digestif, Agni. Ce qui est un très grand problème pour Kapha qui a généralement un Agni faible au départ, et pour Vata qui peut, ou peut ne pas, être en mesure de

Néanmoins, une période de régime liquide peut parfois aider n'importe quelle constitution. Les régimes liquides sont généralement purifiants pour le système digestif et même, éventuellement, très bénéfiques à n'importe quel type de personne, pour cette raison. Le type Kapha supporte généralement très bien un jour de jeûne à base de jus de légumes, un jour par semaine ou, plusieurs jours par mois. Cela a pour effet d'augmenter la fonction enzymatique si c'est fait correctement et en fonction de la capacité individuelle. Toutefois, les jus de fruits ont le pouvoir d'aggraver le type Kapha, à cause de ses propriétés rafraîchissantes et humidifiantes. Le type Pitta supporte bien, soit les fruits, soit les légumes et peut suivre un régime liquide, deux fois par mois, un jour à chaque fois. Le type Vata réagit mieux avec un mélange d'aliments liquides et solides pendant la journée. Par exemple, un déjeuner solide et un petit-déjeuner et dîner liquides seront plus bénéfiques à un Vata qu'un régime alimentaire complètement liquide. Les types Vata et Kapha ont tous deux besoin d'ajouter des épices antidotes à leur diète liquide. Une fois de plus, il est important d'éviter ce genre de régime aux périodes froides de l'année car les liquides sont normalement consommés à température ambiante – ne jamais prendre de boissons glacées aux repas ou pour remplacer un repas.

Les Aliments Solides

Ils devraient constituer la base du régime de tout le monde. Sans aliment solide, les organes digestifs risquent de s'affaiblir. Le Yoga propose des exercices spécifiques pour prévenir ce genre de problème dans le cas où le Yogi tient à s'alimenter exclusivement avec des fruits ou une diète liquide. Toutefois, cela demande un entraînement particulier et ne s'adresse pas à tout le monde. Pour la personne moyenne, les aliments cuits font partie intégrante de la vie.

Dans quel Ordre Manger les Aliments, en fonction du Type Individuel

Bien que ce soit un facteur important de la nutrition, l'ordre dans lequel nous mangeons les aliments est l'un des moins pris en compte. Cela repose sur la logique selon laquelle tout ce qui entre en premier sera digéré en priorité ou bloquera le passage pour que les autres aliments soient digérés. La solution est de manger les aliments dans l'ordre où l'organisme les digère.

Une de mes étudiantes en Suisse rapporta cette simple vérité de chez elle. Médecin, elle travaille depuis quatorze ans comme directrice adjointe d'une clinique pour femmes. Elle arriva donc un jour au cours avec l'histoire suivante : « Une de mes clientes avait des problèmes digestifs depuis cinq ans. Elle avait consulté tous les spécialistes et suivi différents traitements, sans effet. Elle est venue me voir pour d'autres problèmes mais a aussi mentionné un souci digestif chronique. Je lui ai alors conseillé de ne pas modifier son régime mais seulement l'ordre dans lequel elle mangeait. En moins de deux semaines, ses problèmes avaient disparu. »

L'ordre dans lequel les aliments doivent être mangés peut varier d'une constitution à l'autre.

---

maintenir le feu qui est soumis à un Agni variable. Il est préférable pour ces types d'éviter ce genre de diète liquide pendant plus d'un jour ou deux, sans directive.

Pour les types Pitta et Kapha, il est généralement comme suit :

1. Fruit
2. Salades Vertes
3. Légumes Cuits et Céréales Complètes
4. Haricots
5. Légumes Crus
6. Produits Laitiers
7. Poisson et Volaille
8. Viande Rouge

Pour les types Vata, l'ordre de la liste change un peu :

1. Fruit
2. Légumes Cuits et Céréales Complètes
3. Salades Vertes avec une sauce à base d'huile
4. Produits Laitiers
5. Poisson et Volaille
6. Légumes Crus
7. Haricots
8. Viande Rouge

Les règles de base reposent sur le fait que les fruits doivent être consommés seuls et sans autres aliments. C'est aussi vrai pour tous les melons. Le type Vata ne devrait manger aucun aliment cru avant les légumes cuits ou les céréales (à l'exception des fruits qui doivent être consommés 30 ou 60 minutes avant). Il est possible d'en manger avant la viande, dans la mesure où la personne en consomme.

Sans modifier son régime, chaque personne devrait manger dans cet ordre pour faciliter le travail des différentes enzymes digestives sur les aliments auxquels elles se rattachent. Cela est particulièrement vrai pour les fruits qui nécessitent un type d'enzymes différent des autres aliments.

Les Combinaisons d'Aliments

Il y a aussi certains groupes d'aliments qui ne doivent pas être mangés au même repas. Il est important de noter que d'une manière générale, les liquides dépassent les aliments solides dans l'estomac pour aller directement dans l'intestin grêle. Ainsi, le type de liquide accompagnant le repas a la capacité d'améliorer ou de supprimer le processus digestif. Les liquides sont nécessaires pour aider à lubrifier l'appareil digestif. Quand ils sont froids, ils suppriment complètement les enzymes digestives. S'ils sont trop chauds et mélangés avec les mauvais aliments (par exemple, les aliments qui génèrent déjà leur propre chaleur, comme la viande), ils risquent de sur activer la digestion.

Cela s'applique à toutes les constitutions :

Aliment ou Groupe d'Aliments	À ne pas mélanger avec :
Liquides glacés	Tous les autres aliments
Glucides complexes	Œufs, produits laitiers, fruits
Œufs	Viandes Rouges, poisson, lait, fromage
Fruits	Tous les autres aliments
Miel	Ghî
Liquides Chauds	Viande, poisson, produits laitiers
Citron	Yaourt, lait, concombres, tomates
Melons	Tous les autres aliments
Lait	Viande rouge, poisson, œufs, aliments acides, pain à la levure
Solanacées (pommes de terre, tomates, aubergine, etc.)	Lait, yaourt

L'une des pires habitudes culturelles aux Etats-Unis – concernant la nutrition – est de boire de l'eau glacée aux repas. C'est une pratique extrêmement nuisible qui est en train de devenir une pratique courante en Europe. Boire de l'eau glacée, seule, peut convenir, mais c'est complètement opposé au processus digestif des aliments et doit donc être totalement proscrit pendant les repas. Tandis que l'organisme est occupé à essayer de chauffer les aliments avec les acides digestifs qui sont chauds, l'adjonction de liquides glacés dans l'estomac supprime ou arrête ce processus. Boire de l'eau tiède ou chaude pendant un repas – avec modération – n'est pas un problème et peut même aider la digestion.

La plupart des légumes et céréales vont bien ensemble et ont peu, voire aucune, contre-indications. Mélanger différentes sortes de protéines est très difficile à digérer, il est donc préférable de l'éviter – c'est le cas de la viande et du lait. Les végétariens sont mieux placés à cet égard car, pour eux, il y a peu de contre-indications majeures, à l'exception des fruits et des melons. Si vous consommez des produits laitiers, faites attention à ce que vous mélangez avec. En général, il est plus important de manger des aliments en fonction de la rapidité de leur digestion plutôt que n'importe quel autre critère car dans ce cas les enzymes appropriées peuvent transformer les aliments avec efficacité.

La Quantité d'Aliments

Un autre facteur essentiel dans la diététique ayurvédique est la véritable quantité d'aliments consommés par une personne. La meilleure façon de commencer n'importe quel type de régime alimentaire consiste à simplement manger moins. La quantité d'aliments consommés est vertigineuse et constitue une cause essentielle de maladie.

L'estomac est un muscle qui peut être dilaté ou contracté selon l'entraînement. Si vous mangez régulièrement en excès vous « entraînez » votre estomac à se dilater. Si vous mangez moins vous l'incitez à se réduire à sa taille normale. Selon l'Ayurvéda, votre estomac devrait être rempli avec 1/3 d'aliments solides, 1/3 de liquide et rester vide 1/3 de son volume. C'est la proportion idéale pour que l'estomac remplisse bien sa fonction qui consiste à mélanger tout ce que vous avez mâché avec les acides digestifs. Si ce mélange ne s'effectue pas correctement, les aliments et les acides poursuivent leur cheminement vers l'intestin grêle à l'état à moitié préparé.

Si l'estomac est trop plein, le processus ne peut pas bien se faire. Quelquefois, la proportion indiquée est de 1/2 d'aliments solides, 1/4 de liquides et un 1/4 de vide. Vous pouvez suivre cette recommandation si vous commencez cette pratique ou si vous êtes un type Vata pur. Toutefois, je préfère la première proportion. Vous gaver de nourriture affaiblira votre digestion. On sait depuis bien longtemps que le fait de manger en petites quantités à chaque repas est un secret de longue vie. L'organisme n'a pas besoin de grande quantité de nourriture pour fonctionner – à moins que vous soyez un athlète ou que vous fassiez un travail très physique.

Si vous voulez perdre du poids, le meilleur moyen est de manger moins de tout, et pas seulement d'une sorte d'aliments. Une bonne nutrition est un mélange équilibré de plusieurs sortes d'aliments différents en quantité suffisante. Dans la culture occidentale, on mange beaucoup plus que nécessaire. Si vous réduisez la quantité de votre nourriture, vous aurez un peu faim mais ne vous inquiétez pas, ne tenez pas compte de cela et petit à petit, cette sensation disparaîtra au fur et à mesure que la taille de votre estomac changera. Il ne s'agit pas de préconiser des régimes qui vous affament ou qui vont dans toutes sortes d'extrêmes. Mais simplement d'un juste milieu pour commencer à se rééquilibrer dans une société excessive en tout, y compris en ce qui concerne la quantité d'aliments consommés dans la journée.

L'Acte de Manger

Nous voici enfin à l'acte, proprement dit, de manger. Comme je l'ai déjà mentionné au début de ce chapitre, manger devrait être un plaisir. Les indications qui précèdent ne sont pas faites pour supprimer le plaisir de manger mais pour aider à apporter une sorte de conscience du processus complet de la nourriture et de sa consommation.

Maintenant que les autres facteurs ont été détaillés, intéressons-nous à la bouche par laquelle nous ressentons le véritable plaisir des aliments à travers leurs goûts. Mâcher complètement est important pour pouvoir déguster et retirer un plaisir entier de chaque bouchée. Mâcher permet également à la salive de se mélanger aux aliments et de les préparer pour l'estomac. Tandis que certaines pratiques préconisent de mâcher les aliments jusqu'à ce qu'ils deviennent liquides, l'Ayurvéda ne considère pas que cela puisse apporter un énorme plaisir ou une quelconque jouissance. Ni que le fait de mâcher vos aliments 100 fois soit plus efficace dans le processus de la digestion. Mâcher et *déguster* vos aliments est très important, mais il est inutile d'être obsédé par l'idée de transformer tout en liquide avant de l'avaler. Sauf si vous n'êtes pas bien ou sérieusement malade. Dans ce cas, avoir une façon stricte de se nourrir et de se mettre au régime est un atout important dans le processus de guérison. L'Ayurvéda précise que l'on devrait mâcher chaque bouchée 32 fois avant de l'avaler.

La « voie du milieu » en ce qui concerne les pensées est importante dans toutes les questions diététiques. La modération dans la pensée et dans l'action n'est pas limitée au bouddhisme. Il est intéressant de noter que le plus grand physicien de la période de Bouddha était à la fois docteur en Ayurvéda et son médecin personnel. L'excès sous toutes ses formes doit être évité mais le fait de bien mâcher est une étape très importante. En mastiquant bien chaque bouchée vous aurez une sensation de satiété tout en ayant besoin de moins manger. Engloutir votre repas remplit votre estomac sans satisfaire votre envie et vous conduit aux abus et à l'obésité.

Après avoir mangé, vous ne devriez pas vous allonger ni faire d'exercices physiques puissants pendant au moins une heure. Quinze minutes après un petit repas, une petite promenade tranquille de dix à quinze minutes peut être stimulante pour la digestion. Si vous n'avez vraiment aucune envie de bouger après le repas, c'est que vous avez trop mangé et que vous êtes exactement le type qui a besoin de se lever et de marcher. Ceci est très important pour la personne de type Kapha et très utile pour les trois types.

L'une des questions les plus importantes, selon la diététique ayurvédique, est le moment où nous mangeons. Cet aspect concerne les différents périodes de la journée où nous mangeons et la quantité d'aliments ingérés pendant la journée. Les règles changent pour chaque constitution.

Selon l'Ayurvéda, l'organisme n'a pas besoin de plus de trois repas par jour. Cela change légèrement pour chaque type de personne. La personne de type Vata devrait prendre trois repas par jour, toutefois, en cas de déséquilibre ou de troubles, il lui est possible de prendre un goûter vers 4 h de l'après-midi. Le type Pitta qui n'a besoin que de trois repas par jour, peut également, en cas de déséquilibre, manger un fruit entre les repas. Le type Kapha ne devrait pas, sauf par défi, grignoter entre les repas et spécialement après le dîner. La seule exception concerne le type Kapha qui ne prend pas de petit-déjeuner – ce qui lui est le plus souvent bénéfique - qui peut alors manger un fruit vers 10-11 h, le matin.

Manger en dehors des repas – mis à part un fruit de temps en temps – fatigue le système digestif et devrait être évité. L'appareil digestif travaille en trois étapes essentielles :

- Liquéfaction et mélange des aliments (bouche et estomac)
- Transformation et assimilation (estomac et intestin grêle)
- Assimilation et élimination (côlon)[21]

Le fait de manger entre les repas ne permet pas pleinement à l'estomac de digérer avant de faire passer les aliments vers l'étape suivante. Si vous grignotez sans arrêt, l'estomac travaille tout le temps et l'intestin grêle comme le côlon sont constamment en train de transformer quelque chose. Selon l'Ayurvéda, cela provoque un vieillissement prématuré et limite l'assimilation des substances nutritives puisque les aliments, dans ce cas, ne profitent jamais du temps nécessaire pour être totalement transformés.

L'organisme n'a pas besoin de nourriture en permanence. En fait, cela génère des problèmes dont l'un des plus courants aux Etats-Unis est la prise de poids ou l'obésité. Cela illustre le point de vue ayurvédique selon lequel manger constamment finit par altérer la capacité de l'organisme à métaboliser les lipides, les protéines et les glucides. Une fois que

[21] En Ayurvéda, ces trois étapes, respectivement contrôlées par Kapha, Pitta et Vata, s'appellent les « 3 Etapes de la Digestion ». Les troubles des doshas peuvent être identifiés en fonction de leur localisation dans le processus de la digestion – par exemple, les gaz se manifestant dans le côlon, indiquent un déséquilibre Vata ; les ballonnements d'estomac désignent Kapha et l'acidité dans l'intestin grêle est liée à Pitta.

cette incapacité à métaboliser les substances nutritives s'installe, la personne commence à prendre du poids – même si elle diminue la prise d'aliments ou se met au régime.

Pour simplifier, divisons les portions de repas en trois tailles – *petite, moyenne* et *grande.* Selon le point de vue ayurvédique, les gens riches (en Europe comme aux Etats-Unis) ont tendance à manger beaucoup trop. Nous avons donc besoin d'une référence de taille. Mon point de vue personnel est que cela équivaut à 1/4 d'une assiette, 1/2 assiette, et 3/4 d'une assiette. Je ne recommande jamais une assiette pleine car si l'assiette est pleine, il est possible d'en rajouter un étage complet sur le dessus ! Tandis qu'avec une assiette remplie aux 3/4, on ne peut en rajouter qu'un 1/4, si on veut se duper soi-même.

Bien sûr, si vous ne cherchez pas à perdre du poids, ni à prévenir les maladies, les difficultés menstruelles classiques, éliminer les problèmes digestifs chroniques, alors vous pouvez tricher sur la façon de remplir votre assiette. Soyez simplement honnête avec vous-même et ne tombez pas dans le piège de l'hypocrisie, culturellement encouragée par notre société. La logique et les faits ne vous feront pas manger moins, sauf si vous choisissez consciemment de vous sentir mieux en mangeant moins. Quel que soit votre choix ou celui de votre client, soyez sincère par rapport à votre approche.

Le tableau ci-dessous indique simplement les meilleurs moments pour manger ainsi que les quantités d'aliments nécessaires pour chaque personne dans la journée.

Type	**Petit Déjeuner**	**Collation 10h-11h**	**Déjeuner**	**Collation 16h-17h**	**Dîner**	**Collation 20h-24h**
Vata	Moyen	Si nécessaire	Moyen	Si nécessaire	Moyen	Non
Pitta	Copieux	Fruit	Moyen	Non	Copieux	Non
Kapha	Rien ou un Fruit	Fruit, si pas de petit-déjeuner	Copieux ou moyen en cas de régime	Non	Moyen ou petit en cas de régime	Non

L'envie de manger entre les repas indique deux possibilités : 1) des vieilles manies de grignotage constant qui peuvent être abandonnées au profit de bonnes habitudes ; 2) un mauvais fonctionnement métabolique qui est physiologique et nécessite un traitement pour rétablir la fonction adéquate. Si vous ne pouvez pas vous empêcher de grignoter durant 70 à 80% de la journée, cela signifie que vous avez probablement un déséquilibre métabolique en ce qui concerne le fonctionnement des organes, les secrétions de bile, la fonction enzymatique ou le tout réuni. Le Chapitre 16 de ce livre explique comment corriger ce déséquilibre.

Cette directive ne signifie pas que vous ne pourrez plus jamais manger de snack ou de dessert. Il s'agit du choix optimum, ce qui n'empêche pas d'avoir un snack de temps en temps. Si ce « de temps en temps » dépasse 30% du temps, cela devient un problème. Cela signifie trois snacks en dix jours, et non pas trois snacks par semaine. Les en-cas ne sont pas nécessaires si les repas nourrissent l'organisme, satisfont le goût et l'esprit. *Si vous avez besoin de grignoter, cela indique que vous ne mangez pas le bon type de repas pour vous nourrir au bon moment de la journée en fonction de la saison et du climat où vous vivez.*

En conclusion, l'acte entier de manger devrait être un plaisir pour celui qui en jouit consciemment et y participe. Cela commence par le choix des aliments et se poursuit jusqu'à la préparation puis la consommation des plats. Alors que l'Ayurvéda ne recommande pas traditionnellement l'idée de manger au restaurant, cela fait partie de notre vie sociale. Dans ce cas, choisissez autant que possible les meilleurs plats pour votre constitution. Bien que le plus important soit de manger les aliments dans le bon ordre et la juste combinaison ; ce qui fait que quoique vous mangiez, vous serez en mesure de l'assimiler pleinement et d'en tirer bénéfice. Mais la notion essentielle dans tout cela est d'être mentalement présent au moment où vous mangez et d'avoir du plaisir ! Jouir de sa nourriture est une aide digestive puissante, spécialement si l'on évite les liquides glacés !

Chapitre 7
Alimentation Personnalisée

Régime Etabli en Fonction de l'Individu

Chaque personne a des besoins individuels spécifiques et une capacité différente d'absorption et d'assimilation des substances nutritives. Une nourriture saine pour une personne peut devenir un facteur déclenchant de maladie pour une autre. C'est sur cette notion qu'est basée la nutrition constitutionnelle. Comme nous l'avons vu précédemment, le système de nutrition biochimique ne comporte pas de protocole d'étude pour comparer les différences individuelles chez les humains. Nous avons donc besoin de recourir à un système existant, doté d'une longue histoire de résultats bénéfiques. Le système ayurvédique répond à cette attente à tous égards, mais nécessite d'intégrer une compréhension et des notions sur l'aliment et ses classifications qui sont différentes de celles utilisées par le modèle nutritionnel biochimique.

Commencez premièrement par ne plus considérer les aliments comme des catégories séparées en soi. C'est à dire modifiez votre point de vue, n'envisagez plus les aliments en tant que tels mais *en fonction de la personne qui les mangera.* Cela demande d'opérer un changement de paradigme sur notre conception occidentale des aliments. La première différence est de considérer les aliments en fonction du métabolisme de la personne qui les mangera plutôt que par rapport aux substances nutritives contenues dans cet aliment ou groupe d'aliments. C'est ce que ce Livre Deux illustre dans les tableaux situés à la fin et qui classent les aliments en fonction des trois humeurs principales de l'homme.

Au lieu de dire : « Mangez une pomme par jour à cause de sa vitamine X », le message devient : « Que vais-je manger aujourd'hui pour maintenir mon métabolisme équilibré ? ». C'est une approche individuelle qui demande d'avoir un minimum de compréhension de son corps et la responsabilité de sa propre santé. Il est clair que les gens qui ont recours à la nutrition constitutionnelle le font parce qu'ils *veulent* prendre le contrôle de leur vie et de leur santé. Si un client choisit de reporter sa responsabilité sur les autres ou sur des circonstances ou, préfère abandonner la responsabilité de sa vie à d'autres personnes, mieux vaut, pour lui, avoir recours au modèle de nutrition biochimique. Les systèmes de nutrition moderne ont besoin que le patient confie son expérience, ses observations et la responsabilité de sa vie au praticien.

L'Ayurvéda est un système patient et amical qui ne se contente pas d'encourager la participation du client mais, qui l'exige. Vous êtes le seul capable de rétablir votre propre santé parce que c'est vous qui portez la main à votre bouche pour y mettre la provision de base de santé (les aliments) pour votre organisme. Personne ne vous nourrit de force.

Se Nourrir en Fonction de Votre Capacité Métabolique

La première chose pour choisir véritablement votre nourriture est d'identifier les aliments de base qui conviennent ou non à votre métabolisme. Les titres des colonnes : « Meilleur, Moyen, Ok, Parfois, Rarement, et Pire » sont destinés à donner une indication de l'action de l'aliment sur un type de constitution donné. Pour les esprits mathématiciens, j'ai aussi inclus une indication de pourcentage pour préciser le niveau d'utilisation bénéfique pour un type donné. Ce qui signifie qu'un aliment dans la colonne « Meilleur » peut être utilisé à 100% du temps par la personne correspondante. Dans le même sens, une personne qui choisit un aliment dans la colonne « Rarement » l'utilisera uniquement à 20% du temps.

Le tableau suivant clarifiera la notion de pourcentage. Toutefois, j'ai ajusté le nombre de fois par semaine pour qu'il corresponde à la quantité requise pour aggraver une personne, et non pas en fonction de véritables calculs de mathématique. Le tableau suivant peut vous donner une idée de la quantité nécessaire pour vous perturber. Remarquez qu'il n'y a presque aucun aliment énuméré à 100% car il est toujours possible de manger avec excès ou de consommer n'importe quel aliment jusqu'à son point d'aggravation. Notez également que presque aucun aliment n'est énuméré comme étant « Pire » car dans la majorité des cas, manger n'importe quel aliment une fois par semaine n'aggravera pas votre constitution. Nous constatons aussi que la majorité des aliments se situent dans une zone moyenne pour toutes les constitutions.

100%	21 fois par semaine
80%	16 à 18 fois par semaine
60%	8 à 10 fois par semaine
40%	3 à 4 fois par semaine
20%	1 à 2 fois par semaine
0%	0 fois par semaine

Généralement, la personne de type Vata a une capacité digestive variable. Cela signifie que les aliments concentrés et difficiles à digérer doivent être évités ou mangés en petites quantités. Le type Vata est aussi sensible aux aliments qui génèrent des fermentations gazeuses et à ceux qui réduisent l'humidité contenue dans le corps. La qualité astringente de certains aliments a une action desséchante sur les tissus et peut réduire l'humidité contenue dans les tissus. Le type Vata est le plus enclin aux allergies alimentaires à cause de sa fonction enzymatique variable. Ces personnes ont parfois tendance à se gaver alors qu'elles ont à la fois un appétit et une digestion variables. C'est la raison pour laquelle les types Vata devraient consommer les aliments en quantité modérée et à intervalles réguliers.

Le tableau ci-dessous est un résumé des effets que produisent différents groupes d'aliments sur la personne de type Vata. Il s'agit d'un guide général destiné à montrer comment ces groupes d'aliments affectent ces personnes. Les aliments sont regroupés en fonction de leur action générale sur le métabolisme de type Vata et leurs valeurs nutritionnelles évaluées en conséquence.

Résumé des Groupes d'Aliments pour les Types Vata

TYPE D'ALIMENTS	Effet de ces Aliments sur la Constitution					
Maximum %	**100%**	**80%**	**60%**	**40%**	**20%**	**0%**
	MEILLEUR	**MOYEN**	**OK**	**PARFOIS**	**RAREMENT**	**PIRE**
Fruits			X			
Légumes			X			
Céréales		X				
Haricots					X	
Famille des Noix et graines		X				
Produits laitiers		X				
Huiles		X				
Produits Animaux			X			
Sucres			X			
Epices		X				
Boissons		X				
Vitamines & Minéraux				X		

Le type Pitta a la capacité digestive la plus puissante et peut digérer presque toutes les sortes d'aliments pendant des années sans problème. Vers 37 ou 38 ans, avec une concession de quelques années, cela commence à changer. Le type Pitta est le plus sensible des trois types aux aliments aigres et acides qui augmentent l'équilibre du pH dans l'organisme. Il peut également être attiré par les épices fortes mais cela risque de poser des problèmes à long terme. Ces sortes d'aliments ont tendance à augmenter la production de bile dans le foie et le pancréas qui augmente la nature acide à la fois du sang et du plasma. Les cellules humaines sont aussi très sensibles au niveau du pH dans le corps et une forte acidité accélère le vieillissement des cellules ou fait baisser leur fonction métabolique normale. Le type Pitta a la capacité enzymatique la plus puissante à moins qu'il ne mange trop d'aliments épicés ou acides – les enzymes sont très sensibles à une forte acidité dans l'organisme. Ces personnes ont la plus grande capacité à supporter aussi bien la variété que la quantité d'aliments.

Le tableau ci-dessous est un résumé sur les actions que produisent différents groupes d'aliments sur la personne de type Pitta. Il s'agit d'un guide général destiné à montrer comment ces groupes d'aliments affectent ces personnes. Les aliments sont regroupés en fonction de leur action générale sur le métabolisme de type Pitta et leurs valeurs nutritionnelles évaluées en conséquence.

Résumé des Groupes d'Aliments pour les Types Pitta

TYPE D'ALIMENTS	Effet de ces Aliments sur la constitution					
Maximum %	**100%**	**80%**	**60%**	**40%**	**20%**	**0%**
	MEILLEUR	**MOYEN**	**OK**	**PARFOIS**	**RAREMENT**	**PIRE**
Fruits		X				
Légumes		X				
Céréales		X				
Haricots			X			
Variétés de Noix et graines				X		
Produits laitiers		X				
Huiles					X	
Produits Animaux					X	
Sucres		X				
Epices					X	
Boissons		X				
Vitamines & Minéraux				X		

La personne de type Kapha a la fonction digestive la plus lente. Ce sont les personnes de ce type qui ont le plus tendance à prendre du poids et à devenir obèses à cause du rendement plus lent de leur métabolisme. Elles doivent porter la plus grande attention à la quantité d'aliments qu'elles consomment et en conséquence, ont le régime le plus restrictif. Elles sont les plus sensibles aux glucides notamment avec les sucres simples bien que tous les excès ont tendance à entraver et ralentir la transformation des aliments. Les produits laitiers à cause de leurs propriétés à former du mucus et leurs qualités congestives peuvent aussi les perturber. La fonction enzymatique de ces personnes est plus basse que chez les autres types, mais constante. Elles peuvent ainsi avoir une puissance digestive plus développée que le type Vata, fluctuant. Le type Kapha a le régime le plus restrictif à la fois sur la quantité mais aussi sur la variété des aliments.

Le tableau ci-dessous est un résumé des effets que produisent différents groupes d'aliments sur la personne de type Kapha. Il s'agit d'un guide général destiné à montrer comment ces groupes d'aliments affectent ces personnes. Les aliments sont regroupés en fonction de leur action générale sur le métabolisme de type Kapha et leurs valeurs nutritionnelles évaluées en conséquence.

Résumé des Groupes d'Aliments pour les Types Kapha

TYPE D'ALIMENTS	Effet de ces Aliments sur la constitution					
Maximum %	**100%**	**80%**	**60%**	**40%**	**20%**	**0%**
	MEILLEUR	**MOYEN**	**OK**	**PARFOIS**	**RAREMENT**	**PIRE**
Fruits				X		
Légumes		X				
Céréales			X			
Haricots		X				
Variétés de Noix et graines				X		
Produits laitiers					X	
Huiles					X	
Produits Animaux					X	
Sucres						X
Epices	X				X	
Boissons				X		
Vitamines & Minéraux					X	

Les informations ci-dessus indiquent la capacité métabolique générale de chacun des trois types principaux de personnes. Les types mixtes ou doubles doivent être mis ensemble. Ils ont d'ailleurs généralement plutôt tendance à présenter un peu des deux types plutôt que des distinctions précises des deux. Le procédé traditionnel ayurvédique pour travailler sur ces types, était de modifier leurs aliments en fonction des changements saisonniers. Le chapitre 4 contient les tableaux et l'information nécessaires sur les régimes saisonniers.

Description des Aliments

Les descriptions qui suivent donnent une idée sur les différents aliments en général. Utilisez le tableau de la leçon suivante pour identifier exactement les aliments qui vous sont les plus particulièrement bénéfiques. N'oubliez pas d'utiliser ces listes comme point de départ et d'ajuster le choix de vos aliments à votre propre expérience et à votre constitution unique – incluant toutes les allergies ou tendances génétiques (c'est à dire, si vous êtes asiatique, africain, indien, etc.).

Fruits

Les fruits sont généralement bons, consommés avec modération, pour tous les types car leur action est des plus douces. C'est le type Pitta qui les supporte le mieux suivi en deuxième position par le type Vata et en troisième par le type Kapha. Les fruits forment le groupe d'aliments les plus légers et les plus rapides à digérer. Ils devraient donc être mangés seuls ou avant d'autres aliments. S'ils sont combinés avec d'autres aliments, ils ont tendance à fermenter dans l'estomac et à générer des ballonnements et des gaz. Certains fruits plus sucrés comme les pommes peuvent être mélangées avec du yaourt ou du lait mais les fruits sucrés en général ne se mélangent pas bien avec les autres aliments. Les fruits à la saveur acide peuvent être mélangés, de temps en temps, et en petites quantités avec des céréales, mais cela comporte un risque si la personne n'a pas un pouvoir digestif suffisant.

Les fruits sont meilleurs frais, sucrés et mûrs pour les types Pitta qui doivent éviter les fruits très acides. Les types Kapha peuvent manger des fruits modérément sucrés ou acides. Toutefois, ceux qui sont très sucrés ou très acides les aggraveront. Ils doivent en outre éviter les fruits qui sont riches en eau car ils ont tendance à leur faire prendre du poids s'ils sont consommés en trop grande quantité. Manger des fruits secs évite ce problème à la personne Kapha qui peut les remplacer souvent. Le type Vata supporte bien les fruits sucrés et acides à condition de bien les digérer. Souvent, le type Vata a une fonction enzymatique peu élevée et les fruits lui donnent des ballonnements et des gaz intestinaux. Les fruits cuits sont bons pour toutes les constitutions mais spécialement pour les types Vata. Vata doit consommer les fruits en petite quantité en évitant les fruits secs.

Un régime composé essentiellement de fruits aura tendance à déséquilibrer la personne de type Vata mais sera bien supporté par le type Pitta. Toutefois, cette sorte de régime n'apportera pas une masse ou des fibres suffisantes à l'organisme si la personne vit dans une zone urbaine et/ou si elle a un travail très physique. Cette sorte de régime n'est pas très bon non plus pour le travail intellectuel et ne stimule ni l'esprit, ni l'intellect. Un régime basé essentiellement sur des fruits n'est pas non plus recommandé dans les climats les plus froids et doit être évité en hiver par toutes les constitutions. Les fruits doivent être mangés mûrs et de saison et non pas à d'autres périodes où ils auront tendance à favoriser une mauvaise digestion, résultant d'aliments non digérés, accumulés dans le côlon. À cet égard, l'idée reçue selon laquelle on doit manger un fruit par jour est fausse dans la mesure où ce fruit n'est pas de saison. Ceci est un exemple sur la façon de considérer les aliments par groupe ou d'utiliser les aliments en fonction de votre constitution, de votre environnement et de la saison.

Généralement, les fruits peuvent être équilibrés par un antidote en étant à la fois cuits et assaisonnées d'épices douces et chaudes comme la cannelle, la cardamome, la noix de muscade ou la racine de gingembre. La quantité de fruits consommés et leur préparation est ce qui change d'une constitution à l'autre. *Les fruits acides sont meilleurs le matin et les fruits sucrés, l'après-midi.* Les fruits ne devraient jamais être consommés après les repas dans aucune circonstance et par aucune constitution car ils provoquent des fermentations et des gaz intestinaux.

Les fruits ont une action qui allège et nettoie l'organisme pouvant provoquer un effet détoxifiant sur l'organisme *à condition que ces fruits soient mûrs et dépourvus de produits chimiques.* Prenez garde au fait qu'aujourd'hui la plupart des fruits sont fortement vaporisés de produits chimiques – fréquemment au-delà d'une centaine de sortes différentes – ce qui élimine l'action bénéfique d'élimination des toxines du corps. Pour n'importe quel régime de jeûne ou de purification, il faut utiliser des fruits bio. Des études ont montré que 44% de la production contient des résidus de pesticide et que 42% comporte plus d'une sorte de pesticide.[22] La plupart de ces produits chimiques sont cancérigènes selon les tests cliniques.

Il y a dans ce cours un thème récurrent – la qualité des aliments et la façon dont ils sont préparés avant qu'on ne les achète. Si l'on considère qu'une pomme contient souvent les résidus de 110 pesticides[23] différents, cela donne un sens nouveau au vieil axiome, « chaque jour une pomme conserve son homme ». Peu de personnes prennent conscience de la vaste quantité de poisons présents dans nos aliments avant que nous les mangions. Les fruits représentent un danger particulier car ils sont souvent mangés crus. La cire utilisée pour les préserver et les rendre brillants retient les pesticides à l'intérieur du fruit et les empêche d'être éliminés lors du lavage à l'eau.

On n'insiste jamais assez sur l'importance de manger des fruits issus d'agriculture biologique. Les produits chimiques utilisés dans l'agriculture moderne sont de ceux qui ne se détruisent pas facilement et qui subsistent très souvent toute la vie dans votre organisme. L'argument des dernières générations consistait à prétendre que la quantité de produits chimiques stockée était trop infime pour poser un problème. Cela s'est révélé être erroné. Tandis que cette théorie avait un rapport dans la formation du cancer, il a été prouvé qu'elle était fausse en ce qui concerne la fonction endocrinienne et nerveuse.[24] Il est maintenant largement prouvé que de petites quantités de certains produits chimiques peuvent être plus dangereuses que de grandes quantités dans le système endocrinien.

Rien n'est mieux que de manger des fruits de saison issus d'agriculture biologique. Sinon, ils peuvent agir comme des agents de perturbation métabolique. Cette notion vaut pour tous les aliments mais particulièrement pour les aliments consommés crus comme les fruits.

Légumes

Les légumes sont bons pour toutes les constitutions et ont également une action douce, bien que moins importante que celle des fruits. Les légumes s'harmonisent bien avec tous les groupes d'aliments (excepté les fruits) et peuvent ainsi être utilisés de manière variée dans les repas. Les légumes ont tendance à être plus complexes dans leur composition et avoir ainsi une action très équilibrée dans l'organisme. Cette même complexité donne une grande variété de substances nutritives – un grand nombre d'entre elles sont encore inconnues dans la nutrition biochimique moderne.

Les légumes se répartissent en différents groupes – racines, légumes verts, solanacées (pomme de terre, tomate, aubergine et poivron), et les légumes piquants. La famille des choux (choux, brocolis, choux-fleurs, choux de Bruxelles, choux-raves et choux frisés) font partie de la catégorie des légumes verts. Chacun de ces groupes a une action différente sur l'organisme et sur les différents types de constitution.

---

[22] Murray, Michael T., *The Healing Power of Foods* (Les pouvoir de guérison des aliments), Rocklin, CA; Prima Publishing, 1993, pg.26

[23] Quillin, P., *Safe Eating,* (Manger Sans Risque), New York, NY: Evans, 1990

[24] Colborn, Theo, et al, *L'Homme en Voie de Disparition* (*Our Stolen Future*, New York, NY : Penguin Books, 1996, ch. 7 & 10)

Les légumes à racine comestible sont les plus nourrissants des quatre sortes, suivis par les légumes verts et les solanacées. Les légumes piquants sont les moins nourrissants pour les tissus, mais ont bien d'autres propriétés. Souvent les légumes piquants agissent comme catalyseurs sur diverses actions de l'organisme. Tandis que les légumes à feuilles vertes peuvent avoir moins de potentiel pour nourrir le poids et la masse du corps, les racines peuvent apporter une large gamme de vitamines et minéraux. En conséquence, un régime équilibré pour toutes les constitutions doit inclure une variété de toutes ces formes. Les légumes à racine comestible doivent être bien cuits avant d'être consommés et sont parfaits dans les soupes et les plats cuits au four. Les légumes à feuilles vertes peuvent être cuits à la vapeur ou légèrement sautés avec du ghî ou de l'huile. Certains d'entre eux peuvent être mangés crus en salade comme les nombreuses différentes sortes de salades vertes. Les solanacées et les légumes piquants doivent être cuits bien que de petites quantités de légumes piquants mangés crus avant ou durant les repas puissent être bénéfiques aux types Kapha.

Les légumes devraient constituer la base du régime de chacun avec des graines et des céréales. De nombreux légumes se sont révélés anti-cancérigènes et aident en fait à rétablir les fonctions naturelles de l'organisme. Cela est dû au fait que chaque sorte de légumes agit d'une manière complexe et comme un tout. Il est erroné d'essayer de séparer différents produits chimiques d'un légume et de dire que c'est le produit chimique « Z » qui est l'agent responsable de l'action anti-cancérigène (ou quelle qu'elle soit) de l'action de la plante.

L'action globale et la relation de tous les composants des légumes sont responsables de la santé dont nous fait bénéficier chaque plante. Qu'il ne puisse y avoir aucune explication mécanique rationnelle sur ce processus est concevable. Les qualités des plantes procurant santé et protection sont certainement plus proches d'un modèle quantique de physique que d'un modèle mécanique. Toutefois, il est effrayant de constater à quel point les personnes cherchent à avoir une sorte de concept linéaire des fonctions physiques de l'organisme. Prenez la vitamine 'X' et vous n'aurez pas la maladie 'Y'. Cela est inconcevable selon l'Ayurvéda qui considère la vie comme une force dynamique en « mouvement », souvent de manière imprévisible, influencée aussi bien par l'environnement et l'observateur ou la personne en train de manger. Dans ce sens, le modèle quantique de mouvements non linéaires est plus proche de la compréhension ayurvédique de la diététique.

Si l'on adapte une perspective multidimensionnelle à la façon de manger et de consommer les légumes, on voit que la fraîcheur et la préparation des aliments sont de loin les plus importantes. D'un point de vue mécanique, on peut manger les légumes en conserve, congelés ou cuisinés au four à micro-ondes et considérer que c'est la même chose que de les consommer frais et cuits à la vapeur. En fait, dans le régime alimentaire humain, rien ne peut se substituer à des légumes fraîchement cuits. Le fait que ce simple exemple soit en train de disparaître du régime occidental depuis les 80 dernières années est peut-être une des raisons pour lesquelles une personne sur cinq développe désormais une forme quelconque de cancer.

Le type Vata peut avoir des problèmes avec certains légumes. La famille des solanacées peut poser des problèmes au type Vata, en particulier s'il souffre de maladie de type Vata comme l'arthrite. Les autres légumes à risque sont les plantes très astringentes comme la famille des choux qui peuvent causer des gaz intestinaux ou des ballonnements au type Vata. La meilleure façon de les préparer est de les épicer à la cuisson pour réduire cette tendance. Étant donné que ce groupe de légumes a bien d'autres effets bénéfiques sur l'organisme, il est bon d'apprendre à les cuisiner correctement pour qu'ils ne perturbent pas la personne Vata. Sinon, le type Vata risque d'avoir moins de choix ou devoir consommer une plus petite quantité de légumes que les autres types de personnes.

Le type Pitta supporte bien toutes les sortes de légumes mais peut avoir des problèmes avec le groupe des solanacées (tomate, pomme de terre, aubergine et poivron). Cela est dû à la nature acide des solanacées. Si quelqu'un a des problèmes de sensibilité alimentaire, commencez par supprimer les solanacées. Les autres légumes à risque sont ceux qui sont très piquants comme l'ail et les oignons.

Pas de doute que l'ail a de multiples qualités médicinales. Toutefois, il est faux de supposer que l'ail – ou toutes autres substances – est bon pour tout le monde, sur toute la ligne. J'entends souvent des points de vue exaltant les bienfaits de l'ail. Alors que ces propos sont généralement vrais, l'ail peut être très perturbant pour les types Pitta. Si un type Pitta a une inflammation de la peau, un ulcère ou des sensations de brûlure interne, il doit totalement supprimer l'ail de son alimentation. Toutes les épices relevées aggravent le type Pitta et ne doivent être consommées qu'en petite quantité ou être totalement supprimées. L'usage abusif de ces aliments peut provoquer un déséquilibre du pH dans le sang et perturber à la fois le foie et les fonctions de la vésicule biliaire.[25] Les légumes plus doux, neutres et astringents sont donc meilleurs pour le type Pitta.

Les types Kapha supportent bien, eux aussi, les légumes et ont, en fait, parmi les trois types, la plus grande latitude de manger toute la variété de légumes. Tous les groupes de légumes sont bons pour la personne de type Kapha qui peut faire son choix en fonction de ses goûts et de sa sensibilité. La première règle pour le type Kapha est la même dans toutes les catégories d'aliments – manger avec modération.

Céréales

Les céréales avec les légumes devraient former la base du régime de tout le monde. Chaque constitution devra utiliser les céréales qui lui conviennent le mieux. Les céréales complètes sont devenues à la mode dans les dernières années chez les nutritionnistes biochimiques car ils ont compris à quel point elles sont importantes pour la santé. Il y a une énorme différence entre les céréales complètes et la préparation courante du blé, de l'orge, du maïs et des autres céréales utilisées aujourd'hui. Le raffinage de la farine par exemple élimine toute la partie contenant des substances nutritives – la vie. Les grandes compagnies alimentaires ont découvert cela au début du 20ème siècle quand ils mirent la farine blanche sur le marché. Un grand nombre de personnes commencèrent alors à avoir une carence en vitamine B qu'ils trouvaient auparavant dans la farine de blé complet. Cela a poussé les pouvoirs publics à exiger que la farine blanche soit « enrichie » avec des vitamines et des substances nutritives. La seule raison pour laquelle la farine de blé a besoin d'être « enrichie »

[25] Selon l'Ayurvéda, l'usage abusif des épices par le type Pitta génèrera une sorte de toxine qui se développera dans les intestins et qui, à terme, ira dans le sang. Ce pitta-ama peut provoquer des maladies, y compris l'aggravation des autres doshas.

tient au fait qu'elle est « détruite » par la procédure de transformation qui lui permet de se garder presque indéfiniment sur les étagères des magasins.

Si vous utilisez n'importe quelle sorte de céréales ou de graines raffinées, vous ne bénéficierez pas des substances nutritives qu'elles contiennent au départ. Il faut bien comprendre que le raffinage a une motivation pécuniaire cachée qui ne concerne pas votre santé. La farine de blé complet se garde très peu de temps avant de commencer à se détériorer. Notez bien que si quelque chose ne pourrit PAS, c'est parce que ce n'est pas vivant ou que cela a été traité avec suffisamment de produits chimiques pour préserver un éléphant. Si vous souhaitez avoir un régime à base de végétaux, vous devez impérativement consommer des céréales complètes et non pas raffinées, au risque de développer une forme de malnutrition. Si vous mangez de la viande ou des produits animaux, l'effet négatif en sera ralenti, mais toujours présent.

Si vous mangez des produits animaux, vous devez savoir que l'usage des céréales raffinées avec la viande est responsable de plusieurs maladies modernes comme le cancer du côlon, la diverticulite, les coliques et les allergies alimentaires. Les céréales raffinées habillent les parois intestinales d'une substance gluante qui empêche une absorption correcte. Lorsqu'elles sont combinées avec de la viande riche en graisse animale, cela crée un contexte parfait pour le développement des maladies, bouchant ou congestionnant les canaux ou artères, augmentant la tension artérielle et contribuant à la formation de cellules cancéreuses dans le corps. En bref, vous avez peut-être suffisamment de substances nutritives pour vivre mais cette combinaison est une recette pour avoir des problèmes de santé chroniques.

Les céréales sont en général des aliments très équilibrants, bons pour toutes les constitutions, en quantité raisonnable. Le type Kapha peut être affecté par la consommation excessive de céréales, mais rarement les deux autres types. Plus une céréale est reconstituante ou fortifiante, meilleure elle est pour le type Vata et dans une certaine mesure, pour le type Pitta aussi. Mais, n'importe quelle céréale très reconstituante ou fortifiante aggravera le type Kapha. Le blé entre dans cette catégorie ainsi que le riz brun. Cette même distinction est vraie pour les effets chauffants et rafraîchissants des céréales aussi. Certaines céréales ont une action diurétique et sont donc mieux supportées par le type Kapha car elles contribuent à éliminer la rétention d'eau dans les tissus et le corps. Il est important de comprendre que l'utilisation d'une céréale qui n'est pas indiquée à votre type est beaucoup moins nocive que n'importe quelles sortes d'aliments cités comme perturbant votre constitution.

Certaines personnes ont des allergies avec certaines céréales, spécialement le blé. Il y a plusieurs raisons intéressantes à cela et plusieurs solutions possibles. Les allergies au blé ont été détectées à travers le régime alimentaire des bébés quand leur mère leur ont donné du blé avant l'âge de 6 mois ou même 12 mois. Les jeunes mamans ou celles qui sont encore enceintes doivent savoir que donner à un bébé des produits laitiers ou des céréales, avant l'âge de 6 mois, peut provoquer des allergies plus tard dans la vie. Cela est dû au fait que les bébés n'ont pas encore les enzymes nécessaires pour digérer ces types d'aliments. Je conseille à mes client(e)s de ne donner à leurs bébés ni produits laitiers, ni céréales (le riz est ok), ni viande (s'ils en mangent) avant l'âge d'un an. Les fruits, les légumes et le lait maternel sont plus que suffisants pour un enfant de moins d'un an.

L'autre cause d'allergie peut tenir au fait que l'enfant n'a pas été allaité ou trop brièvement allaité. Je fais partie de ceux qui pensent que 12 à 24 mois est la période moyenne pour allaiter un enfant. Malheureusement, 99% du lait des mères non végétariennes contient des niveaux élevés de DDT, PCB et autres poisons consommés et qui se trouvent concentrés dans les graisses animales. Il est intéressant de noter que seulement 8% des mères végétariennes ont le même niveau de ces poisons dans leur lait.[26] L'incidence qu'auront ces poisons sur la fonction enzymatique et la croissance n'est pas encore connue pour les générations à venir.

Toutefois, les personnes ayant des allergies au blé peuvent être soignées en augmentant la fonction enzymatique dans les intestins et en suivant un programme de rééducation modifiant le processus digestif antérieur. Ce régime est individuel et doit être établi et conseillé par un praticien ayurvédique. Le Livre Cinq de ce cours explique cette procédure. Le traitement recommande essentiellement l'usage d'épices digestives pour favoriser une bonne digestion. Il est préférable d'éviter les aliments à problèmes (ceux dont vous savez qu'ils ne vous réussissent pas) durant trois mois ou plus, tandis que la fonction enzymatique est en train d'augmenter. Il est également intéressant de noter que les personnes passant des céréales raffinées aux céréales complètes voient souvent leurs allergies disparaître en même temps. Les céréales complètes sont des aliments complets qui ont donc une grande action sur l'organisme, dont l'une d'entre elles consiste à nettoyer les intestins d'une masse formée par des aliments non digérés.

Les céréales consommées sous forme de pains et de pâtes sont très efficaces. Les personnes sensibles à la levure ou à la candidose ne doivent pas consommer de pain à la levure, mais utiliser à la place du pain au levain ou sans levure. Les pâtes à la farine raffinée (blanche) doivent être jetées par la fenêtre car elles ne vous apporteront aucun des bienfaits des céréales complètes. Toutefois, il existe plusieurs sortes de pâtes délicieuses à base de céréales complètes ou de mélanges de céréales complètes. Elles sont très bénéfiques et constituent une manière facile de manger des céréales complètes sans avoir à manger du riz complet ou d'autres plats longs à cuire. À noter que les pâtes aux œufs peuvent être problématiques pour certaines personnes. Les œufs n'étant pas un ingrédient nécessaire, peuvent être éliminés des pâtes pour la plupart des personnes.

Haricots (Légumineuses)

Les haricots sont un bon aliment de base s'ils sont préparés correctement. Ils perturbent les types Vata et sont principalement contre indiqués pour ces personnes. C'est aux types Kapha qu'ils réussissent le mieux en raison des nombreuses qualités qui leur sont bénéfiques. Les types Pitta se situent entre les deux. En général, les haricots constituent une bonne source d'aliments reconstituants quand ils sont consommés en petites quantités et mélangés avec des céréales complètes qui aident à les rendre plus légers dans le processus digestif.

[26] *A Brief Review of Selected Environmental Contamination Incidents with a Potential for Health Effects,* (Etude Brève sur une Sélection d'Incidents dus à la Contamination Environnementale ayant des Effets Potentiels sur la Santé), réalisée par la Bibliothèque du Congrès pour le Comité sur l'Environnement et les Travaux Publics, Sénat Américain (Août 1980), p.173-4, comme indiqué dans le rapport EarthSave, *Food Choices and the Planet,* (Les Choix Alimentaires et la Planète).

Selon l'Ayurvéda, il existe un haricot, considéré comme le plus nourrissant et le plus facile à digérer – le mungo ou haricot de petit soja mungo. Ce haricot, petit et de couleur verte, peut s'acheter concassé (sous le nom de dal) ce qui le rend plus facile à digérer que lorsqu'il est entier. C'est un aliment de base en Asie et en Inde et il s'agit de l'espèce de haricot utilisé pour faire des pousses de soja germées. En Ayurvéda, ce haricot mélangé, en part égale avec du riz basmati constitue l'aliment le plus simple bien que nourrissant – le *kichari.* Ce mélange, qui ressemble à une sorte de gruau, est recommandé aux personnes convalescentes ou en fin de jeûne. C'est également un aliment de base équilibré pour toutes les constitutions.

Une bonne façon de profiter des atouts du haricot de soja, qui est difficile à digérer, est d'utiliser des produits à base de soja. Il y a une sorte de tendance – spécialement chez les femmes – à utiliser les produits à base de soja, comme le tofu, chaque jour. Cela peut être très perturbant pour le type Vata qui assimile mieux le tofu et lait de soja que les haricots de soja, bien que ces produits leur soient difficiles à digérer. Consommé une à trois fois par semaine dans des préparations, les produits à base de soja ne poseront pas de problèmes au type Vata. Mon expérience professionnelle (et je suis moi-même un type Vata/Pitta) me permet de dire que ces aliments consommés en petite quantité sont de bons aliments. Pour un usage régulier, les types Vata supporteront mieux les haricots mungo que les haricots de soja. Certains types Vata supportent mieux les haricots Azuki que les haricots de soja ou les haricots mungo.

Le Tofu et les produits à base de soja sont très bons pour les personnes du type Pitta, le plus chaud, car ce sont des aliments de nature rafraîchissante. Le type Pitta a par ailleurs une capacité digestive suffisante pour transformer les produits de soja qui sont denses. Ils peuvent en manger tous les jours s'ils le souhaitent. Le type Kapha peut trouver que les produits à base de soja sont, dans une certaine mesure, congestifs et supportera mieux les haricots de soja. Tous les haricots ont tendance à être bons pour les types Kapha car ils sont astringents et la plupart d'entre eux ont des propriétés diurétiques – aidant de cette façon à prévenir la rétention d'eau dans les tissus. Le lait de soja est un excellent substitut au lait de vache pour la personne de type Kapha. À ce propos, le lait de soja est un bon lait de substitution pour toutes les constitutions bien que le type Vata supporte peut-être mieux le lait de riz ou d'amande.

Il est très important que tous les haricots soient cuits avec un antidote pour équilibrer leurs qualités problématiques. Le principal antidote utilisé est l'épice. Cela inclut les oignons, le cumin, la férule persique, le poivre de Cayenne, le poivre noir et le sel à un certain degré. La férule persique est la meilleure épice à utiliser pour empêcher la formation de gaz due aux haricots. Elle sent un peu l'œuf pourri mais perd cette odeur et ce goût en cuisant avec les haricots.

Les haricots ont besoin d'être très bien cuits. Une des méthodes pour diminuer leur action irritante est de les faire tremper une nuit puis, de changer l'eau avant de les faire cuire le lendemain. On peut, en plus, changer l'eau pendant la cuisson – vous pouvez ainsi changer l'eau plusieurs fois, en la remplaçant à chaque fois par de l'eau claire. Cela diminue la tendance de tout haricot à former des gaz intestinaux. Une autre méthode consiste à les cuire avec des espèces dures d'algues sèches qui ont aussi des propriétés équilibrantes. Prendre soin toutefois de l'origine et la qualité de l'algue – (voir plus loin, la partie consacrée aux algues).

Diverses variétés de Noix & Graines

Les noix, noisettes, amandes, etc. et les graines constituent une bonne source de protéines végétales et de lipides. Ce sont des aliments importants qui peuvent être préparés de multiples manières. Mais la plupart des noix et graines inhibent aussi la fonction enzymatique, sont lourdes à digérer et ne doivent pas être consommées en grande quantité. Elles réussissent le mieux au type Vata et le moins bien au type Kapha. Le type Pitta se situant entre les deux. Les différentes huiles de noix peuvent perturber les types Pitta et Kapha, et être bénéfiques au type Vata – pourvu qu'il les digère.

Les graines sont plus légères à condition d'être moulues ou très bien mastiquées. Certaines petites graines comme le sésame sont très difficiles à mâcher et traversent souvent l'appareil digestif sans être digérées. Elles peuvent aussi causer des douleurs de coliques ou de colites parce qu'elles sont rugueuses et irritantes. En conséquence, les petites graines, comme le sésame sont meilleures en pâte (tahini) ou sous forme d'huile. En général, toutes les graines et sortes de noix doivent être longuement mâchées pour éviter les problèmes de digestion et faciliter l'assimilation.

La préparation des diverses variétés de noix est très importante car elle modifie leurs effets sur les différentes constitutions. Aujourd'hui, il est nécessaire de faire attention lorsqu'on achète des noix ou des graines car il a été estimé par les officiels de la santé que la plupart sont rances. Du point de vue biochimique, cela est dû aux radicaux libres oxydant l'huile de la noix ou de la graine. Cela génère un effet négatif sur l'organisme et peut en fait générer un processus de maladie. En conséquence, la directive ayurvédique recommande de manger des aliments frais. Ceci nécessite des explications car les variétés de noix et de graines fraîches ont des qualités pour prévenir les maladies.

Les variétés de noix et de graines légèrement grillées sont plus faciles à digérer, libèrent plus de substances nutritives et se conservent plus longtemps. Les cuire exagérément, en les grillant complètement, fait sortir plus d'huile et dégrade l'huile elle-même (voir plus loin, la partie sur l'huile). Cela a aussi tendance à aggraver extrêmement la personne de type Kapha qui est, par nature, sensible à l'huile et aux matières grasses. Les mangers crues est préférable pour les types Pitta et Kapha, mais le problème de la putréfaction est un inconvénient. Les emballages cachetés sous vide sont préférables mais ne font que retarder l'oxydation des huiles se trouvant dans les sortes de noix et les graines. Il est encore pire de les acheter dans des sacs en plastique classique ; et le meilleur choix consiste à les acheter dans leurs coquilles où elles se conservent d'une année sur l'autre. Il est probablement préférable de ne pas en manger du tout si la qualité et la fraîcheur sont incontrôlables.

Ce qui serait toutefois un vrai manque car elles représentent une source précieuse de nombreuses vitamines, minéraux et acides gras oméga. Il est regrettable que je ressente le besoin d'ajouter les qualités positives d'un point de vue biochimique – même si je sais que ce point de vue est très étroit et de portée fondamentalement limitée. Toutefois, j'ai conscience de notre conditionnement social qui pense immédiatement différemment sur les noix et graines lorsque quelqu'un affirme : « Elles sont riches en acides gras omega-3, augmentent la production de prostaglandine, préviennent de nombreuses maladies en augmentant la fonction immunitaire et en régulant la fonction cérébrale et nerveuse ». Alors que ces déclarations sont justes pour la plupart des sortes de noix et graines d'un point de vue biochimique, cela limite le paradigme quantique de l'interrelation totale d'un aliment frais avec l'organisme intelligent dans son ensemble. Selon l'Ayurvéda, le réel effet des noix et graines sur l'organisme et l'esprit est bien plus important.

Traditionnellement, l'Ayurvéda considère les noix et graines comme étant capables de rajeunir l'organisme entier et de stimuler l'esprit en augmentant sa fonction et sa mémoire. Les noix et graines sont utilisées dans des préparations médicales pour aider les convalescents à retrouver leur force et en prévention de la dégénérescence pour les personnes âgées. Il est important de noter que les différentes noix et les graines, consommées quotidiennement en petites quantités, sont toutes considérées comme une source alimentaire très puissante. Les consommer en grande quantité est en revanche réputé comme potentiellement nocif pour l'organisme, pouvant faire prendre du poids et causer de la congestion – spécialement pour le type Kapha.

L'Ayurvéda signale que les différentes noix et graines sont les produits les plus aboutis de la reproduction des plantes et des arbres. Cela en fait des aliments très riches mais les rend aussi sensibles à l'accumulation de pesticide. Les produits agrochimiques ont tendance à s'accumuler à la fois dans les noix et les graines et peuvent les rendre potentiellement nocives à la consommation. C'est la raison pour laquelle il est nécessaire de les acheter bio. Il est souvent plus facile de les consommer sous forme d'huiles pour profiter au mieux de leur bienfait (voir plus loin, la section sur l'Huile).

Produits laitiers

Il y a un conflit majeur autour de l'usage des produits laitiers aujourd'hui. Traditionnellement, l'Ayurvéda recommandait la consommation des produits laitiers et relevait plusieurs bienfaits de l'usage modéré du lait et des produits laitiers. Malheureusement, aujourd'hui nous n'avons plus la même qualité de produits laitiers que dans le passé. Nos produits laitiers ne sont ni plus ni moins que du poison à moins d'acheter du lait certifié cru et bio ou ses dérivés.

Alors que cela semble être une grave affirmation – que les produits laitiers sont du poison – cette thèse est soutenue par une preuve probante issue de la communauté de recherche biochimique. Et aussi très fortement confortée par les préceptes ayurvédiques traditionnels.

Les personnes aux Etats-Unis ne sont généralement pas au courant que le lait et les produits laitiers qu'ils consomment sont illégaux dans plusieurs autres pays du monde. La principale raison à cela est l'usage massif et répandu d'hormones et d'antibiotiques dans l'alimentation animale par le biais d'injections quotidiennes à la fois d'hormones et d'antibiotiques. Les chercheurs des autres pays sont très préoccupés par cette habitude d'encourager la prise de poids et la production de lait chez les vaches. La réalité est que les effets de ce protocole sont inconnus sur le long terme. Les études modernes (remontant par exemple à 1990) indiquent de manière évidente des dérèglements endocriniens chez les consommateurs de ces produits – souvent chez les deuxièmes et troisièmes générations.

Cette situation n'est pas nouvelle. La Communauté Européenne a proscrit toute la viande et les produits laitiers issus des Etats-Unis qui contiennent des hormones depuis les dix dernières années (1990). Le fait de penser que les communautés de produits laitiers et de viande des Etats-Unis n'ont jamais étudié les effets *sur des humains* de l'usage de ces hormones de croissance dans les sources alimentaires est une affaire sérieuse. La Suisse utilise aussi des hormones dans sa production commerciale de produits laitiers. D'autre part, il y a eu de nombreuses études qui montrent l'action de ces hormones aux effets d'œstrogènes sur les garçons en pleine croissance et l'augmentation de la fréquence des testicules qui ne sont pas descendues. Mais l'élément le plus effrayant est peut-être le nombre impressionnant de femmes souffrant d'un cancer du sein et autres tumeurs qui sont clairement liés aux œstrogènes. Cela pourrait répondre à la question de savoir pourquoi les Etats-Unis comptent le plus haut taux de cancer du sein dans le monde. Les chercheurs à la fois des Etats-Unis et d'Europe mettent en évidence le fait que les enfants et adolescents américains reçoivent l'équivalent de 100 fois le montant d'œstrogènes autorisés par le gouvernement américain.[27]

L'autre problème avec les produits laitiers est lié à l'usage des antibiotiques dans la nourriture animale. Le fait que les virus, bactéries et parasites deviennent de plus en plus résistants aux antibiotiques est un grand sujet de préoccupation à l'échelle mondiale. Cela pose un énorme problème aux médecins car il n'y a pas grand-chose d'autre pour combattre les maladies infectieuses. Certains chercheurs indiquent qu'il y a maintenant une bactérie qui se développe dans les bacs à « savon désinfectant » des hôpitaux. Cela peut créer une situation favorable au développement de super variétés de virus et bactéries totalement résistants aux antibiotiques. Certains chercheurs craignent des épidémies de masse à grandes échelles à cause de l'abus d'antibiotiques dans l'alimentation et la pratique médicale.

La meilleure manière de vous éviter ce genre de problèmes, à vous ainsi qu'à votre famille, est d'arrêter la consommation de produits laitiers ou autres produits animaux dont l'alimentation comporte des antibiotiques. Simplement rompre avec ce genre de pratique. En ne consommant pas cette seconde génération d'antibiotiques, vous aurez une meilleure probabilité de réagir positivement à leur traitement lorsque vous en aurez besoin. Les antibiotiques sont conçus pour être utilisés pour sauver des vies dans des circonstances extrêmement graves. L'usage injustifié de ces médicaments - comme en France où les médecins tendent à prescrire des antibiotiques « pour prévenir l'infection » en cas de rhume (d'origine virale et qui ne réagit donc pas aux antibiotiques) – sera certainement responsable de problèmes de santé majeurs dans toute la société occidentale. Je me demande souvent pourquoi les médecins aux Etats-Unis font des études pendant six ans, un internat de deux ans, seulement pour vous demander ce qui ne va pas (le diagnostic semble avoir été omis de leur curriculum) et prescrire alors le même antibiotique quelque que soit votre problème. Malheureusement, ce scénario est classique dans tous les pays industrialisés occidentaux et non pas limité aux Etats-Unis.

---

[27] James, Barry, *Trade War Looms Over Hormone Beef Ban as EU Reiterates Health Fears,* (La Guerre du Commerce Menace l'Interdiction de la Viande aux Hormones tandis que la Communauté Européenne Réitère ses Craintes sur la Santé), International Herald Tribune, May 13, 1999; et voir, Colborn, Theo, et dans, *Our Stolen Future*, (L'Homme en Voie de Disparition) New York, NY: Penguin Books, 1996

Aucun individu censé ne peut recommander les produits laitiers comme source de nutrition quand on y a ajouté des produits chimiques puissants qui ont des effets inconnus à long terme. L'exception est faite pour les produits certifiés bio qui réussiront le mieux aux types Vata et Pitta et devraient être généralement tout à fait évités par les types Kapha. Le lait ne devrait jamais être consommé froid, mais toujours chaud et dans le cas où vous n'en auriez pas consommé dans l'enfance, il peut être mélangé avec de la cardamome et de la cannelle pour augmenter son assimilation, ou tout à fait évité. C'est une bonne idée pour les types Vata de mélanger les épices précitées au lait car cela leur réussira toujours. Si le lait est consommé froid, cela génère beaucoup de mucus et supprime les enzymes digestives qui peuvent normalement le digérer. C'est une des raisons principales pour laquelle beaucoup de personnes sont sensibles au lactose car elles consomment souvent le lait d'une manière mal appropriée.

Le lait ne devrait pas être pasteurisé ou homogénéisé car cette opération le transforme en une forme que l'organisme ne peut pas digérer (détruisant les enzymes présentes naturellement). En conséquence, cela le rend indigeste dans l'organisme et génère des toxines. Le lait longue conservation est mort (comme cela est décrit pour n'importe quel aliment qui ne s'altère pas dans un laps de temps naturel).

Tous les produits allégés doivent aussi être évités. Je sais ce que cela peut avoir de surprenant après avoir entendu dire depuis vingt ans que les produits allégés sont bons pour la santé. Tragiquement, les recherches en Suisse (et peut être dans d'autres endroits dont je n'ai pas connaissance) ont montré que les produits laitiers allégés conditionnent un milieu cancérigène dans l'organisme et induisent directement des conditions pré-cancéreuses. Personne ne peut être certain sur ce point dans l'univers de la biochimie, mais en Ayurvéda ce processus rend les produits laitiers indigestes et les transforme en fardeau pour l'immunité et les systèmes d'élimination. Si vous souhaitez réduire la matière grasse contenue dans les produits laitiers, mélangez-les simplement avec de l'eau. En réalité, cela réduit la matière grasse de moitié sans générer d'autres effets. Cette méthode est facile à appliquer avec du lait, des yaourts, de la crème fraîche (aigre) et autres produits crémeux ou liquides – comme cela est impossible pour le fromage, il suffit d'en manger moins ou de l'éviter complètement si le problème de matière grasse est réellement important.

Malgré toutes ces données pessimistes (qui font malheureusement partie de l'agriculture moderne), je consomme personnellement du lait et certains produits laitiers comme le beurre et le fromage. À noter que j'achète mes produits dans une coopérative de produits biologiques. L'organisme a besoin de graisse et le beurre bio contient plusieurs éléments nutritifs ; à condition de ne pas l'utiliser pour la cuisson, il n'est pas nocif s'il est consommé en petite quantité. Le beurre étant sans aucun doute moins oxydant que la plupart des huiles, est donc une graisse plus stable que presque n'importe quelle autre. Il est de très loin plus sain que la margarine, liée à beaucoup de maladies modernes (voir plus loin, la section sur l'Huile).

Le produit laitier favori en Inde est le ghî. Généralement traduit par « beurre clarifié », le ghî n'est pas, en Inde, traditionnellement fabriqué à partir du beurre, mais à partir d'une sorte de yaourt. Les médecins ayurvédiques indiens sourient de notre ghî (bien qu'ils reconnaissent que cela marche) car la méthode de fabrication traditionnelle est beaucoup plus compliquée et prend du temps – avec, comme résultat, un produit de qualité supérieure. Personnellement, j'avais du mal à croire que le 'beurre cuit' soit réellement bénéfique. Cela m'a pris en fait quelques années avant d'avoir le courage (étant obstiné) d'en faire, et encore pire, de l'utiliser pour cuisiner et en tant que médicament. C'est étrange car je vivais en Inde, cuisinais seulement avec du ghî et trouvais cela bien à tous égards. Je raconte cela parce que ma propre résistance peut vous aider à l'essayer par vous-même. Ma femme (qui est française) cuisine maintenant uniquement avec du ghî (ce qui représente un grand changement culturel !).

Faire du ghî est très simple, mais doit être fait avec du beurre bio et non salé. Voici une recette facile à réaliser :

Recette du Ghî

- Mettre un morceau de beurre bio non salé dans une petite casserole et le remuer sur une flamme moyenne
- Dès que le beurre est fondu, régler la chaleur au plus bas. Une mousse se forme sur le dessus, ce qui est bien et normal. Remuez-le pour l'empêcher de brûler
- Après environ 10 à 15 minutes, la mousse va disparaître pour se transformer en petits flocons qui vont peu à peu se déposer sur le fond. Continuer à remuer de temps en temps pour que le beurre ne brûle pas. Parfois, il y a encore de la mousse sur le dessus même lorsque les flocons tombent au fond
- Jusqu'à présent, le beurre avait une couleur claire ou jaune clair. Maintenant, il devient plus foncé et commence à dégager une odeur de rôti et un léger craquement. Faire très attention car à partir de maintenant, il peut brûler. Il est important à ce point de continuer à le cuire car on a toujours tendance à ne pas le faire cuire suffisamment et assez longtemps. S'il commence à brûler, le retirer immédiatement du feu
- Avant que le dépôt tombé au fond ne brûle, retirer la casserole du feu, laisser refroidir et attendre que toutes les particules solides se déposent au fond. Après 10 à 15 minutes, filtrez-le, à travers une passoire en métal, dans un pot en verre ayant un couvercle fermant bien. Jeter les flocons solides que vous avez filtrés. Si le beurre clarifié a été cuit suffisamment longtemps, il peut se conserver indéfiniment sans réfrigération. S'il commence à moisir après dix jours ou deux semaines, cela signifie que vous ne l'avez pas cuit assez longtemps. Le ghî ne doit pas être conservé au réfrigérateur.

Pourquoi tout le monde devrait-il utiliser du ghî ? Parce qu'il est réputé avoir toutes les propriétés suivantes : il est un régénérant ; nourrissant (il contient les mêmes quantités de substances nutritives que le beurre sans en avoir les effets nocifs) ; il augmente et protège la moelle osseuse et les tissus nerveux ; il favorise la fertilité ; il augmente les défenses immunitaires ; on dit qu'il améliore l'intelligence et les fonctions mentales ; il augmente ou améliore la vision ; il stimule la fonction spécifique du foie ; il améliore la voix ; il accroît la fonction enzymatique dans les intestins, le foie et les tissus ; il fortifie les reins et le cerveau ; il prévient la congestion dans le sang et le plasma ; et il est réputé améliorer la valeur nutritionnelle de tous les aliments avec lesquels on les prépare. Le ghî est le meilleur pour les types Vata et Pitta bien que les types Kapha puissent en consommer en petite quantité. L'Ayurvéda considère qu'il est le meilleur corps gras pour cuisiner.

Dans le monde occidental, les nutritionnistes ont découvert que l'usage de l'huile d'olive aide en fait à clarifier et nettoyer les conduits de bile de la vésicule biliaire et du foie. En Inde, il est reconnu que le ghî a les mêmes effets que l'huile d'olive mais dans TOUS les canaux et conduits de l'organisme. C'est la raison pour laquelle il est tant apprécié.

En conclusion, les produits laitiers doivent être utilisés avec la plus grande réserve au risque d'être nocifs. Le traitement actuel des vaches, considérées comme des objets matériels à rentabiliser, est en opposition directe avec la pratique ayurvédique et sa compréhension de la vie. Aussi, si vous décidez de consommer des produits laitiers, faites-le, mais en achetant vos produits dans une petite ferme ou un magasin qui se préoccupe des animaux et de la santé, en travaillant de manière bio. Notez aussi que les produits laitiers s'harmonisent mal avec les autres aliments et peuvent ainsi générer des allergies et des problèmes de peau s'ils sont consommés avec n'importe quel aliment. Les seuls avec lesquels ils semblent bien s'harmoniser sont les céréales complètes (mais pas avec le pain à la levure) et le sucre brut non raffiné. Le lait est particulièrement mauvais quand il est mélangé avec du poisson ou des fruits de mer car il génère alors toute une variété de problèmes digestifs et cutanés. Par conséquent, les produits laitiers, spécialement le lait, doivent être consommés seuls et non pas mélangés avec d'autres aliments.

Huiles

Les huiles extraites de noix et de graines contiennent une grande quantité de substances nutritives. L'Ayurvéda considère que les huiles redonnent des forces et sont fortifiantes pour l'organisme et les tissus. Les huiles lubrifient l'appareil digestif et tiennent un rôle important dans le régime alimentaire car elles aident à maintenir un transit intestinal régulier. La consommation excessive de graines ou de son sans un peu d'huile peut générer un dessèchement du système et des coliques qui contribuent à la constipation.

Les graisses et huiles sont principalement neutres mais peuvent générer de la congestion dans le corps en cas de consommation importante. Les huiles sont meilleures pour le type Vata et sont considérées comme étant une substance équilibrante pour leur constitution naturellement sèche. Les massages à l'huile sont une manière efficace de nourrir le corps – spécialement pour les types Vata – car les substances nutritives de l'huile peuvent être aussi absorbées à travers la peau.[28] La personne de type Kapha est le plus facilement perturbée ou congestionnée par les huiles et les graisses. La plupart des huiles et graisses ne sont pas recommandées au type Kapha qui ne devrait en consommer qu'en petite quantité et peu fréquemment. Les huiles les plus douces et rafraîchissantes sont bonnes pour le type Pitta, comme l'huile d'olive. Toutefois, l'huile peut aussi provoquer quelques problèmes à la personne de type Pitta en cas de consommation importante.

Faisant partie intégrante de la diététique, l'huile semble faire aujourd'hui l'objet d'une grande méprise et cela, en raison du point de vue biochimique sur la fonction métabolique.

---

[28] Voir, Atreya, *Secrets of Ayurvedic Massage* (Les Secrets du Massage Ayurvédique), Twin Lakes, WI ; Lotus Press, 1999 pour une réflexion détaillée sur ce sujet et sur les différentes qualités de l'huile d'un point de vue ayurvédique.

Une fois encore, nous sommes face à des produits qui n'existent pas normalement dans la nature et qui sont pourtant désignés par des noms naturels – comme « huile ». Nous consommons une espèce d'huile traitée et raffinée à un tel point qu'elle s'en trouve modifiée dans sa forme originelle de noix, graine ou légume et, transformée dans une substance problématique. On peut aller jusqu'à dire que l'huile hydrogénée devient du poison – la margarine et autres matières grasses sont toutes des huiles hydrogénées. En conséquence, le problème réside davantage dans sa fabrication que dans l'huile elle-même.

Les huiles et graisses ont de nombreuses qualités importantes favorisant la nutrition. Sans graisse, ni huile, l'organisme évolue vers la maladie et meurt. Ce sont elles qui lubrifient les tissus et apportent les éléments de base à toute la production d'hormones dans le corps. Les régimes pauvres en graisse sont connus pour générer des problèmes féminins dans la formation adéquate d'hormones naturelles et contribuer ainsi aux problèmes menstruels. Aux Etats-Unis, c'est la consommation excessive de graisses et d'huiles qui cause ces problèmes, résultant principalement de la consommation importante de viande et de produits laitiers. 40% du total des calories de l'Américain moyen sont les lipides (graisses) et un autre 40% les sucres ! Par opposition, un régime végétarien classique comporte seulement 10% du total des calories en lipides.

Jusqu'à quel point ces types de comparaisons statistiques sont valables, est un sujet de réflexion pour moi, car l'Ayurvéda ne reconnaît pas ce calcul totalement subjectif de calories comme système valable pour évaluer l'ingestion et la consommation d'aliments. Toutefois, je cite seulement ces données pour souligner à quel point les populations des pays occidentaux industrialisés mangent beaucoup plus de matières grasses – sous toutes ses formes - que nécessaire.

Le problème dans la façon de juger des graisses et des huiles, c'est que le régime alimentaire est rarement pris en considération. La consommation de quantités importantes d'huiles végétales bio, dans le cadre d'un régime à base de céréales complètes et de légumes frais, est très saine si l'huile n'est pas chauffée. Alors que la même huile, utilisée avec un régime « actuel » à base de produits industrialisés, montre qu'elle contribue directement aux maladies. Une personne de bon sens peut donc s'interroger sur toute l'information diffusée dans les médias à propos des « bonnes et mauvaises » formes de graisses. La vraie question semble être qu'il y a de *bons et mauvais régimes*, et de bonnes et de mauvaises façons de raffiner l'huile.

La fragilité essentielle de l'huile tient au fait qu'elle s'oxygène très rapidement. Ainsi, elle commence à se putréfier dès qu'elle est exposée à la chaleur et à l'air. Naturellement, les diverses variétés de noix et de graines ont une coquille de protection. Mais dès que l'huile est extraite, elle commence à se détériorer. En la consommant dans cet état, la dégradation se poursuit dans l'organisme sous la forme de « radicaux libres », affaiblissant la fonction métabolique normale. Ce fait était connu par certaines civilisations anciennes qui avaient tendance à utiliser des huiles ou graisses « saturées », plus stables, et ne s'oxygénant pas comme les huiles les plus liquides, composées quant à elles, d'un mélange de graisses mono-insaturées et poly-insaturées. Ainsi, plus une graisse est saturée, moins elle risque de se détériorer et nuire aux tissus et cellules.

L'exception concerne les huiles équilibrées en graisses mono insaturées et poly-insaturées. L'huile classiquement utilisée en Ayurvéda (et dans tout le Moyen Orient) est l'huile de sésame. Remarquez dans le tableau ci-dessous que l'huile de sésame est la plus stable de toutes les huiles végétales et la moins à même de s'oxyder et d'entraîner la prolifération de radicaux libres. Toutefois, le ghî (beurre clarifié) pour cuisiner est considéré comme le meilleur car il n'est pas trop élevé en graisses saturées, tout en étant assez stable pour ne pas souffrir des hauts niveaux de chaleur dus à la cuisson. La chaleur modifie toutes les huiles et peut les oxyder de manière très rapide. Les scientifiques en biochimie indiquent que les huiles ayant un niveau élevé de graisses poly-insaturées sont celles qui risquent le plus facilement de se détériorer à la cuisson et ne devraient donc pas être utilisées pour la friture. C'est aussi le point de vue ayurvédique. La meilleure huile pour cuisiner est le ghî suivi par l'huile de palme et de sésame. Toutes les autres devraient être évitées en usage quotidien.

Classification Biochimique des Différentes Huiles

Types d'huile	Saturée	Poly-insaturée	Mono-insaturée
Amande	9%	21%	70%
Avocat	18%	8%	74%
Colza	6%	34%	60%
Noix de Coco	92%	2%	6%
Maïs	17%	54%	29%
Ghî	65%	30%	5%
Olive	10%	8%	82%
Palme	83%	1%	16%
Arachide	18%	22%	60%
Carthame	8%	79%	13%
Sésame	13%	41%	46%
Soja	14%	58%	28%
Tournesol	8%	66%	26%

Encore plus important que le type d'huile ou de graisse utilisée, est la façon dont elle a été préparée à la consommation. La plupart des huiles utilisées dans le monde industrialisé sont déjà oxydées car elles ont été exposées à des températures de 300° Centigrades ou plus pendant sa transformation. L'huile devient techniquement « synthétique » au-delà de 145° lorsque les acides gras deviennent des « trans acides gras ». Ce type de modification de l'huile intervient dans toutes les espèces de maladies graves comme le taux élevé de cholestérol, l'arthrite, le cancer et les maladies cardiaques pour n'en citer que quelques-unes. En d'autres termes, lorsque vous consommez n'importe quelle sorte d'huile raffinée, margarine ou matière grasse, vous supprimez votre système immunitaire, bloquant l'assimilation normale et l'utilisation des graisses et détruisez la fonction cellulaire normale à travers l'augmentation des « radicaux libres ». Tous ces produits contiennent en plus beaucoup de produits chimiques - ou traces de produits chimiques –utilisés lors du processus de fabrication. Ces produits chimiques ont aussi des effets sur les cellules et les tissus qui ne favorisent pas la fonction métabolique normale.

Le pire exemple d'huile chauffée est illustré à travers le « scénario du restaurant » bien connu. L'histoire est simple ; un restaurant garde la même huile pendant plusieurs jours pour cuire et recuire par exemple – des frites. En fait, cette sorte d'huile tue les gens et c'est pour cette raison que la loi fait obstacle à l'utilisation prolongée de l'huile de cuisson. Le niveau d'oxydation devient alors si élevé que l'huile, comme n'importe quel aliment qui y est cuisiné, devient du poison.

Le meilleur procédé de fabrication d'huiles passe par un système d'extraction non chimique et sans recourt à la chaleur. C'est ce que l'on appelle l'huile « pressée à froid ». Bien que dans la pratique, ce soit une manière très chère de faire de l'huile – l'utilisation de la chaleur et de produits chimiques permet plus que doubler la quantité d'huile extraite. Depuis plusieurs générations, dans l'industrie de l'huile, on sait que les extractions à chaud oxydent et détériorent l'huile – ceci a laissé place à une utilisation plus importante de produits chimiques pour empêcher la détérioration ultérieure. Dans ce procédé, tous les antioxydants naturels et substances nutritives sont éliminés, donc d'un point de vue ayurvédique, l'aliment est mort.

L'huile de colza est devenue très populaire à cause de sa classification biochimique des différentes sortes de matières grasses. Toutefois, elle ne peut être considérée comme une bonne huile d'un point de vue ayurvédique car elle passe à travers des systèmes de raffinage extrêmes qui en font une huile morte. Le procédé de raffinage nécessite de grandes quantités de produits chimiques ainsi que de hauts niveaux de température. Il faut donc rechercher des huiles extraites à des températures n'excédant pas les 37,5° C et classifiées en huile pressée à froid.

Les aliments frits dans l'huile ne sont recommandés à aucune constitution. Les oignons légèrement revenus avec des épices sont acceptables, mais les aliments cuits à la friture sont considérés comme générateurs de toxines pour le système digestif. Le type Kapha devrait utiliser peu ou pas d'huile de cuisson car elle n'est pas nécessaire à sa santé constitutionnelle. C'est le type Vata qui a le plus besoin d'huile mais doit éviter les aliments cuits à la friture. Le type Pitta est très perturbé par tout aliment cuit à la friture ou gras, lourd et chaud ; les éviter est pour lui une façon efficace de se prévenir contre les maladies. Les huiles sont meilleures crues dans les salades et les pâtes.

En conclusion, la première chose à faire avec vos clients est de modifier leurs habitudes de consommation d'huiles et de graisses. S'ils utilisent de la margarine[29] ou des matières grasses, je les fais changer pour le beurre en petite quantité. S'ils sont d'accord, je leur fais découvrir la cuisine au ghî et utiliser l'huile crue ou chaude convenant à leur constitution. Toutes les huiles raffinées devant être éliminées immédiatement. De même que les restaurants suspectés d'utiliser la même huile plus des deux jours impartis – ce qui est déjà un jour et demi de trop. La graisse animale comporte ses propres problèmes, étudiés ci-dessous.

---

[29] Notons que les maladies cardiaques ont augmenté proportionnellement avec l'utilisation de la margarine depuis son introduction dans les habitudes alimentaires. Cela est vrai à la fois aux Etats-Unis et au Royaume Uni.

Produits Animaux

Les produits animaux étaient utilisés en Ayurvéda pour traiter les malades ou les faibles car ils sont réputés reconstituer les tissus (muscle, tissus adipeux, etc.) plus rapidement que n'importe quel aliment. Toutefois, selon l'Ayurvéda, la qualité des tissus est supérieure lorsqu'ils se refont d'une manière, certes plus lente, mais à travers le métabolisme des aliments végétaux. Le problème n'est pas de savoir si les produits animaux sont bons ou mauvais car ils apportent sans aucun doute des bienfaits nutritionnels. Ni de débattre sur l'aspect culturel ou environnemental en la matière. La réelle question concerne l'état actuel de la viande et de la volaille dans le monde occidental.

Toutes les informations données dans le chapitre sur les produits laitiers s'appliquent à la viande. En d'autres termes, elle est infectée d'hormones, d'antibiotiques et autres produits chimiques qui ont tous un effet négatif à long terme sur votre santé. Si vous aimez la viande, veuillez alors, pour votre propre sécurité et santé, achetez la viande bio. Tous les produits chimiques évoqués dans ce cours tels que les pesticides, le DDT, le PCB, les hormones, les antibiotiques et bien d'autres finissent dans les tissus des animaux que vous mangez. Mais les niveaux de concentration sont stupéfiants. Le PCB (comme n'importe quel produit chimique non dégradable, appelé « produit chimique persistant », peut facilement se concentrer dans les produits animaux jusqu'à *25 millions de fois* de plus que la quantité trouvée dans l'eau de ville.[30]

La graisse animale est le premier refuge des produits chimiques persistants. Lorsque vous mangez de la viande, vous absorbez la même concentration importante de produits chimiques sans pouvoir l'éliminer de votre organisme. En conséquence, ils s'additionnent lentement jusqu'à des niveaux nocifs voir mortels. De mon point de vue, le fait de manger de la viande produite de manière industrielle correspond à une forme lente de suicide à cause de l'accumulation de produits chimiques toxiques dans les muscles et les tissus adipeux. *L'utilisation traditionnelle de viandes dans nos cultures se cantonnait à de petites quantités et c'est sa consommation abusive actuelle qui pose, de ce fait, un problème au corps humain.*

L'Ayurvéda considère que la viande et la volaille sont les plus indiquées aux types Vata qui sont physiquement les plus fragiles. Le type Kapha ne devrait quasiment pas consommer de produits animaux car leur teneur en graisse est extrêmement aggravante. Le type Pitta se situe entre les deux, avec une consommation occasionnelle de viande, considérée comme acceptable. La consommation quotidienne de viande ou de volaille n'est recommandée à aucune constitution sur le long terme.

Fruits de mer

Les fruits de mer sont meilleurs pour les types Vata et Kapha car ils sont trop chauffants pour la personne de type Pitta. Le poisson était une bonne source alimentaire dans le passé et a de nombreuses qualités positives pour les personnes qui apprécient une certaine forme de protéines dans leur régime. Toutefois, cette situation n'a plus cours aujourd'hui. Le poisson, bien que largement recommandé à travers les médias, n'est plus un aliment sain aujourd'hui. Les poissons, comme les autres produits animaux, sont les tristes

[30] Colborn, Theo, et al, *L'Homme en Voie de Disparition* (*Our Stolen Future,* New York, NY : Penguin Books, 1996, p. 26)

bénéficiaires des mêmes produits chimiques lourds et persistants que l'on trouve dans l'environnement. Ils ont généralement des niveaux de PCB de 2 à 3 millions de fois supérieurs à l'eau dans laquelle ils vivent.[31]

Ces produits chimiques affectent directement les personnes qui les mangent – et le délai ne se comptabilise pas en années ou en générations – quoique cela puisse arriver. En moins de quelques années, les personnes consommant du poisson des Grands Lacs (Etats-Unis) ont remarqué des changements de comportement, une diminution des facultés d'apprentissage, des troubles hormonaux (syndrome prémenstruel, cancer du sein, stérilité) ainsi que des choses plus insidieuses s'exprimant de manière subjective comme la dépression ou le manque d'enthousiasme. La diminution des facultés d'apprentissage se vérifie plus facilement et apparaît à travers les études statistiques.

Ce sont les fruits de mer et les poissons de fonds qui détiennent les plus grandes concentrations de produits chimiques persistants et qui devraient, à ce titre, être complètement rayés de votre alimentation dans la mesure où, à long terme, votre santé vous tient à cœur. Aucune mer, aucun océan n'est préservé de cet état de fait. En réalité, la recherche a montré que la plupart des sites les plus isolés de la planète ont les plus hauts niveaux de concentration de produits chimiques dans l'eau, mais aussi dans les animaux marins et leurs prédateurs.

Par voie de conséquence, les algues sont aussi une source d'alimentation très contestable. Il est vrai que les niveaux de produits chimiques sont très faibles dans les végétaux marins, néanmoins, elles en contiennent quand même. Acheter des algues qui ont été cultivées est la meilleure chose à faire de nos jours. Cela s'adresse en fait aux personnes désireuses de manger des produits de la mer. Choisissez du poisson qui a grandi dans un environnement contrôlé ou une ferme aquatique et qui n'a pas été nourri avec des farines animales. Cela sera moins risqué pour votre santé que n'importe quelle autre origine. Il y a tout un battage médiatique à propos de certaines huiles trouvées dans les poissons et sur leurs effets positifs sur l'organisme. On trouve les mêmes composants dans les graines de lin, sans niveau élevé de produits chimiques.

Sucres

Toutes les formes de sucre tombent aujourd'hui sous le feu des nutritionnistes biochimiques et naturopathes. L'Ayurvéda n'est pas opposée au sucre et autres édulcorants naturels utilisés correctement, en fonction de sa propre constitution. Ce propos ressemble à celui d'un disque rayé mais c'est, là encore, le raffinage qui transforme le sucre en un produit chimique perturbateur. Le sucre naturel en lui-même est bénéfique au métabolisme – en petite quantité.

La consommation de 100 grammes de sucre supprime en fait la fonction immunitaire pendant 6 à 7 heures. Trois cannettes de soda vous apportent plus des 100 grammes nécessaires à cette suppression métabolique. La moyenne américaine était de 180 grammes de sucres cumulés par jour en 1996. Ceci représente une quantité suffisante de sucre pour supprimer le système immunitaire de toute une journée. Le sucre blanc raffiné engendre de

[31] Idem

nombreux problèmes provenant de cette réaction métabolique, bien reconnus par la plupart des nutritionnistes. Pourtant, l'importance des effets du sucre raffiné sur la santé est littéralement renversante.

De nombreuses maladies sont liées à la consommation de sucre raffiné. Cela inclut de manière non exhaustive les résultats suivants : les minéraux sont drainés de l'organisme, l'hyperactivité, l'anxiété, la diminution des facultés d'apprentissage, la détérioration des reins, certains cancers, l'interférence sur l'absorption des minéraux comme le calcium, l'arthrite, les calculs biliaires, la sclérose en plaque, le diabète, l'altération du pH du sang et du plasma.[32]

Le sucre raffiné est très vite absorbé dans le système sanguin et porte atteinte à la fonction enzymatique normale à cause de la rapidité de cette réaction. Normalement, les aliments ont besoin d'être broyés avant d'être absorbés par l'organisme. Ce n'est pas le cas avec le sucre blanc qui est déjà excessivement raffiné. Les enzymes de l'organisme sont ainsi perturbés par cette action directe, raccourcie dans son processus, et qui force le foie, l'estomac et le pancréas à équilibrer les quantités excessives de sucre dans le sang à cause de sa digestion immédiate. Cela fatigue le système et cause des fluctuations d'énergie qui, à terme, perturbent le pancréas et le métabolisme de l'eau (d'un point de vue ayurvédique). La partie physique du sucre a aussi tendance à s'installer dans le duodénum et à y fermenter. De même que la fermentation du sucre est bien connue dans la fabrication de l'alcool, on ne saurait être surpris que de grandes quantités de sucre, fermentant dans l'organisme, aient un effet identique à celui de l'alcool, dans le foie et le sang.

Il existe peu de doute sur le fait que le sucre raffiné soit totalement nuisible à la santé. Il n'a aucune sorte de valeur nutritionnelle et de nombreux effets nocifs. Mais, doit-on prêcher par excès de zèle ? Le sucre non raffiné comporte beaucoup de minéraux et est un aliment complexe que l'organisme peut utiliser, dans la plupart des cas, sans problème, *en petite quantité*. Si vous êtes dépendant du sucre, il est alors préférable de l'éviter complètement jusqu'à ce que vous ayez rééduqué votre métabolisme pour qu'il fonctionne bien sans cela. Le miel est aussi un bon apport alimentaire complexe qui a un effet très différent de celui du sucre raffiné sur l'organisme.

Comme pour n'importe quel aliment, vous devez vérifier sa qualité et sa source afin d'être certain qu'il va vous apporter des bienfaits. Le miel et le sucre brut non raffiné, ne doivent pas être cuits ou chauffés dans la procédure de transformation. Les cuire ou les chauffer abîme la structure de la substance sucrante et les rend difficiles à digérer – L'Ayurvéda indique que le miel devient toxique quand il est chauffé. *Toute la clé de l'utilisation des édulcorants naturels est d'en user avec modération.* Ce sont les quantités excessives de sucre raffiné que l'on trouve dans tous les aliments industriels (lisez simplement l'étiquette de n'importe quel boîte de conserve, emballage ou cannette) qui perturbent le métabolisme. C'est une des raisons majeures d'éliminer les aliments raffinés et transformés de votre alimentation. Même si vous n'absorbez jamais de sucre directement, mais que vous continuez à manger des aliments préparés industriellement, votre consommation totale de sucre dépasse les 100 grammes par jour.

---

[32] Appleton, Nancy, Ph.D., *Lick the Sugar Habit,* (Se défaire de la Dépendance au Sucre), Garden Park City, NY : Avery Publishing, 1996

D'un point de vue ayurvédique, les sucres sont meilleurs pour les types Vata et Pitta et absolument pas recommandés au type Kapha. Les personnes de type Kapha sont les plus attirées par le sucre alors qu'elles devraient complètement l'éviter. De petites quantités de miel sont toutefois admises pour les personnes de type Kapha. Le type Pitta devrait complètement éviter le miel et le remplacer par du sucre brut non raffiné. Le type Vata peut consommer les deux, selon son choix.

Notez qu'il existe plusieurs édulcorants de synthèse, disponibles sur le marché. Les plus anciens ont été identifiés comme étant cancérigènes, à travers des tests de laboratoire. Pourtant, alors que je suis en train de rédiger ce cours, il paraît encore une grande quantité de nouvelles études, reliant la plupart des plus récents édulcorants artificiels et les plus consommés, au cancer. Cela est à surveiller de près car la plupart des sodas utilisent ces édulcorants de synthèse. Les sodas ont de nombreux effets nuisibles en dehors du sucre qui sont étudiés dans la section sur les boissons. Du point de vue ayurvédique, aucun édulcorant artificiel ne saurait être recommandé. En fait, il faut les éviter à tout prix.

Il existe plusieurs ouvrages disponibles sur les façons de se défaire du sucre si vous en êtes dépendant.[33] Je suggère fortement de se défaire de cette habitude afin de profiter en toute liberté d'une vie en bonne santé, sans maladie ni envie incontrôlée de sucreries. Je dois ajouter, cependant, que mes clients trouvent que le fait d'éliminer le sucre raffiné est facile à partir du moment où ils commencent un régime à base d'aliments complets.

Epices

Les épices sont utilisées en Ayurvéda comme antidote alimentaire pour chaque constitution. Les épices jouent aussi un rôle important dans la production et l'entretien des enzymes. Elles jouent un rôle tout à fait déterminant et à ce titre, les herbes comme les épices, ont un rôle clé essentiel dans la nutrition ayurvédique.

L'utilisation des épices est à la fois un art et une science – l'art de cuisiner et la science de la phytothérapie. Je vais présenter les épices et les herbes de base pour chaque constitution. Les remèdes ayurvédiques commencent par la diététique et le mode de vie. Le fondement de la bonne santé – dans une perspective ayurvédique – est la bonne digestion. Les herbes et épices jouent, sur ce plan, un rôle clé en stimulant la fonction enzymatique. Changer d'épice en fonction de la caractéristique de l'aliment permet d'adjoindre un support additionnel aux enzymes et augmente votre capacité digestive.[34] La consommation abusive d'épices peut avoir l'effet opposé et déséquilibrer le métabolisme.

Si l'on est attentif à la qualité des aliments que l'on prépare et à la constitution de celui qui les mange, on peut utiliser les épices qui modifieront la caractéristique des aliments pour les harmoniser à cette personne. C'est ce que l'on appelle *l'antidote* en Ayurvéda. L'essence des épices se trouve dans les qualités de base des trois types – ou leurs attributs, qui seront étudiés dans le Livre Trois de ce cours. En connaissant les qualités ou attributs de base de

[33] Ce livre est intéressant et peut aider les gens à se défaire de leur dépendance au sucre ; Appleton, Nancy, Ph.D., *Lick the Sugar Habit,* (Se Défaire de la Dépendance au Sucre), Garden Park City, NY : Avery Publishing, 1996.

[34] Cela s'appelle augmenter l'Agni dans l'organisme. Comme expliqué auparavant, l'Ayurvéda se préoccupe du fonctionnement des 13 Agnis principaux correspondant à la fonction enzymatique. En conséquence, le plus important dans la nutrition quotidienne est de conserver un Agni fort afin que la fonction enzymatique soit suffisante pour digérer les aliments consommés.

chaque type ou types mélangés, il est possible d'adapter la qualité de l'aliment en conséquence. Ceci est possible car nous avons des classifications traditionnelles à la fois pour les aliments et les épices. Ainsi, en utilisant les épices qui correspondent à notre constitution, nous pouvons nous maintenir en bonne santé. En outre, en connaissant la caractéristique d'un aliment spécifique, nous pouvons la modifier en utilisant une épice particulière – le résultat sera un antidote à cet aliment qui sans cette transformation pourrait ne pas convenir à notre constitution.

Prenons quelques exemples. Un type Vata qui mange des biscuits salés (léger, sec, froid, dur) entre les repas, dans l'après-midi, augmentera les caractéristiques de sécheresse et de légèreté dans son organisme. Cela va augmenter les problèmes suivants en cas de pratique régulière : sécheresse dans le côlon, gaz intestinaux, constipation, peau sèche, douleur de colique et diminution de la fonction enzymatique. Cela peut sembler extrême d'un point de vue contemporain – notamment en ce qui concerne un innocent biscuit salé ! Mais cela sera en effet le résultat, selon l'Ayurvéda, si une personne de type Vata mange régulièrement des biscuits salés entre les repas. L'antidote pourrait être du fromage riche en matières grasses ce qui permettrait d'équilibrer les caractéristiques de sécheresse et de légèreté des biscuits salés.

Un autre exemple d'aliment antidote adapté au type Kapha pourrait être d'ajouter, en petite quantité, de la cannelle, des clous de girofle et du gingembre à des poires cuites, évitant ainsi leurs effets négatifs car constitutionnellement aggravants (légèrement). Ces épices, manifestement relevées et chauffantes, « allègeront » la qualité « lourde » de la poire cuite. On peut aussi donner un exemple plus radical comme ajouter du poivre noir au fromage pour neutraliser ses attributs humides, lourds et denses.

L'élément important avec les épices est de comprendre le principe au-delà de leur utilisation. Ce principe peut être appliqué à n'importe quel type de cuisine – italienne, mexicaine, française, américaine et même, croyez-le ou non, anglaise ! Les gens pensent à tort que cuisiner ou épicer en fonction de l'Ayurvéda signifie devoir manger de la cuisine indienne. C'est un quiproquo signifiant que le point essentiel dans la compréhension *des attributs individuels des aliments* n'a pas été compris. Les épices sont uniquement utilisées pour adapter les attributs de l'aliment à l'individu qui le mange.

L'utilisation des épices pour augmenter la fonction enzymatique (Agni) ne peut être soutenue par les études biochimiques – même si elles étaient disponibles. La raison tient au fait que c'est la combinaison de plusieurs épices, en fonction de la constitution, qui agit pour développer la fonction enzymatique. Une fois de plus, cela est plus proche du modèle de physique quantique que mécanique car cela agit à de multiples niveaux – le goût, l'interaction avec l'aliment mais aussi avec les autres épices, l'interaction totale entre l'aliment et les épices, la réaction chimique dans l'appareil digestif, l'interaction avec le plaisir de manger une nourriture bien assaisonnée, l'environnement du repas, et enfin la somme globale de tous ces facteurs. C'est la raison pour laquelle nous devons faire confiance à l'information traditionnelle et à l'utilisation des épices. Ma propre expérience personnelle, dans ma pratique professionnelle, soutient cette approche. J'encourage chacun de faire sa propre expérience avant d'en tirer une conclusion.

Voici la liste des herbes et épices qui sont bénéfiques au soutien de la fonction enzymatique par constitution (appelé *dīpana* dans l'Ayurvéda).

Le type Vata trouvera ces épices bénéfiques :

- Cardamome
- Fenouil
- Cumin
- Férule Persique

Le type Pitta trouvera ces épices bénéfiques :

- Cumin
- Fenouil
- Coriandre

Le type Kapha trouvera ces épices bénéfiques :

- Gingembre
- Poivre Noir
- Fenugrec
- Cumin

On peut acheter ces épices séchées, fraîches et les réduire en poudre dans un moulin à café (dont vous n'aurez plus besoin après la lecture du chapitre suivant !). Prendre 1/2 cuillère à café de cette poudre avec un peu d'eau chaude, avant, pendant ou juste après les repas – les repas principaux étant les plus importants. Le type Kapha peut aussi manger des morceaux de racines de gingembre frais – tranché en 4 à 6 morceaux – juste avant son repas. Toutefois, le gingembre frais est une méthode efficace pour la plupart des Occidentaux et j'ai obtenu de bons résultats avec des personnes utilisant ces épices seulement en poudre. La technique du gingembre cru peut aussi être utilisée par les types Vata qui ont une digestion et un appétit faibles, mais doit être évitée par les types Pitta.

Boissons

Ce que vous buvez est, selon l'Ayurvéda, ce qui soutient directement votre plasma et votre système lymphatique. Les liquides purs que nous buvons sont changés en un milieu subtil d'énergie cinétique qui est chargé d'intelligence.[35] Consommer des liquides qui sont morts, c'est à dire, industriels, ne soutiendra, ni ne génèrera cette énergie cinétique intelligente. La science moderne sait que le plasma et le système lymphatique sont le siège essentiel de la fonction immunitaire et qu'un système lymphatique sain et fonctionnant de manière correcte est la clé d'une bonne immunité. Ce qu'ils ne savent pas, c'est que – selon l'Ayurvéda – vos boissons participent directement à l'état de la santé lymphatique.

Dans cet esprit, on pourrait s'interroger sur la consommation de sodas artificiels qui par leur nature chimique produisent une lymphe de faible qualité et contiennent de grandes quantités de sucre raffiné (la plupart des sodas en contiennent 40 grammes par cannette). Cette double action a de puissants effets dégénérants sur l'immunité et la santé générale. En outre, les reins sont des organes filtrant pour le plasma et le sang. Leur santé est directement

[35] L'Ayurvéda explique que ce que nous mangeons devient Ojas, ce que nous buvons devient Prana, et ce que nous pensons devient Tejas. Le Prana est la vie elle-même qui compte l'intelligence comme un composant intégré.

dépendante de la forme de liquide consommé par un individu. L'Ayurvéda considère que les reins et la fonction surrénale sont interdépendants. Par conséquent, toute faiblesse ou lésion des reins altèrera la fonction surrénale qui – d'un point de vue biochimique – est primordiale dans le contrôle de l'équilibre des fonctions endocriniennes (hormone) de digestion, douleur et plusieurs autres tâches métaboliques. Cela signifie que – d'un point de vue ayurvédique – la consommation de boissons chimiques fabriquées par l'homme n'aura pas seulement un effet négatif à long terme sur l'immunité, mais aussi sur la digestion, l'inflammation, l'immunité, le maintien de la chaleur corporelle, la lubrification, la digestion de sucres simples et la fonction hormonale.

Il est probable que la chose la plus importante à faire pour votre santé est de cesser de consommer des boissons synthétiques. Même la consommation occasionnelle est nuisible car ces boissons gazeuses sucrées drainent les minéraux hors du corps. L'action de ces « aliments vides » n'est pas neutre. Ils n'ont aucune valeur alimentaire et suppriment des minéraux importants du corps. L'eau pure, les jus de légumes ou de fruits ou encore les infusions sont de bien meilleurs succédanés. Chacun a déjà dû goûter un jour un coca-cola tiède ou chaud. Et chacun se souvient de cette expérience et à quel point cela a mauvais goût, ce qui amène à supposer pourquoi ces sortes de boissons doivent être servies glacées. Parce que les glaçons engourdissent les papilles gustatives et permettent aux substances de mauvais goût de passer inaperçues dans le système.

Les boissons glacées suppriment la fonction enzymatique dans l'organisme. La seconde meilleure chose à faire pour votre santé est d'arrêter de prendre toute boisson glacée – particulièrement pendant les repas. Il n'y a pas de manière plus radicale et rapide pour supprimer la fonction digestive que de prendre de l'eau glacée ou des boissons glacées avec les repas. Si vous en doutez, et que vous avez des problèmes digestifs, modifiez simplement cela dans votre régime et voyez si vos problèmes ne disparaissent pas ou ne s'améliorent pas.

Boire de grandes quantités de liquide avant ou après un repas dilue aussi la fonction enzymatique considérablement et devrait donc être évité. La meilleure chose à faire pour toutes les constitutions est de boire, par petites gorgées, des petites quantités d'eau chaude (pour les types Vata et Kapha) ou de l'eau à température ambiante (pour les types Pitta) pendant le repas. Le travail de l'estomac consiste à mélanger et liquéfier son contenu, et quand il y a trop peu de liquide, cette opération devient difficile. Mais s'il y en a trop, ce travail est également mal fait. Boire avec modération pendant le repas facilite ce processus.

Je suis choqué par la consommation quotidienne de café aux Etats-Unis. Je peux comprendre que les gens apprécient deux ou même trois tasses de café par jour mais lorsque je vois à maintes reprises des gobelets d'un litre remplis dans les magasins de quartier, les stations d'essence et même dans les distributeurs automatiques, je réalise que ce pays a un grave problème avec les drogues très puissantes et toxicomanogènes. Certains chercheurs pensent que si le café passait devant la FDA (Office gouvernemental de contrôle pharmaceutique et alimentaire, aux Etats-Unis) aujourd'hui, il serait classé comme un médicament prescrit sur ordonnance parce que ses actions sont très puissantes.

L'Ayurvéda n'est pas contre le café en petite quantité, de temps en temps et au bon moment par les types Pitta et Kapha. Le café est rarement recommandé au type Vata auquel il provoquera des problèmes de constipation (ou l'opposé, avec le temps – la nécessité de boire du café pour pouvoir aller à la selle), des problèmes de peau sèche et de cheveux secs, d'insomnie, de syndromes prémenstruels, de symptômes de pré-ménopause comme les bouffées de chaleur, de reins et de suppression surrénale pour n'en citer que quelques-uns. Les autres types peuvent également souffrir des mêmes problèmes à cause du café. La question essentielle concerne les quantités consommées et le moment de la journée où l'on boit du café.

Le café a une action très astringente et peut, en fait, faciliter le processus digestif si on le boit, en petite quantité, après un repas. Toutefois, si on le boit avant le repas, il coupe la digestion et supprime l'appétit. User de cette pratique pour perdre du poids ou éviter d'avoir faim, aura pour effet de perturber votre fonction surrénale et, pour beaucoup de femmes, contribuera grandement aux syndromes prémenstruels et aux problèmes de pré-ménopause. Si vous êtes une femme et que vous avez un problème lié au cycle menstruel, je vous suggère d'arrêter complètement de consommer du café et du sucre. Cela peut prendre plusieurs mois mais l'expérience d'un grand nombre de femmes prouve que la majorité des problèmes (voire tous) disparaissent en suivant ce conseil.

Tandis que les hommes n'auront pas ce problème, ils auront tendance à avoir une fonction mentale trop active, souffrir d'insomnie, d'anxiété, de nervosité, de problèmes d'estomac, de sauts d'humeur, de cancer du pancréas et de problèmes cardiaque. Les femmes peuvent aussi avoir les même problèmes associés à une fausse couche, au cancer du sein et même à une malformation du fœtus si elles boivent du café pendant leur grossesse (depuis 1980, aux Etats-Unis, la FDA, Office gouvernemental de contrôle pharmaceutique et alimentaire, recommande à toutes les femmes enceintes d'éviter le café). A bien des égards, les hommes ont moins de chance que les femmes car ils n'ont pas ce système mensuel qui pourrait les alerter sur le fait qu'ils sont en train de surmener leurs systèmes nerveux et endocrinien en buvant des quantités importantes de café. Très souvent, cela provoque de tragiques résultats avec une attaque soudaine ou une crise cardiaque qui tue des hommes jeunes, âgés de quarante à cinquante ans. Tout cela seulement pour un litre de café par jour ! Vous n'avez pas vraiment besoin d'en boire un litre par jour pour subir ces effets, bien que si vous buvez de grosses quantités (plus d'une tasse), vos chances d'avoir des problèmes augmentent très rapidement. Il a été prouvé que même deux tasses par jour suffisent à élever les taux de cholestérol. Votre médecin ou votre nutritionniste biochimiste préfèrera ne pas vous le dire, mais il existe d'importantes études dans le monde scientifique pour soutenir ces déclarations.[36]

Si l'on est dépendant du café, il est préférable d'essayer de s'en libérer car cela produit de nombreux effets négatifs. Le café est aussi préparé avec beaucoup de produits chimiques

---

[36] Welsch, C.W., et al, La caféine, (1,3,7-trimethylxanthine), favorisant l'élévation de température de DMBA provoque une source cancérigène dans la glande mammaire du rat. *International Journal of Cancer* 32: pp 479-84, Oct 15, 1983; Williams, P., La consommation de café et l'augmentation du taux de cholestérol et du niveau d'apolepoprotein B chez les femmes. *Journal of the American Chemical Society* 253: p1407, 1985; Roche, F. *The Complete Book of Natural Foods*, (La Bible des Aliments Naturels), Boulder, CO; Shambala Publications, 1983 pp 258-259; comme indiqué dans, Paul Pitchford - *Healing with Whole Foods,* (Se Soigner avec les Aliments Complets), Berkeley, CA: North Atlantic Books, 1993 pp 167-8

et le décaféiné est encore pire que le café « normal » car les produits chimiques utilisés pour sa fabrication sont toxiques pour le système humain. Il serait préférable, d'un point de vue ayurvédique, d'acheter son propre café bio, en grains, et de le moudre à chaque fois que l'on en fait car le café pré moulu s'oxyde également très rapidement. Autrement, on peut utiliser le thé comme un substitut du café.

Le thé, en petites quantités, a des propriétés médicinales. A quantité égale, il a 1/3 de moins de caféine que le café (et d'une différente sorte) et son action sur l'organisme est donc est moins forte. Toutefois, tous les types risquent d'en abuser de la même façon. Le type Vata sera une fois de plus le plus sensible au thé. On note depuis récemment un intérêt pour le thé vert qui est la même plante, non fermentée, que celle utilisée pour faire du thé noir. Le thé a montré ses propriétés anti oxydantes et peut être utile pour certains problèmes de santé ; le thé vert est plus efficace à cet égard que le thé noir. Je ne recommande pas l'utilisation quotidienne de l'un ou de l'autre car ils dérèglent aussi les surrénales et la fonction rénale avec le temps.[37] Il a été constaté sur des études de populations que le fait de boire du thé ou du café *avec du lait* a pour effet de réduire le taux de cancers de l'estomac et d'indigestion acide dus à la consommation de café ou de thé et peut contribuer à en diminuer les effets. Le lait de soja ou de riz peut remplacer le lait de vache.

L'Ayurvéda explique que la meilleure boisson est l'eau de source. Comme la plupart d'entre nous n'ont pas de source, il nous faut trouver une bonne source d'eau pour notre santé. La qualité de l'eau est extrêmement importante pour la santé à long terme et sur le plan nutritionnel. Il existe divers filtres à eau disponibles aujourd'hui et le genre dont vous avez besoin dépend de la qualité de l'eau locale et de votre budget. L'Ayurvéda considère que l'eau en bouteille – d'une manière générale – est morte car elle n'est plus oxygénée. Évidemment, les métaux lourds et les teneurs élevées en produits chimiques doivent être évités. Si votre eau a un mauvais goût, c'est une bonne indication pour agir tout de suite. Prenez l'argent que vous dépenseriez en d'autres formes de boissons et achetez un bon filtre à eau. Si l'eau n'est pas assez satisfaisante, pressez-y un citron (pour les types Vata et Kapha) ou un peu de jus de pommes non filtré (pour les types Pitta). On peut facilement se procurer des infusions qui font de bonnes boissons quotidiennes.

Les boissons alcoolisées doivent être consommées avec modération ou pas du tout pour des raisons évidentes. Le vin, en petite quantité, peut être un très bon stimulant digestif pour les types Vata et Kapha, même le type Pitta peut boire de petites quantités de vin plus vieux, des vins rouges arrivés à maturité. Les vins blancs bon marché sont à éviter par toutes les constitutions. La bière peut être consommée en été plutôt qu'en hiver et est mieux acceptée par les types Vata et Pitta. La levure dans la bière risque de perturber les types Kapha. Tout le monde devrait renoncer aux spiritueux car ils sont trop concentrés. Certaines utilisations médicales peuvent être acceptables (comme l'arrivée de votre belle- mère !).

L'utilisation occasionnelle de jus de fruits ou de légumes est bonne pour tous et a de nombreux effets bénéfiques pour la santé. Voir les classifications individuelles de chaque fruit ou légume pour savoir lequel est le meilleur pour votre constitution car leurs propriétés varient grandement.

---

[37] Le café et le thé aggravent le dosha Vata qui contrôle les reins – le métabolisme de l'eau auquel les glandes surrénales sont intimement liées et dépendantes.

Le dernier point concerne la consommation de liquide. Certaines personnes recommandent de boire de grandes quantités d'eau ou de liquides, quotidiennement. La règle générale est la suivante : le type Vata a besoin le plus d'eau, le type Pitta en quantité modérée et le type Kapha, le moins. Pour les types Vata et Pitta qui ont la peau sèche, des problèmes cutanés ou des signes excessifs de chaleur dans le corps, peuvent prendre de l'eau chaude au réveil – environ 1/2 à 1 litre d'eau à la fois. Le type Vata peut, dès son réveil, boire plusieurs grands verres d'eau chaude avant toute activité (jusqu'à 1 litre). Pour le reste de la journée, il ne devrait boire que lorsqu'il a soif. Exception faite en cas de voyage, climats chauds, exposition au soleil ou à la chaleur, et exercice physique. Le type Kapha a besoin de peu d'eau ou pas d'eau et ne doit boire que lorsqu'il a soif. Si vous avez soif en permanence, cela signifie que votre métabolisme ne fonctionne pas correctement – voir Livre Cinq. Adaptez la consommation de liquide à vos besoins, et non pas à ceux des dernières théories à la mode. Notez que le type Kapha qui boit 2 litres de liquide ou plus encore par jour, grossira. Un type Vata dessèchera ses reins ; seul le type Pitta peut supporter cette quantité d'eau d'une manière régulière.

Vitamines & Minéraux

Les compléments alimentaires seront abordés d'une manière plus spécifique, dans le Livre Cinq, mais nous pouvons en parler ici sur le plan biochimique général. L'Ayurvéda a un regard différent sur le sujet que ce qui est couramment compris, bien qu'il ne soit pas contre les compléments alimentaires en tant que soutien de santé. Ceci est particulièrement vrai pour les personnes ayant de sérieux problèmes de régime alimentaire ou de santé. Il faut souligner, toutefois, que l'usage de compléments alimentaires quand vous êtes malade, nécessite le conseil d'un professionnel expérimenté dans ce domaine. Les doses importantes de vitamines ou autres suppléments peuvent perturber la fonction métabolique normale ou même aggraver encore plus une maladie existante.

Généralement, c'est le type Vata qui a le plus besoin de compléments alimentaires, le type Pitta modérément et, le type Kapha rarement. Cela suit la tendance générale selon laquelle le type Vata est le mois fort physiquement et a besoin de plus d'aliments nourrissants que les autres types. Le type Kapha a tendance à être trop nourri, souvent avec excès, et a donc besoin de peu ou pas de compléments alimentaires. Le type Pitta se situe entre les deux mais doit éviter les quantités importantes de compléments alimentaires acides, comme la vitamine C.

Votre utilisation de vitamines et minéraux dépend beaucoup de votre régime alimentaire. Si vous suivez le « Régime Américain Standard » (S.A.D), vous aurez certainement besoin d'autant (sinon plus) de vitamines, minéraux et oligo-éléments que possible. Mais, en fonction de l'Ayurvéda, cela ne vous apportera pas la santé. Le fait de suivre les directives alimentaires de ce livre vous permettra de prendre un minimum voire aucun complément alimentaire selon les facteurs évoqués dans ce cours. En conséquence, la question essentielle est à quel endroit et qu'est-ce que vous mangez ? Cela déterminera la quantité de compléments alimentaires dont vous avez besoin.

Il y a une fausse notion – selon le point de vue ayurvédique – selon laquelle le fait de prendre des vitamines vous permettra d'aller au restaurant, de manger une nourriture de mauvaise qualité, de la cuisine rapide ou en conserve et surgelée. Ceci est absolument faux car il n'existe aucun produit de remplacement pour les aliments frais, complets dans leur état naturel. Compter sur les produits chimiques ou « super aliments » ne favorisera pas une fonction métabolique adéquate à long terme. On peut utiliser des compléments alimentaires pour des besoins à court terme ou combattre une maladie, mais ils ne constituent absolument pas le fondement d'une bonne nutrition. Je connais plusieurs personnes à travers le monde, en bonne santé et productifs, et qui ne prennent jamais de vitamines. De nos jours, il y a une réelle inquiétude sur le manque de substances nutritives dans les aliments – qui devrait être neutralisée par le fait de manger des aliments issus de culture biologique, augmentant la fonction enzymatique et digestive et alors seulement, pourrait-on envisager d'ajouter des compléments alimentaires à notre régime alimentaire, pas avant.

Pour ceux d'entre vous qui se sentent obligés d'avoir une preuve biochimique sur un grand nombre d'affirmations concernant les aliments et la nutrition citées ici, je suggère de lire le livre suivant de Paul Pitchford – *Healing with Whole Foods.*[38] Bien que je ne sois personnellement pas d'accord sur le fait qu'on peut utiliser les systèmes diététiques orientaux ou « énergétiques » conjointement avec un modèle mécanique/biochimique, Paul Pitchford s'y est essayé et l'a fait avec succès. Toutefois, le livre est un bon exemple de comment, au lieu de porter le modèle mécanique à une échelle de modèle quantique, le contraire se produit et le quantique finit dans un cadre aux limites déterminées. Personnellement, je pense que cela est un mauvais service pour les deux visions de vie car chacune apporte des atouts valables à la santé et à la diététique.

Bien qu'il puisse sembler que je m'appesantis inutilement sur de nombreux aspects négatifs concernant les problèmes environnementaux dans la chaîne alimentaire, ce serait accorder, selon mon opinion, un point de vue erroné à la diététique moderne que d'éliminer cette information. Ces polluants ont un effet important sur notre santé dans le monde d'aujourd'hui et la prise de conscience sociale doit être immédiate pour changer cette situation. Je ne parle seulement que de la pointe de l'iceberg. Par ailleurs, l'objectif de ce cours est de présenter le système diététique constitutionnel ayurvédique à la société moderne. Renoncer à aborder clairement l'état actuel de notre société, notre environnement et ses chaînes alimentaires polluées conduirait à un échec dans la recherche d'adaptation de la méthodologie ayurvédique et de la compréhension de la diététique à la culture occidentale.

[38] (Se Soigner avec les Aliments Complets) Berkeley, CA : North Atlantic Books, 1993

Chapitre 8
Tableaux des Aliments par Constitution

Ce chapitre est composé de tableaux, par groupes d'aliments, destinés à apporter un conseil plus spécifique pour chaque constitution. Ces tableaux doivent être utilisés avec l'ensemble du cours afin d'en retirer le meilleur profit. Certes, même utilisés seuls, ils vous aideront à y voir plus clair, mais il y a de nombreux aspects sur la diététique en plus des aliments que vous consommez vraiment. Vous parviendrez donc à de bien meilleurs résultats en utilisant ces tableaux conjointement à l'ensemble des informations contenues dans ce cours.

Dans la présentation des tableaux, une distinction a été faite pour souligner la nuance entre les aliments : très aggravant, et, moyennement aggravant, selon la constitution. Cela s'applique également à la situation opposée des aliments : très bénéfique, et, moyennement bénéfique. Dans les deux cas, cela est destiné à montrer les qualités variées de l'aliment, en fonction d'un individu. Les tableaux suivants sont établis de la même manière qu'au début de ce livre et il faut donc appliquer la même technique de lecture – soit, étant donné qu'il est possible d'abuser de chaque aliment, il est rare qu'un aliment soit bon à 100%, de même qu'il est rare qu'un aliment consommé seulement une fois par semaine, soit 0%, puisse être nuisible.

Notons qu'une variété d'aliments ne doit être consommée qu'une fois par semaine. Si vous mangez certains aliments chaque jour, jour après jour, ils auront une plus grande capacité à vous perturber et générer un dérèglement dans votre métabolisme. Il est de loin préférable de consommer une variété d'aliments au cours de la semaine. Prenons l'exemple d'un type Vata qui mange un pamplemousse chaque matin. Après un certain temps, cela peut créer un problème ; il est donc préférable d'en manger trois ou quatre dans la semaine, en alternance avec des oranges ou un autre fruit. Cela vous évitera de développer une hypersensibilité envers un aliment et vous apportera, par ailleurs, une plus grande variété de substances nutritives contenues dans les différents aliments.

Manger une vaste sélection d'aliments est la meilleure façon de profiter d'un large éventail de substances nutritives. Consommer, tout le temps, les mêmes aliments procure un éventail plus étroit de substances nutritives, ce qui installe une éventuelle situation de malnutrition. En outre, il est plus agréable au goût d'avoir une variété d'aliments que de manger toujours les mêmes produits. Veuillez vous reporter au chapitre 3 de ce livre en ce qui concerne le mode de vie et les meilleurs moments de la journée pour manger. Cela vous permettra d'optimiser votre santé et votre accomplissement.

Liste d'Aliments pour la personne de type Vata

Type Vata/ Fruits

TYPE D' ALIMENTS	Effet de ces Aliments sur la constitution					
	MEILLEUR 100%	**BON** 80%	**OK** 60%	**PARFOIS** 40%	**RAREMENT** 20%	**PIRE** 0%
Cerise		X				
Datte		X				
Figue		X				
Pamplemousse		X				
Raisin		X				
Citron		X				
Citron vert		X				
Mangue		X				
Papaye		X				
Ananas		X				
Pruneau		X				
Framboise		X				
Fraise		X				
Pomme (cuite)			X			
Abricot			X			
Banane			X			
Orange			X			
Pêche			X			
Poire			X			
Kaki			X			
Prune			X			
Grenade			X			
Pomme (crue)				X		
Airelle					X	
Melons (tous)					X	
Fruits secs						X

Type Vata/Légumes

TYPE D' ALIMENTS	Effet de ces Aliments sur la constitution					
	MEILLEUR 100%	**BON** 80%	**OK** 60%	**PARFOIS** 40%	**RAREMENT** 20%	**PIRE** 0%
Oignons cuits	X					
Avocat		X				
Betterave		X				
Carotte		X				
Piment		X				
Coriandre fraîche		X				
Persil		X				
Radis		X				
Algues		X				
Patate douce		X				
Artichaut			X			
Poivrons			X			
Maïs			X			
Aubergine			X			
Haricot vert			X			
Feuilles de Moutarde			X			
Okra			X			
Petits Pois			X			
Pomme de terre			X			
Courge d'été			X			
Tomate			X			
Navet			X			
Cresson			X			
Courge d'hiver			X			
Asperge				X		
Chou-fleur				X		
Céleri				X		
Blette				X		
Concombre				X		
Epinards				X		
Pousses germées (toutes)				X		

Brocoli					X	
Choux de Bruxelles					X	
Chou					X	
Salades vertes					X	
Champignon					X	
Oignons (crus)					X	
Légumes crus						X

Type Vata/ Céréales

TYPE D' ALIMENTS	Effet de ces Aliments sur la constitution					
	MEILLEUR 100%	**BON 80%**	**OK 60%**	**PARFOIS 40%**	**RAREMENT 20%**	**PIRE 0%**
Blé	X					
Couscous		X				
Avoine		X				
Riz (basmati)		X				
Riz (brun)		X				
Amarante			X			
Quinoa			X			
Orge				X		
Sarrasin				X		
Maïs				X		
Millet				X		
Seigle				X		
Müesli					X	
Riz (blanc normal)					X	
Céréales Crues ou sèches						X

Type Vata/ Haricots (Légumineuses)

TYPE D' ALIMENTS	Effet de ces Aliments sur la constitution					
	MEILLEUR 100%	BON 80%	OK 60%	PARFOIS 40%	RAREMENT 20%	PIRE 0%
Mungo		X				
Azuki			X			
Tofu			X			
Pois Chiches					X	
Haricots rouges					X	
Lima					X	
Dal					X	
Lentilles					X	
Pinto					X	
Soja						X
Pois Cassés						X

Type Vata /Noix et Graines

TYPE D' ALIMENTS	Effet de ces Aliments sur la constitution					
	MEILLEUR 100%	BON 80%	OK 60%	PARFOIS 40%	RAREMENT 20%	PIRE 0%
Amandes (mondées)		X				
Noix de Pécan		X				
Pignon de Pin		X				
Noix		X				
Noix du Brésil			X			
Noix de cajou			X			
Aveline			X			
Noix de Macadam			X			
Graines de sésame			X			
Noix de coco				X		

Graines de courge				X		
Graines de tournesol				X		

Type Vata/ Produits Laitiers

TYPE D' ALIMENTS	Effet de ces Aliments sur la constitution					
	MEILLEUR 100%	BON 80%	OK 60%	PARFOIS 40%	RAREMENT 20%	PIRE 0%
Babeurre	X					
Ghî	X					
Beurre		X				
Fromage blanc		X				
Crème		X				
Kéfir		X				
Lait (entier)		X				
Crème aigre		X				
Yaourt		X				
Fromage			X			
Crème glacée					X	

Type Vata/ Produits Animaux

TYPE D' ALIMENTS	Effet de ces Aliments sur la constitution					
	MEILLEUR 100%	BON 80%	OK 60%	PARFOIS 40%	RAREMENT 20%	PIRE 0%
Œuf		X				
Poisson (tous)		X				
Poulet			X			
Canard			X			
Dinde			X			
Coquillages				X		
Bœuf					X	
Agneau					X	
Porc						X

Type Vata/ Huiles

TYPE D' ALIMENTS	Effet de ces Aliments sur la constitution					
	MEILLEUR 100%	BON 80%	OK 60%	PARFOIS 40%	RAREMENT 20%	PIRE 0%
Ghî	X					
Sésame	X					
Amande		X				
Avocat		X				
Beurre		X				
Olive		X				
Noix de Coco			X			
Moutarde			X			
Arachide			X			
Tournesol			X			
Maïs				X		
Carthame				X		
Soja				X		
Colza					X	
Margarine						X

Type Vata/ Sucres

TYPE D' ALIMENTS	Effet de ces Aliments sur la constitution					
	MEILLEUR 100%	BON 80%	OK 60%	PARFOIS 40%	RAREMENT 20%	PIRE 0%
Jaggary*	X					
Sirop d'Erable		X				
Mélasse		X				
Sucre brut non raffiné		X				
Fructose			X			
Miel			X			
Sucre brun					X	
Sucre Blanc						X
Edulcorant artificiel						X

*Sucre de canne indien brut non raffiné.

Type Vata/ Epices

TYPE D' ALIMENTS	Effet de ces Aliments sur la constitution					
	MEILLEUR 100%	BON 80%	OK 60%	PARFOIS 40%	RAREMENT 20%	PIRE 0%
Férule persique	X					
Cardamome	X					
Fenouil	X					
Ail	X					
Noix de muscade	X					
Basilic		X				
Cannelle		X				
Clou de girofle		X				
Coriandre		X				
Cumin		X				
Fenugrec		X				
Gingembre		X				
Sel gemme		X				
Curcuma		X				
Poivre noir			X			
Cayenne			X			
Raifort			X			
Menthe			X			
Moutarde			X			
Sel de mer			X			

Type Vata/ Boissons

TYPE D' ALIMENTS	Effet de ces Aliments sur la constitution					
	MEILLEUR 100%	BON 80%	OK 60%	PARFOIS 40%	RAREMENT 20%	PIRE 0%
Lait	X					
Jus de fruits acides		X				
Infusions (épicées ou toniques)		X				
Jus de fruits sucrés			X			

Eau			X			
Bière				X		
Vin				X		
Thé (noir ou vert)				X		
Café						X
Spiritueux						X
Boissons Glacées						X
Sodas						X

Type Vata/Vitamines et Minéraux

TYPE D' ALIMENTS	**Effet de ces Aliments sur la constitution**					
	MEILLEUR 100%	**BON 80%**	**OK 60%**	**PARFOIS 40%**	**RAREMENT 20%**	**PIRE 0%**
Vitamine C	X					
Vitamine A		X				
Vitamine D		X				
Vitamine E		X				
Calcium			X			
Zinc			X			
Complexe B					X	
Vitamine K					X	
Fer						X

Liste d'Aliments pour la personne de type Pitta

Type Pitta/Fruits

TYPE D' ALIMENTS	Effet de ces Aliments sur la constitution					
	MEILLEUR 100%	BON 80%	OK 60%	PARFOIS 40%	RAREMENT 20%	PIRE 0%
Pomme	X					
Datte	X					
Grenade	X					
Airelle		X				
Figue		X				
Raisin		X				
Melons (tous)		X				
Poire		X				
Kaki		X				
Ananas		X				
Pruneau		X				
Mangue			X			
Orange			X			
Prune			X			
Framboise			X			
Abricot				X		
Banane				X		
Cerise				X		
Papaye				X		
Pêche				X		
Fraise				X		
Pamplemousse					X	
Citron					X	
Citron Vert					X	

Type Pitta/Légumes

TYPE D' ALIMENTS	Effet de ces Aliments sur la constitution					
	MEILLEUR 100%	BON 80%	OK 60%	PARFOIS 40%	RAREMENT 20%	PIRE 0%
Chou-fleur	X					
Coriandre fraîche	X					
Pousses de Tournesol	X					
Pousses de Luzerne	X					
Céleri	X					
Asperge		X				
Brocoli		X				
Choux de Bruxelles		X				
Choux		X				
Concombre		X				
Haricot vert		X				
Salades vertes		X				
Champignon		X				
Okra		X				
Petits pois		X				
Poivron			X			
Maïs			X			
Persil			X			
Pomme de Terre			X			
Légumes crus			X			
Courge d'été			X			
Courge d'hiver			X			
Betterave				X		
Carotte				X		
Blette				X		
Oignons cuits				X		
Aubergine				X		
Feuilles de Moutarde				X		
Radis				X		
Algues				X		

Epinard				X		
Patates douces				X		
Navet				X		
Cresson				X		
Avocat					X	
Tomate					X	
Piment						X
Oignons (crus)						X

Type Pitta/Céréales

TYPE D' ALIMENTS	**Effet de ces Aliments sur la constitution**					
	MEILLEUR 100%	**BON** 80%	**OK** 60%	**PARFOIS** 40%	**RAREMENT** 20%	**PIRE** 0%
Blé	X					
Orge		X				
Muesli		X				
Couscous		X				
Avoine		X				
Riz (basmati)		X				
Maïs bleu			X			
Millet			X			
Riz (brun, grain long)			X			
Amarante				X		
Sarrasin				X		
Maïs				X		
Riz (brun, grain rond)				X		
Quinoa				X		
Seigle				X		
Riz (blanc normal)					X	

Type Pitta/Haricots (légumineuses)

TYPE D' ALIMENTS	Effet de ces Aliments sur la constitution					
	MEILLEUR 100%	**BON 80%**	**OK 60%**	**PARFOIS 40%**	**RAREMENT 20%**	**PIRE 0%**
Azuki	X					
Mungo	X					
Lima		X				
Tofu		X				
Pois chiches			X			
Haricot rouge			X			
Pinto			X			
Soja			X			
Pois cassés			X			
Dal				X		
Lentilles				X		

Type Pitta/Noix et Graines

TYPE D' ALIMENTS	Effet de ces Aliments sur la constitution					
	MEILLEUR 100%	**BON 80%**	**OK 60%**	**PARFOIS 40%**	**RAREMENT 20%**	**PIRE 0%**
Noix de Coco		X				
Graines de tournesol		X				
Pignons de pin				X		
Graines de courge				X		
Graines de sésame				X		
Amandes (mondées)					X	
Noix de Cajou					X	
Aveline					X	
Noix de Pécan					X	
Noix					X	
Noix du Brésil						X
Noix de Macadam						X

Type Pitta/Produits Laitiers

TYPE D' ALIMENTS	Effet de ces Aliments sur la constitution					
	MEILLEUR 100%	BON 80%	OK 60%	PARFOIS 40%	RAREMENT 20%	PIRE 0%
Crème	X					
Ghî	X					
Lait (entier)	X					
Beurre (non salé)		X				
Fromage (non salé)		X				
Fromage Blanc		X				
Fromage (salé)				X		
Kéfir				X		
Babeurre					X	
Crème glacée					X	
Crème aigre					X	
Yaourt					X	

Type Pitta/Produits Animaux

TYPE D' ALIMENTS	Effet de ces Aliments sur la constitution					
	MEILLEUR 100%	BON 80%	OK 60%	PARFOIS 40%	RAREMENT 20%	PIRE 0%
Poulet (blanc)			X			
Dinde (blanc)			X			
Œuf				X		
Poisson (d'eau douce)				X		
Poulet (viande noire)					X	
Canard					X	
Poisson de mer					X	
Dinde (viande noire)					X	
Bœuf						X
Agneau						X
Porc						X
Coquillages						X

Type Pitta/Huiles

TYPE D' ALIMENTS	Effet de ces Aliments sur la constitution					
	MEILLEUR 100%	BON 80%	OK 60%	PARFOIS 40%	RAREMENT 20%	PIRE 0%
Ghî	X					
Beurre		X				
Noix de Coco		X				
Soja			X			
Tournesol			X			
Maïs				X		
Olive				X		
Carthame				X		
Sésame				X		
Amande					X	
Avocat					X	
Arachide					X	
Colza						X
Margarine						X
Moutarde						X

Type Pitta/Sucres

TYPE D' ALIMENTS	Effet de ces Aliments sur la constitution					
	MEILLEUR 100%	BON 80%	OK 60%	PARFOIS 40%	RAREMENT 20%	PIRE 0%
Fructose		X				
Sucre d'érable		X				
Sirop d'érable		X				
Sucre brut non raffiné		X				
Miel (frais)			X			
Sucre Brun				X		
Miel (vieux)				X		
Jaggary				X		
Mélasse				X		
Edulcorant artificiel						X
Sucre blanc						X

Type Pitta/Epices

TYPE D' ALIMENTS	Effet de ces Aliments sur la constitution					
	MEILLEUR 100%	BON 80%	OK 60%	PARFOIS 40%	RAREMENT 20%	PIRE 0%
Coriandre	X					
Coriandre fraîche		X				
Fenouil		X				
Cardamome			X			
Cumin			X			
Menthe			X			
Curcuma			X			
Basilic				X		
Cannelle				X		
Noix de muscade				X		
Sel gemme				X		
Férule persique					X	
Clou de girofle					X	
Fenugrec					X	
Gingembre					X	
Sel de mer					X	
Poivre noir						X
Cayenne						X
Ail cru						X
Raifort						X
Moutarde						X

Type Pitta/Boissons

TYPE D' ALIMENTS	Effet de ces Aliments sur la constitution					
	MEILLEUR 100%	BON 80%	OK 60%	PARFOIS 40%	RAREMENT 20%	PIRE 0%
Eau	X					
Lait entier		X				
Infusion (fruit ou astringent)			X			
Jus de fruit sucré			X			
Thé (noir ou vert)			X			
Bière				X		
Café					X	
Boissons glacées					X	
Jus de Fruits Acides					X	
Infusion épicée					X	
Vin (rouge)					X	
Spiritueux						X
Sodas						X
Vin (blanc)						X

Type Pitta/Vitamines et Minéraux

TYPE D' ALIMENTS	Effet de ces Aliments sur la constitution					
	MEILLEUR 100%	BON 80%	OK 60%	PARFOIS 40%	RAREMENT 20%	PIRE 0%
Complexe B		X				
Vitamine K		X				
Calcium			X			
Fer			X			
Zinc			X			
Vitamine A					X	
Vitamine D					X	
Vitamine E					X	
Vitamine C					X	

Liste des Aliments pour la personne de Type Kapha

Type Kapha/Fruits

TYPE D' ALIMENTS	Effet de ces Aliments sur la constitution					
	MEILLEUR 100%	BON 80%	OK 60%	PARFOIS 40%	RAREMENT 20%	PIRE 0%
Pomme		X				
Airelle		X				
Fruits Secs		X				
Grenade			X			
Abricot				X		
Pamplemousse				X		
Citron				X		
Citron Vert				X		
Papaye				X		
Pruneau				X		
Cerise					X	
Figue					X	
Raisin					X	
Mangue					X	
Melons (tous)					X	
Oranges					X	
Pêche					X	
Poire					X	
Kaki					X	
Ananas					X	
Prune					X	
Framboise					X	
Fraise					X	
Banane						X
Datte						X

Type Kapha/Légumes

TYPE D' ALIMENTS	Effet de ces Aliments sur la constitution					
	MEILLEUR 100%	BON 80%	OK 60%	PARFOIS 40%	RAREMENT 20%	PIRE 0%
Brocoli	X					
Choux	X					
Céleri	X					
Pousses de Luzerne		X				
Asperge		X				
Betterave		X				
Choux de Bruxelles		X				
Carotte		X				
Blette		X				
Piment		X				
Coriandre fraîche		X				
Haricot vert		X				
Salades vertes		X				
Champignon		X				
Feuilles de Moutarde		X				
Oignon		X				
Petits pois		X				
Radis		X				
Pousses de tournesol		X				
Navet		X				
Cresson		X				
Poivron			X			
Chou-fleur			X			
Persil			X			
Pomme de terre			X			
Epinards			X			
Maïs				X		
Aubergine				X		
Okra				X		
Légumes crus				X		

Algues				X		
Courge d'été				X		
Tomates				X		
Courge d'hiver				X		
Avocat					X	
Concombre					X	
Patate douce					X	

Type Kapha/Céréales

TYPE D' ALIMENTS	Effet de ces Aliments sur la constitution					
	MEILLEUR 100%	BON 80%	OK 60%	PARFOIS 40%	RAREMENT 20%	PIRE 0%
Orge		X				
Muesli		X				
Seigle		X				
Amarante			X			
Sarrasin			X			
Maïs			X			
Millet			X			
Quinoa			X			
Riz (basmati)				X		
Couscous					X	
Avoine					X	
Riz (brun)					X	
Blé					X	
Riz (blanc normal)						X

Type Kapha/Haricots (Légumineuses)

TYPE D' ALIMENTS	Effet de ces Aliments sur la constitution					
	MEILLEUR 100%	BON 80%	OK 60%	PARFOIS 40%	RAREMENT 20%	PIRE 0%
Azuki	X					
Dal		X				
Lentilles		X				
Lima		X				
Soja		X				
Haricot rouge			X			
Mungo			X			
Pinto			X			
Pois cassés			X			
Tofu			X			
Pois chiches				X		

Type Kapha/ Noix et Graines

TYPE D' ALIMENTS	Effet de ces Aliments sur la constitution					
	MEILLEUR 100%	BON 80%	OK 60%	PARFOIS 40%	RAREMENT 20%	PIRE 0%
Graines de courges			X			
Graines de tournesol			X			
Noix de coco				X		
Graines de sésame				X		
Amandes mondées					X	
Noix de Cajou					X	
Aveline					X	
Noix de Pécan					X	
Pignon de pin					X	
Noix					X	
Noix du Brésil						X
Noix de Macadam						X

Type Kapha/Produits Laitiers

TYPE D' ALIMENTS	Effet de ces Aliments sur la constitution					
	MEILLEUR 100%	BON 80%	OK 60%	PARFOIS 40%	RAREMENT 20%	PIRE 0%
Babeurre		X				
Lait de soja		X				
Lait de chèvre			X			
Ghî				X		
Kéfir				X		
Beurre					X	
Fromage blanc					X	
Lait entier					X	
Crème aigre					X	
Yaourt					X	
Fromage						X
Crème						X
Crème glacée						X

Type Kapha/Produits Animaux

TYPE D' ALIMENTS	Effet de ces Aliments sur la constitution					
	MEILLEUR 100%	BON 80%	OK 60%	PARFOIS 40%	RAREMENT 20%	PIRE 0%
Poulet			X			
Dinde			X			
Canard					X	
Œuf					X	
Poissons (tous)					X	
Coquillage					X	
Bœuf						X
Agneau						X
Porc						X

Type Kapha/Huiles

TYPE D' ALIMENTS	Effet de ces Aliments sur la constitution					
	MEILLEUR 100%	BON 80%	OK 60%	PARFOIS 40%	RAREMENT 20%	PIRE 0%
Moutarde		X				
Carthame		X				
Tournesol		X				
Maïs			X			
Ghî				X		
Arachide				X		
Sésame				X		
Soja				X		
Amande					X	
Avocat					X	
Beurre					X	
Colza					X	
Noix de coco					X	
Olive					X	
Margarine						X

Type Kapha/Sucres

TYPE D' ALIMENTS	Effet de ces Aliments sur la constitution					
	MEILLEUR 100%	BON 80%	OK 60%	PARFOIS 40%	RAREMENT 20%	PIRE 0%
Miel			X			
Jaggary				X		
Fructose					X	
Mélasse					X	
Sucre brut non raffiné					X	
Edulcorant artificiel						X
Sucre brun						X
Sirop d'érable						X
Sucre blanc						X

Type Kapha/Epices

TYPE D' ALIMENTS	Effet de ces Aliments sur la constitution					
	MEILLEUR 100%	BON 80%	OK 60%	PARFOIS 40%	RAREMENT 20%	PIRE 0%
Poivre noir	X					
Cardamome	X					
Poivre de Cayenne	X					
Clous de girofle	X					
Ail	X					
Gingembre	X					
Raifort	X					
Moutarde	X					
Curcuma	X					
Férule persique		X				
Basilic		X				
Coriandre fraîche		X				
Cannelle		X				
Coriandre		X				
Cumin		X				
Fenugrec		X				
Persil		X				
Fenouil			X			
Menthe			X			
Noix de muscade			X			
Sel gemme					X	
Sel de mer						X

Type Kapha/Boissons

TYPE D' ALIMENTS	Effet de ces Aliments sur la constitution					
	MEILLEUR 100%	BON 80%	OK 60%	PARFOIS 40%	RAREMENT 20%	PIRE 0%
Infusions (épicées)		X				
Thé (noir ou vert)			X			
Eau chaude			X			
Café				X		
Jus de Fruits acides				X		
Vin (toutes)					X	
Bière						X
Eau froide						X
Spiritueux						X
Boissons glacées						X
Lait (toutes catégories)						X
Sodas						X
Jus de fruits sucrés						X

Type Kapha/Vitamines et Minéraux

TYPE D' ALIMENTS	Effet de ces Aliments sur la constitution					
	MEILLEUR 100%	BON 80%	OK 60%	PARFOIS 40%	RAREMENT 20%	PIRE 0%
Complexe B			X			
Vitamine C				X		
Vitamine K				X		
Calcium					X	
Fer					X	
Vitamine A					X	
Vitamine D					X	
Vitamine E					X	
Zinc					X	

Chapitre 9
Le Processus de Maladie et l'Accumulation des Toxines

Selon l'Ayurvéda, la maladie est le résultat du déséquilibre des trois doshas. La traduction littérale en français du mot sanskrit *dosha* est « ce qui se déséquilibrera » ou « défaut ». On dit traditionnellement que le déséquilibre de Vata est la première cause de maladie, celui de Pitta, la seconde et la troisième est celui de Kapha. Cela est dû à l'instabilité et mobile inhérente de Vata, la qualité chaud de Pitta et la qualité statique de Kapha.

> « Les facteurs pathogènes de l'organisme sont Vata, Pitta et Kapha tandis que ceux de l'esprit sont Rajas et Tamas. »[39]

Les mauvaises habitudes, un mode de vie rythmé par le stress, les tensions, les émotions rentrées, un mauvais régime, le surmenage, l'instabilité familiale, une nourriture dévitalisée et un environnement toxique, tout cela conduit les doshas au déséquilibre. En Ayurvéda, les facteurs mentaux et psychologiques sont considérés comme les plus importants, suivis du facteur nutritionnel et à moindre effet, du facteur environnemental. Comme pour toutes les généralités, ceci est à prendre d'une manière globale. Si travaillez dans une usine polluée depuis dix ans, il est évident que votre environnement aura, à coup sûr, un impact majeur dans l'équilibre de tout votre organisme, même si vous avez un bon équilibre mental.

Dès que l'intensité de stress ou de tension augmente, le dosha Vata est immédiatement touché. Les fonctions mentales ont une relation particulière avec ce dosha ; c'est lui qui apporte le principe de mouvement dans l'organisme et dans l'esprit. Parce que Vata apporte le mouvement aux deux autres doshas, sa condition est déterminante pour votre état mental, qui lui, travaille étroitement avec les mouvements de la pensée. C'est une des raisons essentielles pour laquelle les facteurs psychologiques sont responsables de la création de la maladie.

En s'appuyant sur la définition du déséquilibre en fonction des trois doshas, il est évident que chacun d'entre nous, dans cette société moderne, doit souffrir, à un moment ou à un autre, de déséquilibre dans son caractère constitutionnel. Notre niveau actuel de stress et de tension dans la vie de tous les jours est couramment admis comme raison majeure de maladie aujourd'hui. Nous n'avons pas besoin de l'Ayurvéda pour savoir que trop de stress tue. Ce dont nous avons besoin dans le système ayurvédique est de savoir comment réduire

[39] *Caraka Samhita*, Sutrasthana, Ch. 1, N° 57

les effets du stress tout en continuant à vivre dans notre société. Pour mieux comprendre comment l'Ayurvéda peut nous aider à cela, il est nécessaire de comprendre le processus de la maladie selon les préceptes de l'Ayurvéda.

Sièges des Doshas

On dit que chacun des trois doshas « vit » essentiellement dans un endroit du corps. Ceci doit être pris à la fois métaphoriquement et littéralement car les trois doshas passent dans tout le corps bien que les premiers troubles se manifestent habituellement dans leur siège principal ou *Mulasthana.*

- Vata vit dans le côlon
- Pitta dans l'intestin grêle
- Kapha dans l'estomac

Selon l'Ayurvéda, c'est dans son siège que le dosha va d'abord s'accumuler ; puis il deviendra perturbé ou aggravé ; ensuite il va remplir ou envahir le siège et commencer à déborder ; il se déplace alors de son siège vers celui d'un autre dosha, tissu ou organe pour se réimplanter ; la manifestation de la maladie commence à ce point ; pour finalement devenir une maladie chronique qui développe des complications.

Voici les six étapes du processus de maladie :

1) l'accumulation
2) l'aggravation
3) le débordement
4) le déplacement ou réimplantation
5) la manifestation des symptômes (maladie)
6) la complication ou diversification

Vata va d'abord s'amasser dans le côlon (constipation sec), s'aggraver (gaz), remplir le côlon (douleur, sécheresse), puis se déplacer vers l'intestin grêle ou les poumons ou les deux à la fois (douleur variable, raideur, constipation). Finalement, ces symptômes se manifestent par une « maladie » en médecine occidentale (asthme, arthrite, etc.) ; les symptômes sont devenus assez stables et aigus pour être « classifiables ». Si le mal n'est pas traité à la racine, l'arthrite, les troubles nerveux, la constipation et les autres maladies relatives à Vata deviennent aiguës et chroniques.

Pitta va d'abord s'amasser dans l'intestin grêle (hyperacidité), s'aggraver (brûlures, renvois acides), remplir l'intestin grêle, puis remonter vers l'estomac ou descendre dans le côlon ou aller dans le sang (diarrhée qui brûle ou toxicité sanguine). Vient ensuite la manifestation de la maladie (ulcères, hyperacidité, diarrhée qui brûle, inflammations cutanées, etc.), et finalement, l'installation à long terme de ces manifestations chroniques.

Kapha va d'abord s'amasser dans l'estomac (ballonnement, indigestion, constipation), s'aggraver (nausée, sensation de lourdeur), remplir l'estomac de mucosités, puis rejoindre les poumons ou les intestins (toux, vomissement, mucus, rétention d'eau, accumulation de graisse). Vient alors la manifestation de la maladie (diabète, obésité, etc.) suivie de maladie chronique.

Plus le processus de la maladie est avancé, plus elle est difficile à soigner. Il est donc conseillé de prêter attention aux petits signaux de l'organisme plutôt que de les ignorer jusqu'à la manifestation de la maladie. En plus, les doshas vont toujours trouver le chemin le plus facile pour sortir de leur siège. Cela signifie que si vous avez un genou fragile, Vata ira là en premier car il adore les articulations. Vata déclenche également des douleurs musculaires et des crampes. En fait, les points fragiles de l'organisme souffrent toujours en premier lorsqu'un des doshas commence à quitter son siège et part à la recherche d'un point faible.

Le Mouvement de la Maladie

L'un des aspects les plus importants de l'Ayurvéda est sa capacité à corriger le déséquilibre d'origine du dosha qui déclenche l'apparition des symptômes de maladie. L'origine peut ne pas sembler évidente de notre point de vue occidental. Par exemple, le rhume courant est un symptôme de haut niveau de toxines dans l'organisme et indique la capacité ou l'incapacité de l'organisme à expulser ces toxines. Sur le plan ayurvédique, c'est également un déséquilibre de Kapha inondant les poumons et les sinus. Le plus souvent, les rhumes se produisent pendant un changement de saison lorsque nous ne réussissons pas à nous adapter aux nouvelles manifestations des éléments extérieurs et continuons à manger, nous habiller et vivre de manière inadaptée par rapport à la nouvelle saison, donnant ainsi plus de travail à notre système immunitaire. Un rhume peut être déclenché par n'importe lequel des trois doshas, mais évoluera par l'aggravation de Kapha qui va envahir le système respiratoire supérieur puisque la réaction immunitaire est surpassée et décline. Un rhume est une fonction naturelle de l'organisme, éliminant les toxines accumulées à travers l'alimentation et le style de vie.

L'immunité et le système de réaction immunitaire correspondent au concept ayurvédique d'Ojas. L'Ayurvéda explique que nous naissons avec une certaine quantité d'Ojas pour notre vie et que ce qui est perdu est très difficile à remplacer. Les mêmes éléments qui déséquilibrent les doshas réduisent Ojas. L'usage de drogues utilisées de façon occasionnelle (y compris l'alcool et les cigarettes) et la jouissance sexuelle excessive ou incorrecte réduira également le capital d'Ojas. Il n'y a aucune considération morale dans ces observations, mais plutôt la compréhension que si vous vous comportez d'une certaine manière, Ojas sera affaibli. Ainsi, les modes de vie irréguliers ou excessifs diminuent, selon l'Ayurvéda, notre immunité.

Il suffit que l'un des trois doshas soit déséquilibré pour qu'il se déplace à travers les « trois chemins ». Il s'agit des trois voies essentielles à travers lesquelles les doshas vont se déplacer tandis qu'ils se mélangent aux toxines et sortent de leurs sièges. Un déséquilibre démarrera dans le premier, le chemin intérieur (transit intestinal) ; se déplacera dans le second, le chemin extérieur (plasma, peau et système sanguin) ; puis viendra s'installer dans le chemin central (tous les autres tissus plus profonds).

Le chemin intérieur concerne le transit intestinal. C'est le plus facile à soigner et c'est l'endroit où commencent les maladies. Le chemin extérieur est lié à la peau, au sang et à la lymphe, ce qui est plus difficile à soigner que le chemin intérieur. Enfin, nous avons le chemin central qui se trouve entre les chemins intérieur et extérieur. Lorsque les maladies parviennent à ce niveau : muscles, graisse, os, moelle, système reproducteur et organes internes, c'est le plus difficile à soigner. En d'autres termes, la maladie commence dans le transit intestinal, se déplace à travers le sang vers la peau et les ganglions lymphatiques et finalement, fait son chemin jusqu'aux muscles et aux os. Les maladies graves impliquent tous les chemins et tous les doshas.

À travers cette compréhension du processus de maladie, nous pouvons comprendre pourquoi l'Ayurvéda donne une telle importance au transit intestinal et à son état de santé. On dit couramment que la majorité des maladies commencent dans les intestins. Les aliments se transforment en poison dans les intestins s'ils ne sont pas correctement digérés. Ce poison engendre des toxines qui empirent et se mélangent aux doshas. Cette substance toxique est appelée *Ama* en Ayurvéda. Toute maladie est classée par dosha et selon que le dosha est mélangé avec ama ou pas. Cela s'appelle *Sâma* (avec ama) et *Nirâma* (sans ama) en Ayurvéda.

Le concept de ama est directement lié à la notion de Agni ou enzymes que nous avons étudiée dans le Livre Un, leçon Trois. Selon l'Ayurvéda, un Agni bas, variable ou élevé, provoquera toujours la formation d'ama dans le transit intestinal. Seul un Agni équilibré, soit une digestion équilibrée, ne produira pas de toxines. Cela se contrôle dans des selles bien formées, éliminées d'une manière quotidienne, le matin, peu ou pas odorantes, d'un brun clair et ni trop sèches ou molles.

Une autre manière de considérer l'approche ayurvédique est de comprendre ce qui arrive aux aliments lorsqu'ils traversent l'organisme. Chaque étape de la digestion est contrôlée par un des trois doshas.

- Kapha – contrôle la première étape : liquéfaction et mélange des aliments
- Pitta – contrôle la deuxième étape : transformation et assimilation
- Vata – contrôle la troisième étape : assimilation et élimination

L'aliment est tout d'abord goûté et mastiqué. Cette première saveur déclenche les fluides digestifs appropriés dans la bouche puis dans l'estomac. Les aliments descendent dans l'estomac, s'ils ont été bien mastiqués, l'estomac mélange plus facilement les fluides digestifs, les liquides et les aliments ensemble. C'est l'étape Kapha. Dès qu'ils sont mélangés ensemble, ils vont alors dans l'intestin grêle. L'intestin grêle mesure environ six mètres. Son travail est grandement facilité si les aliments sont bien préparés dans l'estomac. Au début de l'intestin grêle se trouve le duodénum, qui est l'endroit où la bile du foie, la bile de la vésicule biliaire et la bile du pancréas sont mélangées aux aliments. Les aliments sont transformés et c'est ici que commence l'assimilation des substances nutritives les plus lourdes. Il s'agit de l'étape Pitta de la digestion. Après cela, les aliments se déplacent vers le côlon. La plupart des substances nutritives subtiles, selon l'Ayurvéda, sont absorbées dans le côlon par l'humidité. Le côlon forme les fèces et absorbe l'eau des aliments digérés. Il favorise aussi un environnement propice aux bactéries qui jouent un rôle bénéfique grâce à leur capacité à synthétiser les vitamines importantes et absorber les substances nutritives. Puis il se produit une évacuation normale des fèces qui devraient ressembler à une banane mûre. Il s'agit de l'étape Vata de la digestion.

Si ce processus est perturbé pour une raison ou une autre, les aliments non digérés commencent à s'accumuler en tant que ama. Tandis que la masse d'aliments non digérés s'accumule, elle commence à se putréfier ou à pourrir. Et cela commence à passer à travers les parois intestinales dans le flux sanguin qui véhicule alors les toxines (la masse d'aliments non digérés) à travers le corps. Le système immunitaire doit alors faire des heures supplémentaires pour combattre les toxines qui s'accumulent dans les points les plus fragiles de l'organisme. Le foie et les reins font également des heures supplémentaires pour éliminer et réguler les niveaux en augmentation constante de toxines qui s'échappent des intestins. Lorsque les parois du côlon sont peu à peu recouvertes d'aliments non digérés, les bonnes bactéries sont aussi affaiblies et perdent leur capacité à synthétiser les vitamines, ajoutant ainsi à la mauvaise absorption des substances nutritives de base.

Agni commence aussi à s'affaiblir davantage car le foie et le duodénum sont remplis d'ama et de toxines. Ama peut aussi remonter de l'intestin grêle ou du côlon et supprimer Agni. Ainsi Agni est diminué à cause des toxines accumulées dans le foie et le pancréas (ce qui diminue la production de bile) et à cause des toxines remontant dans le duodénum (ce qui dilue la bile ou engorge les canaux biliaires).

La règle de base est donc que si Agni n'est pas *équilibré*, ama va se former dans le corps. La leçon suivante traite de la façon de diagnostiquer ama.

Comprendre Agni est la base de la diététique ayurvédique. C'est la raison pour laquelle on l'aborde dès le Livre Un de ce cours. L'idée est que si le feu (ou Agni) est trop faible, les aliments ne sont pas assez « cuits » pour être digérés correctement. Si le feu est trop fort, les aliments sont alors trop cuits pour être digérés correctement. Ou le feu est variable, ce qui perturbe l'organisme et cuit trop ou pas assez les aliments – qui seront mal digérés dans les deux cas – ce qui génère ama.

Rappelez-vous que les perturbations de Agni ont tendance à suivre la constitution de la personne. Voici donc les données, en rappel :

- Vata a un Agni variable
- Pitta a un Agni élevé
- Kapha a un Agni faible

Il s'agit là des tendances de la constitution (prakriti) lorsqu'il y a une perturbation des doshas et une mauvaise santé. En cas de bonne santé, l'Agni est équilibré pour les trois doshas. En conséquence, dans la nutrition clinique ayurvédique, on cherche toujours à équilibrer l'Agni du patient pour éviter et éliminer les toxines (ama). *Un Agni équilibré supprimera ama avec le temps.*

Le mélange de ama avec les doshas quand ils s'accumulent dans leur siège, dans le transit intestinal, est la cause principale de maladie. Habituellement le mélange du dosha et de ama va continuer à augmenter jusqu'à ce qu'il sorte du « chemin intérieur » ou du réseau intestinal. Ainsi, la gestion de ama est fondamentale pour toute réussite de l'équilibre nutritionnel. Finalement, en changeant seulement de régime, ama peut être éliminé, mais cela demande du temps et votre client peut se décourager avant que ce changement se produise. Il est préférable de traiter ama directement comme cela est expliqué dans le Livre Cinq de ce cours pour accélérer les résultats du nouveau programme diététique.

Lorsque ama s'accumule dans l'organisme, cela déclenche la maladie. Il est préférable de le diagnostiquer avant que cela ne se produise. Voici certains signes indiquant que ama (toxines) est en train de s'accumuler dans l'organisme : la fatigue, les problèmes cutanés, les allergies alimentaires, d'autres allergies, un appétit faible, des infections, des fièvres, la candidose, des mycoses vaginales infectieuses, des colites, un simple rhume, des œdèmes, l'épilepsie, la goûte, les maux de tête et l'obésité pour n'en citer que quelques-uns.

La majorité de nos maladies présentent un certain niveau de ama derrière leur manifestation. Elles peuvent être simples comme un rhume ou compliquées comme l'épilepsie. Ama peut seulement s'accumuler si le régime ne concorde pas avec l'état d'Agni de la personne. Pour qu'il concorde avec votre Agni, il faut commencer par un régime harmonisé à votre constitution de naissance ou prakriti. Mais aussi en mangeant selon Agni du moment. Si, un jour, vous êtes fatigué, ne prenez pas un énorme repas car vous ne le digérerez pas et ama se formera. L'Ayurvéda est donc un système dynamique de diététique qui nécessite d'être ajusté au quotidien aussi bien pour votre santé que pour votre énergie et votre état mental. Si on ne pratique pas ainsi, Agni sera en sur ou sous régime et ama se formera dans l'organisme. Il se déplacera ensuite à travers le flux sanguin avec le dosha qui est élevé ou aggravé et provoquera la maladie.

Chapitre 10
Le Diagnostic Ayurvédique

Le diagnostic ayurvédique est basé sur l'observation directe de l'organisme et de la personnalité de l'individu. Selon la tradition, l'étudiant doit vivre et étudier avec son professeur afin de s'imprégner de cet art subtil. Le diagnostic est effectivement un art de déceler l'information la plus subtile. Il y a toutefois un grand nombre d'informations accessibles à tous.

Le diagnostic ayurvédique met essentiellement l'accent sur la gestion des trois doshas. Toutes les méthodes de diagnostic considèrent l'harmonie ou l'aggravation de l'organisme en termes d'excès ou de réduction des trois doshas. Chaque personne est donc envisagée comme étant particulière, et non comme une moyenne statistique. La constitution individuelle de chaque personne est unique, spécialement lorsqu'elle est combinée à la constitution mentale. Cet état psychosomatique unique est alors observé comme étant individuel.

Notez qu'il y a deux types de diagnostics :

- Identifier la constitution ou le type de naissance de la personne
- Déterminer l'état temporaire ou la maladie de la personne

Chacun des deux représente une approche différente en Ayurvéda. Le premier est concerné par la constitution de naissance ou type qui s'appelle *Prakriti.* Il correspond à l'un des sept types ayurvédiques : Vata, Pitta, Kapha, VP, VK, KP ou VPK. Le second correspond à n'importe quel état temporaire, déséquilibré ou maladif qui peut l'emporter sur la constitution natale. Il s'appelle *Vikriti* en Ayurvéda. Cela peut être aussi simple qu'un simple rhume ou aussi grave qu'un cancer.

Prakriti

Afin de conseiller un régime diététique de base aux patients, nous devons connaître leur Prakriti. Toutefois, si quelqu'un a un problème médical, nous donnerons un régime thérapeutique pour l'aider à recouvrer la santé – cela concernera le Vikriti. Ainsi, la première étape dans un diagnostic ayurvédique est de décider ce que vous allez donner comme programme diététique pour – les deux types : le type corporel (Prakriti) ou de maladie (Vikriti). La meilleure façon de procéder est de demander à votre client quel est son état de santé courant et pourquoi il ou elle souhaite avoir un régime diététique. Le diagnostic n'est pas magique. L'interrogatoire du client est la façon de commencer et de déterminer l'option que vous allez prendre pour le traitement.

La Structure Physique

Le caractère psychologique domine toujours sur la constitution physique mais le physique est plus facile à examiner et à étudier pour le diagnostic. Les classifications ayurvédiques du corps physique sont très utiles dans l'identification de la constitution. Je trouve que l'examen de la langue et l'interrogatoire oral sont des moyens très efficaces pour déterminer la constitution d'une personne et doivent être utilisés de concert avec l'observation de la structure du corps. Les habitudes mentales doivent aussi être observées avec soin et peuvent indiquer des tendances constitutionnelles générales.

Vata

Les personnes Vata sont les plus minces des trois humeurs. Elles ont tendance à avoir des os et un corps fins, une peau et des cheveux secs ; la qualité principale de Vata est le sec et le frais. Les irrégularités physiques sont également un signe de Vata, comme la scoliose. Les personnes Vata ont tendance à avoir une faible résistance. Les personnes qui sont grandes ou petites sont généralement Vata. Elles peuvent avoir des articulations qui craquent (sécheresse) ou légèrement proéminentes. Leur visage peut être asymétrique, avec un nez de travers ou de grandes oreilles. La couleur de leurs cheveux est plutôt foncée et d'une texture rêche. Généralement, leurs cheveux sont ondulés ou bouclés. Les personnes Vata ont un visage fin et une tête fine.

Pitta

Les personnes Pitta ont un corps, une taille et un poids moyen. Elles ont tendance à être puissantes avec une résistance et une endurance moyennes. Sur le plan physique, les Pitta sont plus ardents et enclins aux infections et ulcères. La qualité principale de Pitta est le chaud. Elles sont généralement les plus équilibrées physiquement et ont tendance à avoir de beaux cheveux, une belle peau et des yeux bleus ou verts. Elles ont souvent un teint empourpré, des taches de rousseurs ou de l'acné. Le visage et la tête sont plutôt angulaires.

Kapha

La qualité de Kapha est lourde par rapport à Vata et Pitta. Les personnes Kapha ne sont pas nécessairement grosses mais sont généralement trapues et solidement bâties avec des os épais. Les personnes Kapha sont les plus puissantes physiquement avec la meilleure endurance et résistance. Elles sont sujettes aux maladies de type congestif. La qualité principale de Kapha est huileuse et fraîche. Elles ont généralement des cheveux bruns ou noirs qui ont tendance à être légèrement gras et d'un beau brillant. Elles ont la plus belle peau, légèrement grasse, avec un teint clair. Lorsqu'elles sont motivées, elles travaillent dur et régulièrement. Les personnes de type Kapha ont le visage et la tête ronds.

Pour déterminer Prakriti (la constitution), la structure et Agni sont les facteurs les plus importants. L'observation de la tête est une aide précieuse. Le visage, le teint, les yeux, les cheveux et les ongles donnent des informations importantes sur la constitution et la santé générale de la personne. Un bon médecin ayurvédique peut voir la constitution de naissance uniquement à partir de la tête et du visage. La forme (structure) est importante. Plus la tête est fine, plus Vata est présent. Plus la tête est ronde, plus Kapha est présent ; Pitta est angulaire.

Vikriti

Le diagnostic se fait en trois étapes :

- L'interrogation
- L'observation
- Le toucher

L'interrogation

Commencer par interroger les personnes sur leur santé, la raison pour laquelle elles sont venues, ce qu'elles désirent et espèrent obtenir de ce traitement. J'apprends personnellement beaucoup d'informations en parlant avec le client. Cela s'appelle l'interrogation en Ayurvéda. En dehors des informations évidentes que peut apporter un entretien avec une personne, la constitution mentale se révèle. Comme nous l'avons déjà mentionné, l'Ayurvéda considère que la constitution mentale est plus forte que la constitution physique. Ceci est extrêmement important pour traiter.

Si une personne a une mentalité Vata, on ne recommandera aucun traitement compliqué mais plutôt un régime aussi simple que possible car Vata est irrégulier. Si une personne a une mentalité Kapha, il faudra prévoir des consultations régulières pour entretenir l'énergie et continuer. Les personnes Pitta peuvent suivre des régimes plus compliqués car elles sont souvent très déterminées quand elles comprennent l'importance d'un problème.

Dans ce sens, la constitution mentale de la personne peut aider ou rendre inefficace un régime diététique. La constitution mentale détermine également les habitudes alimentaires, la façon de vivre et d'autres facteurs impliqués dans un programme curatif. Si une personne est très perturbée, il est recommandé de lui prescrire des thérapies qui développent la paix et l'harmonie. La constitution mentale est d'une grande importance et doit être identifiée également pour rendre une cure ou des directives efficaces. Autant d'informations auxquelles on a accès en parlant et en questionnant la personne.

Il est important de poser des questions précises pour obtenir des réponses précises. Vous avez besoin de connaître le fonctionnement de la digestion en posant des questions. Si vous demandez : « Comment est votre digestion ? » 90% des personnes répondront : « Normale » ou « Bonne ». Pourtant, si vous demandez : « Êtes-vous constipé » ? La personne devra répondre oui, non ou occasionnellement. Ainsi, si elle est constipée, vous pourrez identifier un problème avec Agni (les enzymes digestives) et Vata qui provoque sécheresse et constipation.

L'Observation

L'observation est l'étape suivante dans le diagnostic. Il s'agit tout d'abord d'observer la structure et le type général du corps ou la constitution physique pour le Prakriti. Mais aussi d'observer les irrégularités causées par un déséquilibre ou une maladie. Par exemple, la peau sèche indiquera un état déséquilibré.

En Ayurvéda, chacun des trois doshas est associé à une couleur. Les couleurs des déchets ou toxines ont quelque chose de différent par rapport à celles du corps, comme le teint.

Les toxines ont ces associations de couleurs :

- Vata avec le brun ou le noir
- Pitta avec le jaune ou le vert
- Kapha avec le blanc

L'organisme présente ces associations de couleur :

- Vata est un peu sombre
- Pitta est rougeâtre
- Kapha est pâle ou blanc

Ces couleurs sont d'une grande aide pour distinguer le dosha en excès. Ces excès peuvent se vérifier sur la langue, dans les selles et dans les mucosités rejetées par les poumons ou l'estomac. Ils peuvent aussi se vérifier sur la peau, dans les yeux et par le teint.

La Langue

La langue est un bon guide pour établir un diagnostic. La forme et la couleur même de la langue peuvent vous indiquer la constitution de base (Prakriti). Une langue fine, étroite, foncée indique une constitution Vata. Une langue moyenne, rougeâtre est Pitta et une langue pâle, ronde et épaisse est Kapha. Normalement, la langue devrait être rose (voir Fig. 1)

La carte du corps interne la meilleure et la plus facile à lire se trouve sur la langue. Le diagnostic de la langue peut être très subtil ; cet art peut demander des années d'observation. Mais, même pour une personne ordinaire, il est assez simple d'en comprendre les points principaux. La langue nous indique ce qui se passe à l'intérieur du corps – principalement au niveau des organes digestifs. J'enseigne cette méthode d'auto diagnostic à la plupart de mes clients afin de leur permettre de contrôler leur propre santé, notamment les états toxiques de la digestion, ou le mauvais fonctionnement d'un organe.

La première chose que la langue nous indique est le déséquilibre d'un dosha. Divisez la langue en trois parties, le fond est Vata, le milieu est Pitta et la pointe est Kapha (voir Fig. 2). Un dépôt excessif (ou mucus) sur n'importe quelle de ces trois parties indique quel dosha est déséquilibré et en train de se mélanger aux toxines. Les protubérances, dépressions, excroissances ou accumulations de mucus, tout indique quel est le ou les doshas déséquilibrés.

Quand la langue est recouverte d'une pellicule, cela indique une accumulation d'aliments non digérés ou toxines dans le corps (*Ama* en Sanskrit, voir Leçon Un). La couleur de cette pellicule donne une indication sur le doshas responsable de cette accumulation :

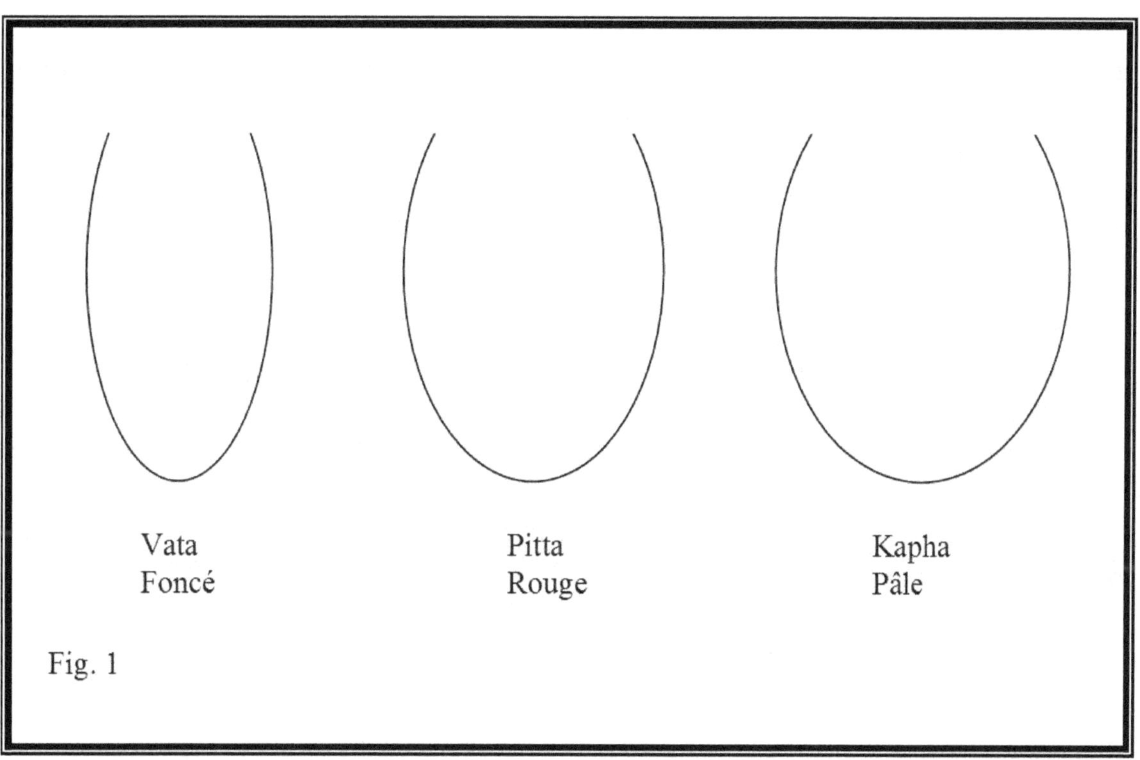

Fig. 1

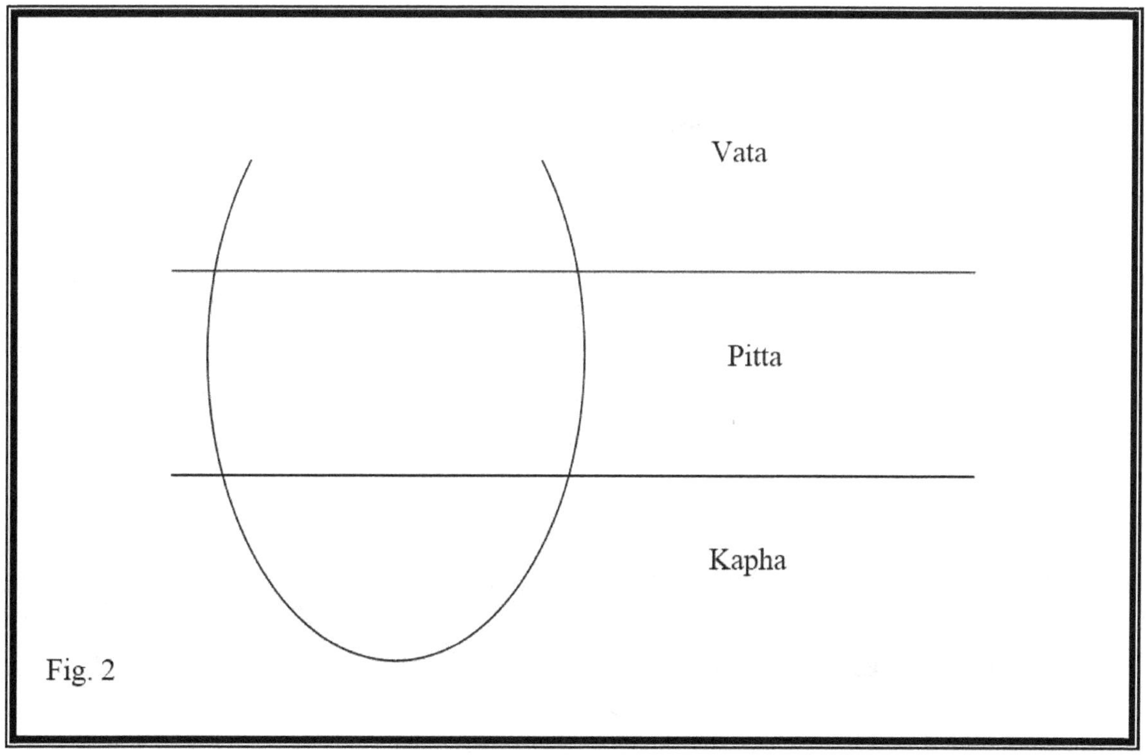

Fig. 2

Une pellicule foncée est liée à Vata et à une condition toxique, froide et sèche

- Une pellicule jaunâtre ou verdâtre est liée à Pitta et à un état de grande chaleur toxique
- Une pellicule blanchâtre se rapporte à Kapha, avec un état froid, huileux et d'encombrement toxique

En Ayurvéda, le nettoyage de la langue le matin correspond au brossage des dents, en plus important. On utilise normalement un grattoir en métal pour débarrasser la langue de l'accumulation de mucus. Si ce mucus n'est pas nettoyé chaque matin, il est avalé et retourne dans l'estomac et le système digestif.

L'emplacement précis de l'accumulation donne une indication sur l'organe touché ou responsable du problème. En regardant le schéma (Fig. 3) on peut connaître l'emplacement où chaque organe principal se termine en un méridien (*Nadi* en Ayurvéda). L'état de santé de chaque région donne une indication sur l'état de santé des organes correspondants. De la même manière, les protubérances, dépressions, etc., tout indique quel organe est faible, en mauvaise santé, congestionné et fonctionne en excès ou en insuffisance (hyper ou hypo).

Déterminer ce qui, en fait, ne va pas à partir de ce que vous observez, constitue un véritable diagnostic. Cela demande d'étudier et d'avoir de l'expérience mais voici ce que vous pouvez facilement déterminer par vous-même :

Troubles Vata sur la langue

- langue foncée, sèche
- petites crevasses sur toute une langue foncée (sécheresse interne)
- pellicule foncée sur la langue (ama)
- protubérances sur les points des reins ou sur la région du côlon (faiblesse)
- pellicule sur la région du côlon et/ou de l'intestin grêle (samavata)
- zone rêche au fond de la langue (perturbation chronique d'apana vayu)

Troubles Pitta sur la langue

- langue rouge
- petits points blancs de fièvre (acidité)
- petites crevasses sur toute une langue rouge (sécheresse interne due à une grande chaleur)
- protubérances sur les points du foie, de la rate ou du pancréas
- pellicule verdâtre ou jaunâtre sur la langue (ama)
- pellicule sur le milieu de la langue (samapitta)
- taches rouge vif sur la zone des organes digestifs (grande chaleur ou acidité)

Troubles Kapha sur la langue

- langue pâle
- pellicule huileuse et blanche sur la langue (ama)

- dépôt blanc sur la partie avant (samakapha)
- dépression sur les points des poumons (congestion)
- protubérances ou dépression sur le point du cœur (Kapha en hyper ou hypo)

Autres symptômes généraux

- la trace des dents sur le bord de la langue indique une mauvaise absorption des substances nutritives (Agni perturbé – Vata élevé)
- une ligne profonde au centre de la langue montre des émotions rentrées ou l'énergie nerveuse retenue dans la colonne vertébrale
- les crevasses ou vrillages sur la ligne du centre montrent des problèmes de dos
- la mauvaise haleine indique un Agni faible (capacité digestive) ou une accumulation de toxines ; vérifiez les points de l'intestin sur la langue pour remonter à la source du problème.

En compilant toutes ces informations, on peut rapidement voir l'état du système digestif et la constitution générale de la personne. Souvent les indications générales – comme de nombreuses petites crevasses (déséquilibre chronique de Vata) sont les plus significatives car elles donnent des indications à long terme sur toute l'histoire passée. Dépôts épais et couleurs intenses (brun, rouge, blanc), tout indique une accumulation des doshas et des toxines sur une période de plusieurs semaines ou mois. Protubérances, crevasses ou dépressions montrent des déséquilibres chroniques datant de plusieurs années.

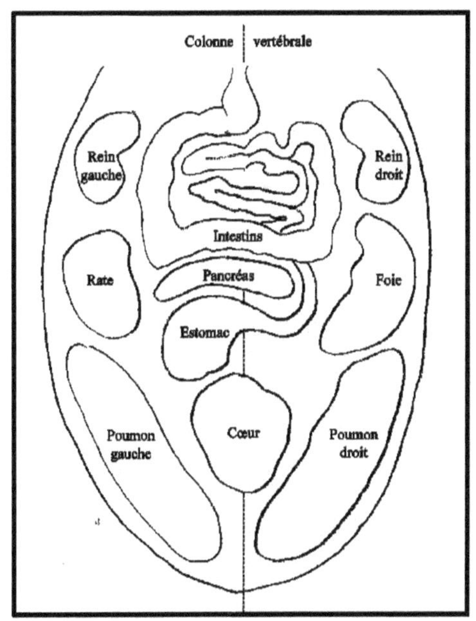

Le Toucher

Cette forme de diagnostic consiste principalement à la prise de pouls et à la palpation de l'abdomen qui sont des techniques plus avancées nécessitant un enseignement direct d'un professeur.

Fig. 3

Note : Ce croquis représente le reflet d'une langue dans un miroir afin de pouvoir étudier sa propre langue.

Chapitre 11
La Pharmacologie Ayurvédique

Ce chapitre concerne la méthodologie utilisée par l'Ayurvéda pour classer les aliments par catégories. On peut appeler cette méthode « les énergies des aliments » ou utiliser le terme ancien, *Dravyaguna,* (dravya = substance + guna = qualité). Les six saveurs constituent la première méthode pour classer les aliments et les relier aux différents doshas. Cette méthode, comme d'autres en Ayurvéda, peut, à prime abord, sembler simpliste.

Dravyaguna repose sur trois composants :

1. l'action chimique immédiate d'un aliment dans la bouche et l'estomac :
la saveur
2. la capacité d'un aliment à stimuler ou supprimer le métabolisme :
le réchauffement/refroidissement
3. l'état transformé ou l'effet post-digestif d'un aliment ingéré : **le long terme**

Voici les classifications énergétiques des substances en Ayurvéda : *Rasa* (saveur), *Virya* (action chauffante ou refroidissante), et *Vipaka* (effet post digestif). Cela s'appelle le *Rasa* des substances en terminologie générale. La saveur, le réchauffement/refroidissement et les effets à long terme des aliments sont déterminés par les cinq éléments ou les « cinq états de matière ». Les cinq éléments sont utilisés pour comprendre les trois doshas et les aliments ou les plantes.

Parce que nous utilisons la même théorie des cinq éléments (voir Livre Un, Leçon Deux) pour déterminer les types constitutionnels et les substances (aliments, minéraux et plantes), nous maintenons cette logique complète. En d'autres termes, nous n'utilisons pas une norme provenant d'un test de laboratoire pour en appliquer une autre dans un autre contexte qui n'est plus applicable à cette norme antérieure. En gardant l'intégrité du système – c'est à dire en utilisant toujours la même méthodologie – nous obtenons des résultats cohérents.

À chaque aliment utilisé dans le monde, l'Ayurvéda a une classification établie en fonction des cinq éléments. Même si cela peut sembler exagéré ou extravagant, c'est absolument vrai. J'ai personnellement des traductions anglaises de livres datant d'un millier d'années qui énumèrent les effets de centaines de différentes boissons et aliments utilisés de nos jours. Ces classifications ne relèvent pas du travail d'une personne ou même d'un groupe de personnes mais sont plutôt la compilation continuelle de connaissances établies sur plusieurs milliers d'années. Ces classifications ne se limitent pas non plus aux aliments du sous-continent indien. L'Ayurvéda s'est propagée de l'Indonésie à l'Europe dans les temps anciens et inclut ainsi les aliments de ces différentes régions de la Terre.

Les Six Saveurs

En utilisant les cinq éléments nous parvenons à six énergies primaires ou actions biologiques. Ces combinaisons sont citées en fonction de leur action première, ou saveur sur la langue. Ce sont les suivantes :

Saveur	État de la Matière Dominante (Cinq Éléments)
Neutre (légèrement sucrée)	Liquide & Solide (Eau & Terre)
Acide	Solide & Transformation (Terre & Feu)
Salé	Transformation & Liquide (Feu & Eau)
Piquant	Mouvement & Transformation (Air & Feu)
Amer	Espace & Mouvement (Ether & Air)
Astringent	Solide & Mouvement (Terre & Air)

L'effet de ces différentes combinaisons sur l'organisme est facilement identifiable de manière chimique ou subjective. En conséquence, elles peuvent être utilisées efficacement tant dans le modèle biochimique que dans le modèle d'alimentation selon la constitution.

Selon l'Ayurvéda, ces six différentes saveurs (qui sont des manières simples de classifier dans l'organisme des réactions chimiques ou enzymatiques à différentes substances) produisent des effets différents sur le métabolisme. En plus, chaque saveur affecte différemment différentes personnes. En d'autres termes, l'usage excessif de la saveur astringente aura un effet négatif sur une personne de type Vata et positif avec une petite quantité de cette même saveur. Ainsi, en connaissant votre constitution vous êtes à même de comprendre quels sont les aliments qui ont un effet positif ou négatif sur vous et en quelle quantité il faudrait les consommer.

Le tableau ci-dessous permet de clarifier la relation précédente :

Type	État de la Matière dominante	Relation avec la Saveur
Vata	Espace & Mouvement (Ether & Air)	Amer (Ether & Air)
Pitta	Transformation & Liquide (Feu & Eau)	Salé (Feu & Eau)
Kapha	Liquide & Solide (Eau & Terre)	Neutre (Eau & Terre)

Cela signifie que l'usage excessif de la saveur amère aura un effet négatif sur le type Vata car elle a les mêmes éléments de « Ether et Air ». La même notion pourra s'appliquer aux types Pitta et Kapha dont l'humeur sera augmentée de manière négative par l'usage excessif de saveurs respectivement salée et neutre. Cette interrelation des cinq éléments est développée pour permettre de comprendre quelles combinaisons augmentent les attributs d'un dosha et, provoquent ainsi accumulation et maladie, ou également, quelles combinaisons les diminuent et, maintiennent ainsi la santé en évitant les accumulations.

Type	Augmente (accumule)	Diminue (maintient)
Vata	amer/piquant/astringent	neutre/acide/salé
Pitta	acide/salé/piquant	neutre/amer/astringent
Kapha	neutre/acide/salé	piquant/amer/astringent

Ainsi, les types Vata auront des effets bénéfiques en mangeant des *petites* quantités d'aliments amers, piquants et astringents et de *plus grandes* quantités d'aliments neutres, acides et salés. Le type Pitta bénéficiera de *petites* quantités d'aliments ayant des saveurs acides, salées et piquantes et en mangeant de *plus grandes* quantités de saveurs neutres, amères et astringentes. Le type Kapha tirera les meilleurs effets de *petites* quantités de saveurs neutres, acides et salées et de *plus grandes* quantités de saveurs piquantes, amères et astringentes.

En suivant ces directives de base, on soutient et maintient la fonction générale du métabolisme. Si on n'en tient pas compte, il peut alors en résulter des allergies alimentaires, une baisse d'énergie, l'obésité, des ulcères, une hyper acidité, la constipation, la diarrhée, une mauvaise absorption des substances nutritives, des éruptions cutanées, la candidose, des mycoses vaginales, la diverticule, des coliques intestinales, une déficience immunitaire, l'accumulation de toxines, les maux de tête, le diabète de type II, les calculs de la vésicule biliaire et la suppression de la fonction hépatique. Les problèmes cités ci-dessus ne sont que des exemples de dérèglements résultant du fait de ne pas suivre un régime en fonction de votre constitution, mais il ne s'agit pas d'une liste exhaustive.

Heureusement, vous n'avez pas besoin de mémoriser ou d'apprendre ces règles car les tableaux d'aliments du chapitre suivant font tout le travail pour vous. Il est cependant important de comprendre la logique de base selon laquelle ces tableaux ont été élaborés. Ils sont le résultat de milliers d'années d'études et ne sont pas limités à un groupe de personnes, ni à la culture indienne. Les Grecs, les Perses et bien d'autres cultures ont apporté leurs propres contributions à ces classifications au cours des siècles. Aujourd'hui nous continuons aussi constamment à ajouter de nouveaux aliments et à réviser les listes en fonctions du sol, du climat et d'autres éléments concernant notre région.

Voici une brève description des six saveurs et de leurs actions sur le métabolisme en général :

Saveur	Action sur le Métabolisme
Neutre (protéines, lipides & glucides) (Eau & Terre)	Augmente le développement des tissus, augmente les fluides corporels, le sang, les muscles, la graisse, les tissus osseux et nerveux. Soutient l'immunité et la croissance y compris la reproduction. Confère la satisfaction émotionnelle et le plaisir; procure de la vigueur et de la force. **En Excès**: L'usage abusif entraîne l'obésité, l'accumulation de toxines, les parasites, le diabète, l'obstruction des canaux corporels (ex : artériosclérose), des gaz intestinaux, des indigestions, la dyspnée, la toux, le rhume, des vomissements, la baisse d'appétit et la léthargie.

Acide (Terre & Feu)	Stimule la digestion et développe les tissus corporels comme la saveur neutre sauf qu'elle a peu d'action sur la croissance et aucune sur la reproduction. Favorise le fonctionnement des cinq sens, procure de la force et provoque les sécrétions de fluides corporels. **En Excès** : L'usage abusif provoque de l'acidité dans l'intestin grêle, des brûlures, des démangeaisons, le vieillissement prématuré et de légers vertiges.
Salé (Feu & Eau)	Favorise la digestion, diminue l'accumulation de toxines et de tissus, augmente la salive dans la bouche et provoque un léger effet laxatif. **En Excès** : L'usage abusif provoque des inflammations, des maladies cutanées, l'impuissance et relâchement du corps, le vieillissement prématuré et la rétention d'eau.
Piquant (épicé) (Air & Feu)	C'est le stimulant le plus puissant pour faciliter la digestion et activer le métabolisme. Dissipe les gaz et provoque la transpiration. Réchauffe le corps et nettoie le sang et la peau. **En Excès** : L'usage abusif provoque des douleurs, l'émaciation, des sensations de brûlure, la fièvre, la soif, des maladies cutanées et la diminution des fluides reproducteurs.
Amer (Ether & Air)	Cette saveur est la meilleure pour purifier le sang et détoxifier l'organisme. Promeut toutes les autres saveurs. Réduit les tissus et les fluides et soulage les brûlures dans l'organisme. Forte action de réduction. **En Excès** : L'usage abusif provoque le froid dans le corps, les troubles nerveux, la raideur, les douleurs de colique, les maux de tête et la diminution des fluides reproducteurs.
Astringent (Terre & Air)	Il ressert les tissus et les canaux corporels ce qui aide à entretenir le tissu musculaire et le tonus. Cela le rend aussi précieux qu'un médicament car il arrête les saignements et les sécrétions ou suppurations. Soigne les muqueuses et la peau. En petite quantité, il favorise la digestion des aliments. **En Excès** : L'usage abusif provoque la sécheresse dans l'organisme, la constipation, les crampes, l'émaciation, la soif, les troubles nerveux et la diminution des fluides reproducteurs.

Les six saveurs varient aussi en degré de puissance. En d'autres termes, elles peuvent avoir une action forte ou douce. Il y a une grande différence entre un piment rouge et une pincée de thym, les deux ayant une saveur piquante, mais à des degrés différents. Le tableau ci-dessous explique cela.

Saveur	Formule Pure	Formule Complexe
Neutre (légèrement sucré)	sucres	glucides complexes, céréales
Acide	alcool	yaourt, citron
Salé	sel de table	sauce de soja, algues
Piquant	piment de Cayenne	épice douce, cannelle, oignons
Amer	gentiane, aloès	rhubarbe, plantes à feuilles vert foncé
Astringent	bananes pas mûres	grenade, airelles

Selon l'Ayurvéda, une alimentation appropriée correspond à la consommation régulière et équilibrée de ces six différentes saveurs en fonction de votre constitution de naissance. Cela tient au fait que chaque saveur est responsable des différentes réactions chimiques et actions dans le corps. La plupart de ces réactions sont directement liées à la fonction enzymatique. Comme la digestion de toutes les substances nutritives – qu'il s'agisse de vitamines, minéraux, lipides (graisse), glucides (hydrates de carbone) ou protéines - est dépendante de la fonction enzymatique, cette logique et cette méthodologie sont tout à fait fondées. Prendre des hautes doses de multi-vitamines est sans effet si les enzymes (Agni) ne sont pas présentes pour les digérer. Prendre des enzymes en supplément peut aider mais le nombre d'enzymes dans l'organisme est très important.

La répartition des saveurs en six énergies alimentaires est seulement la première étape des classifications utilisées pour comprendre l'action des aliments sur notre corps. La seconde classification consiste à voir si les aliments construisent les tissus (anabolique) ou les réduisent (catabolique). Ces actions sont décrites comme stimulant le métabolisme ou inhibant le métabolisme et est appelé *Virya* en Ayurvéda. Toutes les substances sont donc aussi classifiées en fonction de ces termes. Le tableau ci-dessous décrit l'action des fonctions qui stimulent ou suppriment (chauffant ou refroidissant) les différents types.

Type	Stimule (chaud)	Supprime (froid)
Vata	Equilibre	Perturbe
Pitta	Perturbe	Equilibre
Kapha	Equilibre	Perturbe

Les tableaux d'aliments de ce cours prennent ainsi également ces actions en considération. Un exemple pour illustrer ce tableau pourrait être celui d'une personne de type Kapha mangeant beaucoup de glaces, qui sont froides, et à l'action supprimant le métabolisme. Le résultat, si cela arrive fréquemment, sera une prise de poids et une éventuelle suppression de la fonction enzymatique. Ce qui peut à son tour engendrer un processus complexe du métabolisme qui se dégradera progressivement et pourra finalement provoquer l'obésité ou des maladies de type congestif.

La troisième classification pour comprendre l'action des substances sur les différents types est l'effet à long terme de la consommation d'un type spécifique d'aliment. Ceci signifie principalement quel effet l'aliment a sur l'organisme après la digestion initiale (les étapes Kapha et Pitta). Mais aussi, ce qui arrive après avoir consommé un aliment pendant plusieurs mois ou années. Il s'agit d'une classification qui n'est pas utilisée ou bien comprise par les nutritionnistes contemporains. Il s'agit pourtant d'une considération importante qui ne devrait en aucun cas être écartée ou considérée sans importance. Selon l'Ayurvéda, plusieurs des réactions chimiques initiales déclenchées par les aliments dans l'organisme se modifient après la digestion et, à long terme, commencent à avoir une action opposée sur le corps. Le tableau ci-dessous montre la modification des six saveurs après la digestion.

Saveur	**Modification à long terme**	**Perturbations**
Neutre	Neutre (aucun)	type Kapha
Acide	Acide (aucun)	type Pitta – Kapha en second
Salé	Neutre (se modifie)	type Pitta – Kapha en second
Piquant	Piquant (aucun)	type Vata - Pitta en second
Amer	Piquant (se modifie)	type Vata –Kapha en second
Astringent	Piquant (se modifie)	type Vata– Pitta en second

En consultant le tableau ci-dessus, il apparaît que certains aliments auront un effet réducteur ou catabolique sur de longues périodes de temps. Il s'agit des trois dernières catégories : piquant, amer et astringent. Les aliments ou les plantes ayant ces saveurs en grande quantité devraient être consommées en petites quantités par l'ensemble des trois types constitutionnels – plus particulièrement les types Vata. Pourtant, en cas de déséquilibre ou de maladie, ces mêmes catégories ont le plus grand potentiel pour soigner ou apporter l'équilibre à n'importe quel type, mais à court terme.

Alors que la diététique ayurvédique commence par la compréhension du métabolisme et de la capacité digestive de chaque individu, elle prolonge cette notion d'individualisation jusqu'à l'aliment même. Elle nous offre une méthodologie précise pour découvrir quels aliments renforcent notre nature et quels aliments perturbent notre fonction métabolique naturelle. Cela est lié, et non pas limité, aussi bien à notre éventuelle faiblesse génétique qu'aux enzymes digestives de l'organisme et à leur relation avec des espèces spécifiques d'aliments. Le rôle des enzymes, à la fois dans le système digestif et au niveau cellulaire, provient directement de nos parents et de nos habitudes nutritionnelles culturelles.

Chapitre 12
Les Effets des Régimes et d'une Mauvaise Nutrition

Ce chapitre traite de questions auxquelles se trouve confronté un nutritionniste clinique aujourd'hui. La bonne nutrition ne repose pas sur les dernières modes. Les phénomènes de mode sont certes valables pour faire de l'argent (pour les producteurs) et pour impressionner les autres (pour les bénéficiaires). Bien que cela puisse être adapté en ce qui concerne les vêtements ou les voitures, ce n'est absolument pas le cas en matière de santé et de diététique. Et la raison essentielle est due au fait que le corps n'aime pas les changements soudains ou fréquents. Le métabolisme fonctionne mieux dans la régularité.

La fonction physiologique et la conscience sociale sont en opposition. Ce conflit vient d'une culture qui veut le meilleur, tout de suite, pour impressionner les autres, en tirer plaisir ou satisfaction, et qui voudra tout ce qui sera différent et nouveau demain lorsqu'elle changera d'état esprit ou de goût. Cela correspond à la société dans laquelle nous vivons ; c'est notre réalité.

Le problème est que le métabolisme humain a besoin de l'inverse, particulièrement en matière d'alimentation. L'organisme aime avoir des repas réguliers sans trop de saveurs conflictuelles, à des moments réguliers de la journée, chaque jour, année après année. L'organisme a une horloge interne dont la fonction va suffisamment loin pour nous permettre de nous réveiller régulièrement à la même heure.

La régularité dépasse largement le simple moment adéquat pour les repas. Cela concerne aussi les sortes d'aliments que nous mangeons – pas seulement les groupes d'aliments mais aussi les aliments solides, liquides, crus et cuits. Cela concerne aussi ces petits paquets de poudre de protéine qui sont non seulement difficiles à digérer mais drainent le calcium de vos os. Cela dénature la fonction méthodique du métabolisme des enzymes. La consommation d'aliments hors saison perturbe aussi d'une certaine manière la fonction enzymatique.

En d'autres termes, plus le régime alimentaire est régulier, à des heures fixes, plus l'organisme est satisfait et plus nous nous sentons bien. Malheureusement, cela pose un problème à l'esprit, toujours attiré par les dernières modes et les changements rapides. Beaucoup de personnes commencent aujourd'hui à utiliser l'Ayurvéda dans ce sens – parce que c'est la dernière mode en matière de santé. Le problème ne concerne pas, en l'occurrence, le régime, la voiture ou le système de santé, mais le besoin psychologique permanent de changement. C'est un modèle de comportement conditionné par notre société. Puisque ce comportement s'apprend, il est aussi possible de choisir de le désapprendre.

Votre propre puissance, santé, liberté commencent par le choix d'aller au-delà des conditionnements sociaux destructeurs. Encore une fois, il faut attirer l'attention sur le fait qu'acheter une nouvelle voiture ou robe, chaque semaine ou année, peut convenir, mais changer d'alimentation comme de vêtements engendrera de sévères problèmes de santé et peut conduire aux maladies chroniques.

Suivre un conditionnement mental destructeur est à long terme un suicide en ce qui concerne le régime alimentaire. Votre pouvoir de décision ne peut se faire qu'à travers le choix, et non pas à travers des habitudes inconscientes, manipulées par le marketing. Les régimes diététiques représentent un énorme marché de même que la production de produits diététiques. En fait, il est intéressant de remarquer que le modèle psychologique global de notre société vient de la cupidité et de la société de consommation.

La mentalité de consommateur est une chose assez récente qui a été inventée par l'industrie du marketing. Ce qui peut être bien en soi, mais quand cela atteint les extrêmes de notre société d'aujourd'hui, cela doit être remis en cause avec attention par chaque individu à cause des conséquences potentielles de santé. Quand nous sommes alimentés, à une échelle mondiale, par des aliments officiellement inscrits comme pesticides, il est temps de se réveiller (c'est le cas de la principale pomme de terre utilisée aux USA). Il ne s'agit pas d'un sujet anodin mais c'est la cause essentielle des échecs des plans nutritionnels pour les individus. Même si vous rejetez l'Ayurvéda en la considérant comme un système ésotérique, les mêmes conditions mentales vous permettront soit de gagner ou d'échouer quelque soit le système que vous choisissez.

Commencez par devenir intelligent face aux manipulations du marché qui veulent que chaque femme ait l'ait d'avoir 20 ans et soit mince, et chaque homme semble en avoir 25, avec des muscles saillants sur tout le corps. Ces manipulations – même si vous les savez stupides – conditionnent vos choix alimentaires et, plus important, la perception que vous avez de votre corps.

La liberté, ainsi que la santé, peuvent seulement venir avec la connaissance. Nous devons tous commencer par nous informer nous-mêmes sur les forces culturelles présentes qui sont souvent destructives et choisir en conscience une alternative. Cela doit être un choix d'avoir une nutrition biochimique ou d'avoir recours à la diététique ayurvédique. Quelques soient les conséquences, ce choix conscient a été fait pour vous, par vous-même. C'est le commencement du pouvoir de décision personnelle et c'est la raison pour laquelle la plupart des gens échouent dans les régimes diététiques. Ils achètent soit avec l'idée qu'ils ont besoin de paraître différents en sachant dès le départ qu'il est impossible de ressembler à un top model, soit avec la notion de « l'obtenir maintenant » propre au marketing de régime.

Dans l'une et l'autre situation, la personne est perdante. Acheter une image créée par le marché pour les besoins de vendre conviendra, au mieux, à un petit pourcentage de la population totale. Acheter le concept qu'il est possible de perdre 11 kg par semaine n'est pas seulement impossible sur le plan métabolique mais cela place la personne en échec avant même de commencer. La majorité des régimes diététiques promettent des choses physiquement impossibles pour le corps. Cela donne l'impression à celui qui fait le régime qu' « il » a échoué et qu'il a mal procédé. En fait, c'est le marketing qui est faux, pas celui qui fait le régime.

En plus de cela, notre société de consommation nous encourage à manger 24 heures sur 24. On nous recommande même, par voie « d'expert » de manger entre les repas, de « brouter » comme des animaux, de fonctionner comme des animaux. Les quantités de produits alimentaires proposés sont à elles seules un problème. J'ai été confronté à cela lorsque je suis allé visiter ma famille aux Etats-Unis en 1998. Je suis parti au supermarché acheter une glace pour une réunion de famille, pensant que c'était une tâche simple. Mon épouse française me signala une avenue longue de 300 mètres remplie de compartiments surgelés. Je lui demandai innocemment : « dans quel compartiment se trouvent les glaces ? » Avec un regard impressionné et étonné, elle répondit « dans tous ! » Après réalisation, cela me prit vingt minutes pour choisir une glace « naturelle », remplie de sucre (de toute évidence, cela faisait un moment que je n'étais pas allé aux Etats-Unis !). Le volume même de tous ces produits est accablant.

Quel que soit l'endroit où vous vous tournez, quelqu'un essaie de vous vendre un produit à boire ou à manger, ce qui a toutes les chances d'être nuisible à votre santé à long terme. Le pouvoir de la volonté est important mais la compréhension l'est bien plus encore selon l'Ayurvéda. Chaque fois que vous voyez une publicité sur un coca-cola allégé, comprenez que l'on est en train d'essayer de vous faire acheter un produit qui est purement chimique. Ce genre de produit compromet votre digestion, votre système urinaire, la valeur du pH de votre sang et plasma, perturbe à long terme le pancréas et le taux de sucre dans le sang, diminue l'immunité et draine les minéraux hors de vos tissus et des os. La clarté et la compréhension sont importantes dans tout ce que l'on s'efforce de faire, mais sont encore plus importantes dans la nutrition.

Le Mythe de l'Étiquetage

Baser votre régime alimentaire sur ce que le fabricant écrit sur l'étiquette correspond à mettre sa tête dans la gueule d'un lion. Peut-être l'en sortirez-vous à temps, peut-être pas. Les pouvoirs publics ont récemment fait un pas pour standardiser l'étiquetage mais il y existe encore de grandes différences dans l'étiquetage des produits.

En premier lieu, si le produit a une étiquette, ne le mangez pas. Si, malgré tout, vous devez essayer de trouver de vrais aliments dans un supermarché, oubliez alors les informations nutritionnelles sur les étiquettes car elles apportent souvent plus de confusion que d'information. La chose essentielle à chercher sur une telle étiquette est s'il y a autre chose que des aliments. S'il y a autre chose, ne l'achetez pas. Une fois de plus, la plupart des aliments que vous achetez en conserve ou tout préparés, peuvent se trouver sous leur forme naturelle. C'est de loin le meilleur choix. Pourquoi acheter de la sauce tomate quand on peut simplement utiliser 3 ou 4 tomates ? Vous bénéficierez de ne pas avoir de sucre ajouté, sel et produits chimiques utilisés pour conserver le produit. Quel est le problème ?

La mise en boîte et la conservation des aliments pouvait avoir du sens dans le passé quand les aliments n'étaient pas disponibles à l'état frais. Cela pouvait avoir du sens avant que chacun ait un réfrigérateur mais maintenant vos légumes frais se conservent plusieurs jours, voire une semaine, au réfrigérateur – pourquoi acheter des conserves et des aliments tout préparés ? La valeur nutritionnelle de ces produits est bien plus faible que celle des aliments non transformés.

Pourtant, si vous devez passer l'épreuve de l'étiquette, évitez les éléments nutritionnels qui premièrement, sont basés sur un modèle biochimique et deuxièmement, sur la notion que la calorie est une unité valide de mesure dans la nutrition humaine. Choisissez plutôt des produits qui contiennent uniquement des aliments et qui sont le plus près possible de leur état naturel. Évitez les aliments qui contiennent du sucre – soit 90% des aliments préparés. Le sel est aussi important à éviter dans les aliments préparés, spécialement pour les types Kapha.

Et, souriez quand vous lisez le mot « naturel ». La sonnette d'alarme devrait se mettre en route quand vous lisez des choses comme « 100% naturel » ou d'autres slogans créatifs de marketing. Prenez conscience que si les aliments étaient réellement naturels à 100%, ils seraient encore sur la vigne ou l'arbre – et que c'est même un mythe maintenant étant donné qu'ils ont pu être aspergés, injectés ou génétiquement modifiés. Vérifiez simplement pour voir si les ingrédients sont des aliments ou s'il y a des noms à rallonge qui sonnent comme une maladie contagieuse en latin.

Les étiquettes sont une technique des publicitaires pour vous convaincre d'acheter leur produit, ni plus, ni moins. Si vous souhaitez obtenir une information nutritionnelle, elle est disponible gratuitement dans les bibliothèques. Les fabricants ne vont pas vous dire que vous avez autant de protéines dans un artichaut que dans une côte de porc – avec une différence majeure – c'est meilleur pour la santé. Un artichaut a 22% de ses calories en protéines, 3% en lipides et 75% en glucides. Une côte de porc a 23% de calories en protéines et 77% en lipides – et aucun glucide.[40] Peut-être vaudrait-il mieux les appeler « côtes grasses ». La Leçon Cinq propose un tableau de comparaison entre les niveaux de protéines, lipides et glucides en fonction des calories, pour votre référence.

Cet exemple qui utilise le modèle biochimique pour expliquer les aliments – contenant bien plus de substances nutritives et de produits chimiques que ce qui est indiqué par ces chiffres – souligne ce problème. Les étiquettes vous disent ce que vous souhaitez entendre (que cet aliment est bon à consommer) et ce que le fabricant veut que vous entendiez (achetez-le, il est bon). Les étiquettes ne vous disent pas nécessairement quels bénéfices l'aliment apportera réellement à votre métabolisme. Mieux vaut éviter les étiquettes, de même que les produits qui en portent !

Les Dangers de suivre un Régime

Le danger de faire un régime est de perturber le métabolisme au point où il devient difficile de rester en bonne santé, même passablement. C'est une situation très courante dans le monde occidentale d'aujourd'hui et beaucoup plus répandue que vous ne pouvez l'imaginer. J'ai vu beaucoup de personnes dont le métabolisme était complètement perturbé à force d'essayer trop de régimes.

Il y a plusieurs points importants concernant les régimes. Le premier est qu'un grand nombre d'entre eux ne sont pas suivis à long terme et constituent seulement un moyen de perdre du poids. Quand ces régimes sont utilisés sur de longues périodes, c'est à dire plus de 6 semaines, l'organisme commence à avoir de sérieux problèmes. À commencer par des

[40] Ces chiffres sont issus de *Nutritive Value of American Foods in Commons Units* (La valeur nutritive des aliments américains en unités courantes), Agriculture Handbook N° 456

manifestations de sensibilités digestives à certains aliments, des coliques, la constipation, une peau en mauvais état, des cheveux et des yeux ternes, l'anémie et autres problèmes tels que ballonnements ou gaz intestinaux pour n'en citer que quelques-uns.

Un autre problème concernant les régimes est que, d'un point de vue ayurvédique, ils compromettent souvent la fonction enzymatique. Souvenez-vous qu'il s'agit du principe d'Agni en Ayurvéda, selon lequel diminuer ou perturber Agni est la source de tous les problèmes métaboliques car c'est ce qui nous permet de digérer et d'assimiler nos aliments. Une fois que le principe digestif Agni est perturbé, les autres Agnis dans les tissus et cellules commencent à s'altérer, entraînant des maladies chroniques et graves. Tout régime utilisant des aliments très concentrés comme des poudres de protéine ou des suppléments par poignées diminuera ou détruira la fonction enzymatique en quelques semaines. Les régimes qui utilisent de grandes quantités de fruits, jus de fruit, ou jus de légume auront aussi tendance à affaiblir la fonction enzymatique en quelques mois. Les régimes liquides et crus doivent être adaptés à la constitution de chaque personne afin d'être efficaces – pour certains, ils ne marcheront jamais – comme pour les types Vata.

Le problème courant rencontré chez les personnes suivant un régime est qu'elles passent d'un régime à l'autre sans beaucoup de constance. Ce qui est très perturbant car la plupart des régimes ont peu de points communs entre eux. Ainsi, le métabolisme se trouve dans la situation difficile d'essayer de s'adapter continuellement à différentes sortes d'aliments et de préparations. Cela est perturbant en soi et, à force, diminuera la fonction enzymatique et l'assimilation.

Ne pas manger ou manger très peu afin de perdre du poids est aussi problématique pour le type Vata ainsi que, de façon moindre, pour la personne de type Pitta. Remarquez que le jeûne intelligent est très bénéfique pour relancer la fonction enzymatique et éliminer les toxines mais pratiqué sans discernement, il perturbe le métabolisme au point qu'il devient difficile de relancer une fonction adéquate.

Le syndrome de privation– comme de gavage est aussi extrêmement déséquilibrant pour une fonction métabolique correcte. Comme de manger des aliments « bio », « naturels » et ensuite de commencer à se gaver de tonnes de sucreries ou de chocolats est perturbant. Ce qui apporte la régularité a un bénéfice nutritionnel sur l'organisme humain. Ce qui est irrégulier est perturbant pour le métabolisme humain et enfin sur l'intelligence inhérente de l'organisme.

L'Ayurvéda explique qu'il existe un principe intelligent dans le corps qui lui permet de fonctionner en état de bonne santé. D'une certaine manière, la maladie peut être envisagée comme une interruption de ce principe intelligent.[41] Quand cela se produit, le métabolisme entier commence à fonctionner de manière incohérente. Souvent, les troubles immunitaires et les cancers sont le résultat de ce genre de dysfonctionnement. L'entretien et l'intégrité de

[41] L'intelligence existe chez l'humain en conjonction avec le prana. Il est impossible de séparer ces deux éléments en ce qui concerne les fonctions et les actions. Le Prana est directement lié à Vata et aux cinq Vayus et les interruptions de l'intelligence entraînent toujours un déséquilibre de Vata avec le temps. Pourtant, quand le Prana est perturbé, les premières fonctions qui le contrôlent directement telles que le discernement (buddhi) et l'inspiration pour la vie, sont affectées en premier.

l'intelligence de votre corps sont de la plus haute importance pour votre état de santé à long terme.

Il y a donc plusieurs choses à garder à l'esprit quand on choisit un régime. La première est de s'assurer que ce régime peut être suivi à long terme, c'est à dire pour la vie entière. C'est le plus important car cela vous permettra de savoir si ce régime est basé sur une bonne nutrition ou sur une mode de passage. Ce régime devrait avoir entre autre une base historique ou au moins avoir été pratiqué durant toute une génération avant de l'adopter. Un des régimes les plus populaires de nos jours en Occident est d'utiliser votre type sanguin pour déterminer vos besoins nutritionnels. C'est un bon exemple de régime qui n'a pas suffisamment de passé pour justifier la popularité de ce système. Même si ce système fonctionne et est valable, il devrait être étudié encore pendant une autre génération – sinon plus – avant d'être pleinement adopté par tous.

L'Ayurvéda n'est pas un système dogmatique. Elle est basée sur une réelle pratique, dans la moitié du monde, depuis des milliers d'années. Elle ne concerne pas une culture ou un système de croyance. C'est une science qui a observé les fonctions de la nature pendant des millénaires et qui connaît les effets du mélange de différents régimes et aliments sur différents types de personnes. C'est tout. Ce cours n'est même pas destiné à essayer de vous convaincre de manger d'une manière ayurvédique car ce serait aussi une manipulation de votre intelligence, de votre individualité. Il est de la plus haute importance que chaque personne choisisse en conscience un système nutritionnel qui lui est personnellement bénéfique et à long terme, cette pratique le fera se sentir mieux et plus heureux que jamais.

Ainsi, on peut dire qu'un programme nutritionnel devrait être aussi efficace pour développer votre intelligence et votre pouvoir personnel. Prendre des comprimés pour empêcher les matières grasses ou les substances nutritives de pénétrer n'est pas efficace. C'est une autre méthode pour éviter de prendre le contrôle de votre vie et de comprendre pourquoi vous êtes dans une telle situation. L'Ayurvéda reconnaît le besoin occasionnel qu'ont des personnes de prendre momentanément des pilules ou médications pour récupérer temporairement leur fonction métabolique correcte mais toutes les espèces de dépendances ou d'usage prolongé sont loin de développer le potentiel pour faire de vous une personne en bonne santé.

Les régimes hyper protéinés sont très populaires auprès de beaucoup de femmes pour perdre du poids et notamment chez de nombreuses parisiennes. Il n'y a aucun doute sur le fait que ce genre de régime a pour but de favoriser la perte de poids. Pourtant, cela se produit en fait en affamant l'organisme. Les protéines ne sont pas un bon carburant pour le corps. Elles servent à constituer la structure des tissus et cellules. Ainsi, les régimes qui sont riches en protéines affament en réalité le corps qui commence alors à consumer les tissus adipeux (c'est à dire l'énergie emmagasinée comme dans les glucides). Malheureusement, certaines protéines sont aussi utilisées comme carburant qui lorsqu'elles brûlent, laissent des toxines acides dans le sang et le plasma. Ces acides ont un effet très négatif sur le pH du corps et des reins. Ce n'est pas un régime favorisant la santé et j'ai eu à remplir la tâche difficile d'essayer de rétablir la fonction digestive adéquate de femmes qui avaient suivi un tel régime pendant de longues périodes.

Malheureusement, les régimes ont tendance à faire des victimes et en même temps à les rendre dépendantes de pilules, compléments ou même de prunes exotiques japonaises. L'Ayurvéda confère la liberté vis à vis de toutes formes de dogme associée aux aliments, à la nutrition et aux programmes diététiques. Éduquez-vous vous-mêmes et réfléchissez à la question de savoir si un régime vous tonifie vraiment, vous instruit sur votre corps et votre esprit, ou bien s'il vous asservit à des conditions sociales, des produits high-tech ou des réunions de groupe de type évangélique. La santé vous donne de l'énergie – mais pas les manipulations.

Comment Corriger la Digestion et le Métabolisme

La véritable clé pour perdre du poids est d'avoir un corps fonctionnant selon sa juste capacité. Quand une personne prend du poids, c'est pour deux raisons principales : des choix d'aliments inappropriés et un fonctionnement métabolique inadéquat. Ces deux facteurs doivent être pris en compte pour qu'une personne arrive à perdre, prendre ou maintenir son poids. L'objectif de ce chapitre est d'apprendre à corriger vos fonctions métaboliques afin d'avoir une bonne santé.

Le point de vue de l'Ayurvéda est que l'on perd du poids naturellement quand l'organisme fonctionne normalement avec un régime équilibré à base d'aliments complets. Les clients perdent du poids simplement en rétablissant leurs fonctions métaboliques correctes à travers un régime alimentaire et des plantes. Nombre de maladies ou de problèmes peuvent faire fonctionner le métabolisme de manière incorrecte. Cela inclut les dérèglements hormonaux, les maladies débilitantes, les maladies auto-immunes et toute maladie menaçant la vie. Si vous souffrez d'un sérieux problème, ce chapitre ne vous aidera pas spécifiquement ; vous aurez besoin de voir un médecin ou un praticien spécialisé pour vous traiter vous, votre corps et les symptômes de la maladie.

La grande majorité des personnes en surpoids tireront bénéfice des aperçus présentés dans ce chapitre car leur métabolisme ne fonctionne probablement pas au mieux. La première étape pour perdre du poids est de manger moins. La seconde est de changer votre régime en fonction de votre constitution et de commencer à manger des aliments complets. Éliminer tous les aliments raffinés est l'étape la plus importante en termes de changement d'alimentation. Une fois que le régime alimentaire a été ajusté ou a commencé à être ajusté, on peut aborder la question du métabolisme et le corriger avec l'utilisation de plantes et d'épices.

Afin de changer la façon dont votre métabolisme fonctionne couramment, vous aurez aussi besoin de modifier votre style de vie. Cela a été expliqué dans le Livre Un de ce cours. Il est important d'insister sur le fait que changer seulement un aspect de votre vie, que ce soit l'alimentation, l'attitude ou le style de vie, ne corrigera probablement pas votre métabolisme. La perception ayurvédique est que tous les aspects de la vie doivent être abordés ensemble afin d'apporter vraiment un état d'équilibre et de santé au corps et à l'esprit. Commencer par tout à la fois, en faisant de petits changements dans le régime alimentaire et le style de vie est le point de départ. Le fait de changer doucement les mauvaises habitudes portera ses fruits avec le temps.

Ici, nous commencerons avec le corps et ses aspects physiques. Pour savoir ce qu'il faut changer, il est important de connaître ce qui ne va pas. Nous avons donc besoin de comprendre les problèmes d'un mauvais fonctionnement métabolique.

Explication des Problèmes Digestifs et des Dysfonctionnements Métaboliques

La prise de poids est un des signes les plus évidents d'un déséquilibre métabolique. Il y a pourtant de nombreux autres signes – selon l'Ayurvéda – montrant que votre organisme ne fonctionne pas à son plein rendement. Les signes varient en fonction de la constitution, bien que chacun puisse expérimenter les symptômes suivants.

Dysfonctionnements de Type Vata

Les gaz intestinaux, la constipation, les douleurs de colique, les coliques, les selles sèches, les ballonnements de l'abdomen, le syndrome prémenstruel, la peau ou les cheveux secs, la nervosité, l'anxiété, l'insomnie, l'aversion pour le temps froid et le vent, les allergies alimentaires, et l'irrégularité générale liée à n'importe quel de ces symptômes.

Dysfonctionnements de Type Pitta

Les brûlures dans l'estomac ou l'abdomen, les selles liquides, les ulcères, l'inflammation des intestins, les hémorroïdes, les inflammations cutanées, l'irritation oculaire, les maux de tête avec une sensibilité à la lumière, l'aversion pour la chaleur, la colère fréquente ou la frustration.

Dysfonctionnements de Type Kapha

La nausée, les ballonnements d'estomac, la congestion des poumons ou de l'estomac, la sensation de lourdeur, la difficulté à se sentir motivé, l'envie fréquente de manger, l'aversion pour l'humidité et le froid, la dépression, les envies de sucreries.

Ce sont quelques-uns des signes les plus courants de déséquilibre pour chaque constitution. Ils indiquent que le métabolisme ne faisant son travail correctement, certains problèmes se manifestent. Vous n'avez pas besoin d'expérimenter tous ces symptômes à la fois. Tout symptôme qui persiste indique un certain degré de perturbation métabolique.

Le point de vue ayurvédique sur le métabolisme est qu'il essaye d'atteindre naturellement l'équilibre. Le métabolisme atteint l'équilibre à travers les trois principes appelés les trois doshas. Le déséquilibre tend à suivre la constitution. Le type Vata aura ainsi tendance à montrer les signes du principe Vata dans un état de déséquilibre métabolique. Le type Pitta, des signes du principe Pitta dans un état déséquilibré et il en sera de même pour le type Kapha.

Lorsque vous identifiez un déséquilibre – comme des gaz intestinaux (Vata) – éliminez la source du problème et ajustez le régime alimentaire pour contrecarrer la source de perturbation. S'il n'y a pas de source identifiable, cela indique que le principe Vata bouleverse votre métabolisme dans sa totalité et s'accumule dans son site principal, le côlon. En d'autres termes, vous expérimentez un état qui n'est pas optimum pour votre santé ou un état de déséquilibre. Et si cet état n'est pas soigné, cela génèrera, selon l'Ayurvéda, un problème plus sérieux avec le temps. Si vous corrigez les troubles mineurs quand ils se manifestent, vous pouvez empêcher les maladies plus importantes de se déclarer.

Comment Corriger le Métabolisme

La meilleure façon de corriger tout problème métabolique passe par l'alimentation, les exercices physiques, le style de vie et l'usage de plantes pour encourager votre Agni. En utilisant le tout ensemble, on peut arriver à une dynamique de santé. Cette partie se concentre sur l'utilisation des plantes comme épices digestives pour accélérer le processus digestif normal de liquéfaction, transformation, assimilation et élimination. Lorsque ces quatre étapes fonctionneront normalement, votre métabolisme entier aura le soutien nécessaire pour retrouver son état normal. On appelle cela, globalement, la fonction correcte de Agni. Par ailleurs, nous développerons la classification des aliments par rapport à leur réaction digestive.

Si vous avez vécu dans un état chronique de troubles vous aurez besoin de passer par une période de rééducation de votre métabolisme. C'est un processus lent et qui ne doit pas être forcé ou précipité. En Ayurvéda, on comprend l'idée que le corps soit accoutumé à une substance ou à une habitude – la modifier rapidement peut énormément perturber le corps et l'esprit.[42] Il est donc nécessaire de procéder lentement pour modifier les habitudes ou les problèmes de longues dates.

La compréhension ayurvédique du métabolisme nécessite quelques explications pour que ce chapitre prenne tout son sens. Comme nous l'avons vu plus haut, l'Ayurvéda comprend que l'organisme est intelligent et qu'il s'efforce de maintenir l'équilibre. C'est une tâche exigeante constante car l'organisme s'adapte à la température extérieure, au climat, à la consommation d'aliments, aux vêtements (portés ou non), aux états émotionnels et au regard général sur la vie de la personne concernée.

Étant donné que chacun de ces facteurs passe toujours par quelque fluctuation, l'organisme, à travers les trois doshas, cherche des façons de diminuer les excès ou combler les déficiences. Dans ce sens, les déficiences ne viennent pas de substances nutritives (comme c'est le cas en termes biochimiques) mais des trois doshas qui travaillent ensemble pour maintenir le métabolisme. En conséquence, la pratique d'un régime, d'un style de vie et l'utilisation de plantes peut agir pour modifier un excès ou une déficience d'un dosha – Vata, Pitta ou Kapha.

Si on peut accélérer le métabolisme, le corps peut alors naturellement utiliser ou « brûler » les lipides emmagasinés. Cette accumulation de graisse se produit parce que certains facteurs dans le mental, l'alimentation ou le style de vie n'étaient pas en concordance avec la nature de la personne concernée. Cela signifie qu'un mari et une femme peuvent avoir le même régime et avoir des résultats très différents car leurs constitutions de naissance sont différentes. La même alimentation aura donc des effets différents sur les métabolismes différents du mari et de son épouse. L'un d'entre eux prendra peut-être du poids et pas l'autre. L'un aura peut-être toujours faim et l'autre sera rassasié.

---

[42] Cette compréhension s'appelle *prakritisatmya* en Ayurvéda

En identifiant votre constitution et en mangeant et vivant selon les directives concernant cette constitution, vous verrez, qu'avec le temps, vous perdrez du poids (si vous êtes en surcharge pondérale), en prendrez (si vous êtes trop maigre) ou le maintiendrez s'il correspond à votre stature. Ceci est une bonne alimentation et une bonne santé car cet état durera toute la vie et vous protégera de la plupart des maladies. *Il n'est jamais trop tard pour commencer à vivre bien et améliorer votre vie !*

Il y a des groupes d'épices qui aideront chaque type de constitution à mieux digérer ses aliments à travers l'équilibre d'Agni. Ces épices accélèreront aussi (ou équilibreront) votre métabolisme en général. C'est l'idée générale des prétendues « Tisanes Ayurvédiques » qui apparaissent sur le marché. Ces tisanes, nommées en fonction des trois doshas, apportent l'équilibre à la constitution à laquelle elles correspondent – enfin en théorie. En pratique, on a besoin d'ingérer 6 à 10 grammes de la plupart des plantes et épices pour agir sur un problème métabolique existant – et cela, souvent pendant une période de quelques mois. Prendre un gramme de plante avant ou après chaque repas corrigera toutefois lentement et maintiendra une bonne digestion – spécialement pour les types Kapha et Vata. Le type Pitta est généralement équilibré en mangeant des aliments insipides ou en utilisant des épices très douces.

L'expérience de l'Ayurvéda montre que les épices suivantes aident à augmenter la fonction enzymatique des différents types de personnes. Les types mixtes ou doubles utilisent un mélange ou une seule épice de la combinaison – en fonction de la façon dont ils se sentent et en fonction de l'aspect le plus déséquilibré de leur constitution. Alors que cela n'est pas encouragé par la science moderne, cela marche très bien. La pratique traditionnelle remontant à des milliers d'années tend à reconnaître un pouvoir très puissant à cette utilisation spécifique des épices. Pour quelle autre raison nos ancêtres auraient-ils voyagé pendant une année pour n'acheter que des épices ? L'or a toujours eu de la valeur, mais on devrait être très prudent avant de mettre au rebut, par arrogance ou ignorance, l'emploi traditionnel d'épices qui avaient plus de valeur que l'or pour nos ancêtres. Voici un résumé des épices qui équilibrent Agni et la digestion en fonction de la constitution :

Epices bénéfiques pour le type Vata :

- ♦ Cardamome
- ♦ Fenouil
- ♦ Cumin
- ♦ Férule persique

Epices bénéfiques pour le type Pitta :

- ♦ Cumin
- ♦ Fenouil
- ♦ Coriandre

Epices bénéfiques pour le type Kapha :

- ♦ Gingembre
- ♦ Poivre Noir
- ♦ Fenugrec
- ♦ Cumin

Achetez ces épices fraîchement séchées et réduisez-les en poudre avec un moulin à café. Prendre ½ cuillère à café (environ un gramme) de ce mélange de poudre avec un peu d'eau chaude avant ou après les repas – les principaux sont les plus importants. En général, les personnes Vata, ou qui ont une dominante Vata, devraient prendre les épices avant les repas ; les personnes qui sont Pitta, ou qui ont une dominante Pitta, pendant les repas ; et celles qui ont une dominante Kapha, après les repas. Toutes les personnes ayant des problèmes digestifs devraient prendre des épices juste après les repas pour en obtenir les meilleurs bienfaits. Le fait d'avoir l'estomac plein empêche les épices d'avoir une action trop forte pour eux.

En plus de la consommation d'épices avec les repas, chaque personne devrait commencer à s'intéresser à la compréhension ayurvédique sur la façon dont les aliments sont digérés par l'organisme. L'Ayurvéda n'a pas recours aux protéines, lipides et glucides pour distinguer les différentes sortes d'aliments. A la place, elle a une compréhension de la façon dont l'organisme réagit aux aliments dans le transit digestif.

Cela concerne le temps nécessaire pour que les aliments soient digérés. Certains aliments passent rapidement à travers les intestins et d'autres prennent plusieurs jours. Selon l'Ayurvéda, manger certaines espèces d'aliments « légers » (c'est à dire rapidement digérés) facilitera donc la perte de poids et accélèrera la fonction métabolique. Il s'agit d'un système différent de celui que nous utilisons dans le monde occidental, mais la logique et les résultats tendent, de par leur efficacité, à dépasser tous les doutes. Cette méthodologie est basée sur la dernière leçon concernant rasa/virya/vipaka. La légèreté ou la lourdeur des aliments est une deuxième classification de virya après les qualités chauffante et refroidissante.

Ci-dessous se trouve une liste des différentes catégories d'aliments et de la vitesse à laquelle ils passent à travers le système digestif d'une personne. Remarquez que la durée de la digestion pour les personnes ayant un régime à base de produits animaux par rapport à ceux qui se nourrissent essentiellement de produits végétaux est différente. Cela est dû au fait que la viande est plus longue à digérer que les végétaux et ralentit les autres produits ingérés. Rappelez-vous que le plus rapide n'est pas le meilleur, l'organisme ayant besoin de garder quelques aliments pour favoriser la bonne absorption de substances nutritives.

Les régimes à base de liquide entraîneront à long terme des problèmes tout comme les régimes exclusivement à base de fruits. Il y a des exceptions à ces règles. Mais généralement, la pratique de ce genre de régime à long terme, finit par provoquer une perturbation de la capacité digestive (Agni) à moins d'être suivi par une personne qualifiée. Les types Pitta peuvent suivre ce genre de régime à base de liquide et de fruits sans trop de problèmes.

L'idée de cette approche est de manger des aliments « plus légers » si vous essayez de perdre du poids ou de corriger des problèmes métaboliques. Un régime « plus léger » nourrira moins le corps mais une personne en surpoids, dont l'organisme dispose de trop de « substances nutritives » selon l'Ayurvéda, supportera bien cette approche.

Classification des Aliments par Durée de Digestion

Catégorie d'Aliments	Durée de la digestion (Régime à base de produits animaux)	Durée de la digestion (Régime à base de végétaux)	Sensation dans le corps	Capacité à Nourrir le corps
Viande Rouge	48 à 72 h	-	Très lourd	Très grande
Poisson & Volaille	36 à 48 h	24 à 36 h	Lourd	Grande
Produits Laitiers	24 à 36 h	24	Rassasié	Grande
Haricots (Légumineuses)	24 à 30 h	20 à 24 h	Rassasié	Grande
Famille des Noix & Graines	24 à 26 h	20 à 24 h	Rassasié	Grande
Céréales	20 à 24 h	18 à 20 h	Nourrissant	Très Bonne
Légumes à Racine	20 à 24 h	18 à 20 h	Nourrissant	Bonne
Légumes à Feuilles	18 à 22 h	12 à 18 h	Léger	Efficace
Fruits	12 à 18 h	6 à 12 h	Le plus léger	Quelques-unes

La meilleure façon d'utiliser ce tableau, pour toutes les constitutions, est de modifier l'ordre dans lequel on mange les aliments. Prendre les aliments « légers » en premier aide l'organisme qui peut ainsi les transformer en priorité. Tandis que manger les aliments « lourds » en premier cause la fermentation et/ou la putréfaction de tous les autres aliments consommés après ; leur durée de digestion étant plus rapide, cela crée des toxines ou ama.

En conséquence, pour augmenter la capacité digestive, on devrait manger le plus souvent possible les aliments que l'on digère en moins de 24h. Les aliments cuits à la friture demandent encore 6 à 12h de plus pour n'importe quel aliment (sauf les produits laitiers car ils sont difficiles à frire !). Plus on mange de céréales complètes et de légumes par rapport à la viande rouge, la volaille, le poisson et les produits laitiers, moins l'organisme prend de temps pour digérer ces aliments lourds. Moins on mange de céréales complètes, légumes et fruits, plus les aliments lourds sont longs à digérer.

Ainsi, pour accélérer la fonction digestive et métabolique (qui brûle naturellement les graisses), il faut manger les aliments qui demandent le moins de temps pour être digérés et consommer les épices qui aident à augmenter la fonction enzymatique (Agni) et à développer l'équilibre de la constitution. Si vous faites cela de manière constante, vous obtiendrez naturellement des résultats, sans régime de choc ou autres méthodes traumatisantes.

Eliminer la Fatigue et Augmenter la Performance à Travers l'Alimentation

Augmenter l'absorption des substances nutritives est la meilleure façon de développer votre performance mentale et physique. C'est aussi la meilleure façon d'arrêter la sensation de fatigue permanente. Voici, pour tout le monde, quelques règles générales afin de commencer à se débarrasser de la fatigue chronique.

Eliminez ce qui suit de votre régime quotidien :

- Tous les stimulants comme le café, le thé noir, le thé vert et toutes les formes d'alcool
- Tous les aliments raffinés
- Arrêtez l'utilisation ou l'ingestion de sucre blanc sous toutes ses formes (ce qui signifie tous les aliments en boîte)
- Utilisez uniquement des huiles pressées à froid, arrêter les huiles raffinées et la margarine
- Cessez de manger des aliments frits
- Mangez peu ou pas de produits animaux jusqu'à ce que votre énergie revienne

Commencez à ajouter ce qui suit dans votre régime quotidien :

- Des aliments frais
- Des aliments complets
- Des épices en fonction de votre constitution, au moment des repas principaux

Il y aura une période de transition avec une modification du régime diététique pendant laquelle je suggère de procéder lentement pour éviter des réactions fortes – spécialement si vous commencez juste à manger des aliments complets. Vous devez vous attendre à quelques changements dans le corps et savoir qu'ils passeront normalement en dix jours ou deux semaines. Vous ne devez pas essayer de tout faire en même temps car cela serait un choc pour votre corps. Ces changements sont dus à la mise en application des informations mentionnées plus haut. Si lentement, après une période de trois semaines, vous pouvez commencer à suivre tous ces conseils en même temps, vous vous sentirez une nouvelle personne.

Toutes les étapes citées ci-dessus amélioreront l'absorption de vos substances nutritives. Comme vous devez le savoir d'après les informations antérieures de ce cours, le principe essentiel en diététique ayurvédique est d'augmenter l'absorption à travers l'équilibre d'Agni, ce qui empêche l'accumulation de ama (toxines) dans l'organisme.

Les aliments raffinés affaiblissent l'absorption en recouvrant les parois intestinales. Les huiles raffinées ont un effet similaire et bouchent les artères et autres canaux du corps. Les stimulants forcent le système endocrinien à fonctionner comme dans une course permanente de montagnes russes pour ajuster le taux de glycémie et les hormones dans le sang – tout cela provoque la fatigue des glandes surrénales et des reins (votre fatigue). Le sucre raffiné est à la fois un stimulant et un aliment raffiné qui bouche les canaux et stimule de trop la fonction endocrinienne. Les aliments frits transforment l'huile en radicaux libres qui perturbent l'intégralité de votre fonction cellulaire normale. Les teintures chimiques et les conservateurs dans les aliments raffinés et industrialisés perturbent votre humeur, vos fonctions mentales et l'intégrité cellulaire.

Supprimer ces aliments de votre régime aura un résultat immédiat d'augmentation d'énergie, de vigilance mentale et une sensation subjective de bien-être. *Il est important de commencer par ces étapes de base avant de changer d'alimentation en fonction de sa constitution. Si vous, ou votre client, avez déjà consommé des aliments complets, il est alors possible de mettre l'accent sur les choix d'aliments constitutionnels comme dans la liste d'aliments de ce cours.* Apprendre à réguler et équilibrer Agni est la clé de la bonne fonction métabolique.

Chapitre 13
Pourquoi Suivre un Régime Basses Protéines

Un des facteurs essentiels dans le traitement des maladies auto-immunes est d'éliminer complètement les protéines animales. Une alimentation basse en protéines est rarement très populaire dans notre société d'aujourd'hui. Pourtant, même une réduction de 80% de la consommation de protéines animales est suffisante pour arrêter la plupart des maladies auto-immunes. Suivre ce genre de régime selon la constitution (Prakriti) est important. En l'utilisant à 100%, j'ai guéri un grand nombre de formes différentes de maladies auto-immunes.

Dans certaines maladies chroniques, comme un grand nombre de troubles auto-immunes, le fait de suivre un Régime Basses Protéines peut permettre de déterminer si une cure naturelle peut ou non fonctionner. Selon l'Ayurvéda, l'alimentation est le fondement de la santé. Donc, si l'organisme commence à s'attaquer à lui-même, la nutrition peut être un facteur causal. L'arthrite est une autre maladie qui réagit immédiatement (en un mois ou deux) à un Régime Basses Protéines. Les allergies alimentaires réagissent en quelques jours aux régimes bas en protéines et parfois même le rhume des foins ou les allergies des sinus réagissent aussi. En outre, le syndrome de fatigue chronique réagit dans la majorité des cas à un Régime Basses Protéines. En fait, la plupart des maladies courantes qui nous affligent aujourd'hui réagissent à un régime pauvre en protéines animales.

Pour suivre un Régime Basses Protéines, il est nécessaire d'éliminer les produits animaux de son alimentation. Un Régime Basses Protéines se définit en nutrition biochimique en tant que 20% ou moins des calories totales en protéines. Les habitants des pays industrialisés consomment entre 40% et 60% des calories totales en protéines. Afin d'atteindre les 20%, on doit réduire grandement ou éliminer la viande, la volaille, le poisson et les produits laitiers. Seul un régime alimentaire basé uniquement sur des végétaux peut amener une personne au niveau le plus sain de 10% à 15% des calories totales en protéines. Naturellement la question qui vous vient à l'esprit est : « pourquoi voudrais-je faire cela ? » La première raison qui est la plus importante concerne votre santé. Ce chapitre va montrer certaines informations accessibles sur les régimes riches en protéines consommés par la plupart des Occidentaux.

Il y a d'autres raisons à part la santé, peut-être la survie même de l'espèce humaine dépendra d'une majorité de personnes s'orientant vers un régime à base de végétaux. Albert Einstein a dit un jour : « Rien ne bénéficiera à la santé humaine ou n'augmentera les chances de survie sur la terre comme l'évolution vers une alimentation végétarienne ». C'est une déclaration dramatique de l'un des scientifiques les plus respectés du monde moderne. Les effets sur l'environnement de la consommation humaine de grandes quantités de produits animaux appuient cette déclaration. Ce n'est pas l'intention de ce cours de traiter cet aspect du Régime Basses Protéines et à base de végétaux, néanmoins, il serait irresponsable de ne pas le mentionner. Pour plus d'information sur ce sujet et d'un point de vue biochimique, lisez les livres de John Robbins[43] ou contactez une organisation à but non lucratif, directement concernée par ce sujet.[44]

L'intérêt essentiel de ce livre concerne la diététique d'un point de vue ayurvédique. Dans cette optique, le fait de consommer des produits animaux n'est pas nécessairement bon pour la santé. Il y a de plus en plus de professionnels de la santé qui sont d'accord avec cette opinion. C'est le cas du Dr T. Colin Campbell qui a mené l'étude la plus longue et la plus importante jamais réalisée sur la nutrition culturelle, *l'Étude Cornell-Oxford-China sur la Nutrition, la Santé et l'Environnement.* Le Dr Campbell est devenu végétarien au cours de cette étude et lorsqu'il fut critiqué d'être végétarien, sa réponse fut : « *Je tiens seulement compte de ce que les données me disent : l'évidence scientifique vint en premier* ».

Le résultat de cette étude indiquait que : « *…lorsque les sociétés industrialisées… pourront se guérir de leur dépendance à la viande, cela sera, en fin de compte un plus grand facteur dans le domaine de la santé mondiale que tous les docteurs, polices d'assurances maladie et médicaments réunis* ».[45]

Cette information ne fut pas bien acceptée par les médias, l'industrie alimentaire ou l'importante communauté médicale – bien que même les chercheurs scientifiques aient applaudi ces résultats. Mais il s'agit seulement d'une des nombreuses études qui indique la même chose. Le rédacteur en chef de l'*American Journal of Cardiology,* Dr William C. Roberts, a déclaré dans un éditorial : « *Lorsque l'on tue des animaux pour les manger, ils finissent par nous tuer parce que leur chair… n'a jamais été destinée aux êtres humains qui sont des herbivores naturels* ».[46]

Une fois de plus, il ne s'agit pas d'un point de vue isolé. Le Dr William Castelli, directeur de la plus longue enquête permanente sur les maladies cardiaques et le régime alimentaire, l'Étude Framingham Heart, a répondu alors qu'on l'interrogeait sur le meilleur régime à suivre : *« Les végétariens ont le meilleur régime. Ils ont le taux le plus bas de maladies coronariennes parmi tous les groupes du pays ».*[47] La réalité est qu'il y a tant de preuves scientifiques dans le soutien d'un Régime Basses Protéines, basé sur les végétaux, que l'on se demande pourquoi la communauté scientifique n'insiste pas plus énergiquement sur cette notion dans les médias.

Certains médecins ont essayé. Au cours d'une conférence nationale en 1991, le Dr Campbell déclara à ses pairs de la médecine : « *Pourquoi devons-nous manifester de la réticence à conseiller un régime dont nous savons qu'il est inoffensif et sain ? Nous, en tant que scientifiques, ne pouvons pas considérer plus longtemps que le public ne peut pas bénéficier d'information qu'il n'est pas prêt à entendre. Nous devons avoir l'intégrité de dire aux gens la vérité et de les laisser décider ce qu'il faut faire. Nous ne pouvons pas les forcer à suivre les directives que nous recommandons, mais nous pouvons leur donner ces*

[43] Robbins, John, *Diet for a New World* (Régime pour un Monde Nouveau), New York, NY : Avon Books, 1992 ; *Diet for a New America* (Régime pour une Amérique Nouvelle), Walpole, NH : Stillpoint Publishing, 1987

[44] EarthSave International, Box 68, Santa Cruz, CA 95062, or http://www.earthsave.org

[45] Paragraphe précédent, la citation du Dr Campbell, p. 87. Robbins. John. *Diet for a New World,* New York, NY:Avon Books, 1992 p. 86

[46] idem p. 87

[47] idem p. 85

directives et les laisser décider… Nous devons leur dire qu'un régime alimentaire à base de racines, de tiges, de graines, de fleurs et de feuilles est le plus sain, et le seul régime que nous pouvons encourager, appuyer et recommander ».[48]

Même le Dr Benjamin Spock, l'auteur du fameux livre de renommée mondiale, *Comment Soigner et Éduquer son Enfant,* a encouragé un régime sans produits animaux. Dans la septième édition de son livre, il a pris une position ferme dans laquelle il alerte sur le régime riche en viande : « *Nous savons maintenant qu'un régime riche en viande produit des effets nocifs. Les enfants peuvent profiter d'une abondance de protéines et de fer à partir des légumes, haricots et autres aliments à base de végétaux qui évitent les matières grasses et le cholestérol des produits animaux* ».[49] Quand il fut interrogé sur cette approche apparemment radicale, le Dr Spock répondit peu avant sa mort qu'il voulait « être au premier plan de cette conscience grandissante du lien existant entre les aliments animaux et les maladies ».[50] Comme son livre *Comment Soigner et Éduquer son Enfant* est la meilleure vente juste après la Bible, cela donne certainement matière à penser.

Il y a une forte résistance culturelle sur le lien existant entre les produits animaux et les maladies. Lorsque j'ai dit à un ami, il y a quelques années, que j'écrivais un livre sur la diététique, sa réaction fut : « J'espère que tu ne vas pas écrire un livre stupide sur la façon dont chacun devrait être végétarien. Les gens peuvent vivre de n'importe quoi, certaines tribus d'Afrique vivent principalement en buvant du sang ». Étant donné que pour ma part, je n'ai pas connaissance de cultures vivant essentiellement de sang, sa remarque est bien acceptée – le corps humain peut vivre de presque n'importe quoi – aussi répugnant que ce soit.

Ce genre d'argument pourrait être utilisé pour justifier le fait de vivre de petits gâteaux et de beignets aussi facilement que de sang. L'autre point est que les Esquimaux vivent traditionnellement d'un régime alimentaire uniquement à base de viande. Que vous viviez de plateaux télé tous prêts, de beignets, de sang ou de viande de morse, il y aura un prix à payer en termes de santé. Il y a une énorme différence entre une bonne alimentation et ce avec quoi le corps peut survivre. D'une certaine manière, le grand public est peu disposé à faire cette distinction.

Le mythe sur les protéines est un bon exemple de cette réticence culturelle. Les gens des pays développés sont complètement obsédés par l'idée d'avoir suffisamment de protéines dans leur alimentation. Sur le plan culturel, nous sommes empoisonnés par la sur consommation de protéines. C'est presque incroyable quand on pense à cela de manière objective. La substance même dont il nous importe de ne pas manquer est précisément celle qui contribue à notre mauvaise santé.

Un exemple de ce genre était déjà évoqué dans la leçon précédente – celui de la comparaison entre l'artichaut et la côte de porc. Et il ne s'agit pas d'une exception. Prenons maintenant l'exemple des asperges et du bœuf. Si on nous demandait de dire lequel des deux a le plus de protéines, on choisirait inévitablement le bœuf, non ? Qui croirait que l'asperge a autant de protéines que le bœuf ? Pourtant, c'est vrai. L'asperge a 32% de ses calories en protéines – le bœuf en a aussi 32%. La différence est que l'asperge a seulement 6% de lipides

[48] idem p. 90

[49] Brody. Jane E., *Dr. Spock's Disputed 'Vegan' Legacy,* International Herald Tribune, June 22, 1998 p. 3

[50] idem

(matières grasses) et le bœuf en a 68%. Le bœuf a 0% de glucides (hydrates de carbone) et l'asperge, 62%. En utilisant le modèle biochimique de nutrition, quel choix représente le meilleur équilibre nutritionnel ? Évidemment, le taux le plus bas en lipides et le plus élevé en énergie (glucides), avec néanmoins suffisamment de protéines.

À titre d'expérience, plusieurs études et chercheurs ont essayé d'élaborer un régime insuffisant en protéines. Ils ont échoué à chaque fois sauf pour un, celui basant le régime essentiellement sur des sucres raffinés comme les sodas, les gâteaux, les beignets, les confitures et les gelées. Cela devient plus clair quand on comprend que les jeunes d'aujourd'hui consomment plus de 20% de leurs calories dans ce genre d'aliments sucrés. Si une personne mange un aliment complet ou suit un régime essentiellement à base d'aliments complets, il lui est impossible d'être en manque de protéines.

J'ai trouvé qu'il était nécessaire d'introduire certaines informations biochimiques actuelles dans ce chapitre craignant qu'une absence de « données scientifiques » incite un certain nombre de lecteurs à ne tenir aucun compte de cette approche. Il est regrettable de vivre à une période où les gens ont recours à des « données scientifiques » pour promouvoir leurs propres produits et dogmes. Alors que plusieurs exemples ont déjà été cités à ce propos, il ne faut pas oublier qu'il ne s'agit que de la partie émergée de l'iceberg. Un autre exemple concerne l'ostéoporose. Les femmes sont particulièrement visées par cette poussée de fausse information car elles sont supposées voir leur masse osseuse diminuer au moment de la post-ménopause. On leur dit de consommer beaucoup d'aliments riches en calcium comme la viande et les produits laitiers, ou de prendre des suppléments en calcium. Malheureusement, on n'a jamais prouvé que les suppléments en calcium fassent augmenter la masse osseuse.[51] Cette conclusion ne provient pas d'un charlatan, mais du résultat d'un groupe d'études menées par le Dr B. Lawrence Riggs de la clinique Mayo aux Etats-Unis. Il existe d'autres études qui sont arrivées à la même conclusion.

La cause principale de la perte de densité osseuse, ou de la perte de calcium dans les os, est une consommation excessive de protéines.[52] Dans ces conditions, la recommandation de consommer des produits animaux parce qu'ils sont riches en calcium est tout à fait incroyable. Les produits animaux drainent une plus grande quantité de calcium des os qu'ils n'en ajoutent. Ainsi, en suivant le conseil actuel, on crée la situation parfaite pour baisser la densité osseuse et favoriser le commencement de l'ostéoporose. C'est peut-être la raison pour laquelle une des causes principales de la mort des femmes de soixante-cinq ans et plus est due aux effets de l'ostéoporose. Si une personne, homme ou femme, a un problème de densité osseuse, la seule chose importante à faire est de commencer à suivre un Régime Basses Protéines, à base de végétaux.

Les besoins réels de protéines du corps humain sont seulement de 2,5% de la prise totale de calories selon le Journal Américain de Nutrition Clinique. L'Organisation Mondiale de la Santé (OMS) fixe le besoin adulte à 4,5% et le Conseil de Nutrition et d'Alimentation de l'Académie Nationale des Sciences le place à 6% - haussant la marge à 30% par « sécurité ». Même le niveau de 6% est facile à atteindre en mangeant quelques légumes ou fruits chaque jour. En réalité, en dehors des 44 légumes cités dans le Manuel Agricole du

[51] Riggs. Dr. B. Lawrence, Science, August 1, 1986
[52] Wachman, A. et al., *Diet and Osteoporosis* (Régime et Ostéoporose), *Lancet,* May 4, 1968, p. 958

Gouvernement des Etats-Unis n° 456 seulement une, la patate douce, contient à peine 6% du total des calories en protéines. Les autres dépassent largement cette norme ainsi que les céréales et les légumineuses. Un grand nombre de fruits atteignent ou dépassent même ces critères. Par ailleurs, il est bon de noter également que les allergies sont une réaction aux protéines des aliments. Si vous avez des allergies alimentaires ou d'une autre origine, une alimentation faible en protéines devrait être la base d'un programme de traitement naturel.

Teneur en Protéines des Aliments Courants

(ces chiffres sont donnés en pourcentage total de calories)

Type d'Aliments	% Protéines	% Lipides	% Glucides
Fruits			
Pomme	1	8	91
Abricot	7	4	89
Banane	5	3	92
Melon Cantaloup	9	3	89
Cerise	8	4	88
Airelle	3	13	84
Datte	3	0	97
Figue	6	5	89
Pamplemousse	5	2	93
Raisin	8	13	79
Citron	15	7	78
Mangue	4	5	91
Orange	8	4	88
Papaye	6	2	92
Pêche	6	2	92
Poire	5	6	89
Kaki	3	3	94
Ananas	3	3	94
Prune	3	0	97
Grenade	3	5	92
Pruneaux	4	1	95
Framboise	8	16	76
Fraise	8	12	80
Pastèque	8	7	85

Type d'Aliments	% Protéines	% Lipides	% Glucides
Légumes			
Artichaut	22	3	75
Asperges	32	6	62
Avocat	5	81	14
Betterave	15	2	83
Poivron	22	8	70
Brocoli	45	6	49
Chou de Bruxelles	44	6	50
Choux	22	7	71
Carotte	10	4	86
Chou-Fleur	40	6	54
Céleri	20	6	74
Maïs	11	7	82
Concombre	24	7	69
Aubergine	18	9	73
Haricot Vert	21	6	73
Salades vertes	30	12	58
Champignons	38	8	54
Feuilles de Moutarde	31	13	56
Okra	22	8	70
Oignons	16	3	81
Persil	34	12	54
Pois	30	4	66
Pommes de Terre	11	1	88
Radis	10	1	89
Pousses de Soja	43	20	37
Epinards	49	9	42
Courge d'été	20	5	75
Patate Douce	6	3	91
Tomate	18	8	74
Navet	13	7	80
Cresson de Fontaine	40	11	49
Courge d'hiver	12	3	85

Type d'Aliments	% Protéines	% Lipides	% Glucides
Céréales			
Amarante	16	8	76
Orge	11	3	86
Sarrasin	15	7	78
Farine de Maïs	9	5	86
Millet	12	5	83
Avoine	15	8	77
Quinoa	18	9	73
Riz (basmati)	8	2	90
Riz (complet)	8	5	84
Riz (blanc normal)	6	1	93
Seigle	20	7	73
Froment (complet)	16	5	79

Type d'Aliments	% Protéines	% Lipides	% Glucides
Haricots (Légumineuses)			
Azuki	25	4	71
Pois chiches	23	12	65
Dal (Rouge)	28	3	69
Haricots rouges	26	4	70
Lentilles	29	3	68
Lima	26	4	70
Mungo	28	3	69
Soja	32	37	31
Pois cassés	28	3	69
Tofu	40	48	12

Type d'Aliments	% Protéines	% Lipides	% Glucides
Noix & Graines			
Amandes	12	76	12
Noix de Cajou	12	68	20
Noix de Coco	4	85	11
Avelines	8	81	11
Cacahuètes	18	68	14
Pignons	8	80	12
Graines de Courge	20	70	10
Graines de Sésame	13	75	12
Graines de Tournesol	17	69	14
Noix (noires)	13	79	8

Type d'Aliments	% Protéines	% Lipides	% Glucides
Produits Laitiers			
Lait	0	100	0
Babeurre	40	3	57
Fromage (Cheddar)	25	73	2
Fromage Blanc	52	37	11
Crème	8	90	2
Glace (à la crème)	20	48	32
Lait (entier)	21	49	30
Yaourt	21	49	30
Type d'Aliments	**% Protéines**	**% Lipides**	**% Glucides**
Produits Animaux			
Bœuf	32	68	0
Poulet (viande claire, avec peau, rôtie)	56	44	0
Poulet (viande noire, cuisses, avec peau, rôtie)	44	56	0
Canard	24	76	0
Œufs	33	65	2
Poisson (perche)	26	56	18
Agneau (côtelettes)	22	78	0
Porc (côtelettes)	23	77	0
Coquillages (Palourdes)	68	21	6
Dinde	41	59	0

Source : "Valeur Nutritive des Aliments Américains en Unités Courantes" USDA Manuel n°456

Il est temps maintenant de retourner au point de vue traditionnel ayurvédique selon lequel un Régime Basses Protéines génère la santé. On présume, à tort, que toute la culture d'Inde était ou est végétarienne. Le fait est que, dans l'ancien temps, la caste dominante et celle des guerriers étaient des chasseurs et mangeaient de la viande. Les pauvres, quant à eux, mangent ce qui est disponible aujourd'hui, comme ils le faisaient dans le passé. Le système ayurvédique, comme on l'a vu dans le premier livre, n'est pas moraliste. Il n'y a pas de bon et de mauvais. Il y a simplement la compréhension des actions que génère telle ou telle substance alimentaire.

L'Ayurvéda explique que la viande permet à l'organisme de fabriquer rapidement des tissus mais, de qualité inférieure au bout du compte. L'Ayurvéda considère aussi que tous les tissus animaux sont problématiques car ils favorisent les toxines dans le corps. Par toxines, on veut dire deux choses – que la substance elle-même est, à long terme, toxique pour l'organisme et que pendant le processus de digestion, la chaire animale produit des bactéries toxiques (Ama). En plus, étant donné que la chaire animale prend entre 36 à 60 heures pour traverser le système digestif, elle a tendance à se putréfier dans les intestins avant d'être éliminée.

Les protéines ne sont pas un combustible propre. Lorsque l'on en consomme en grande quantité, l'organisme a tendance à les brûler comme du carburant – comme dans un régime basé sur la consommation de la viande qui est pauvre en glucides. Le dérivé de la combustion de la chaire animale, en tant que combustible, est l'acide urique. Cet acide est appelé « toxine » en Ayurvéda car lorsque l'organisme est saturé par cet acide, il se déplace à travers le corps et provoque des maladies comme la goutte, l'arthrite et des troubles auto-immunes – entre autres. C'est une des raisons essentielles pour lesquelles l'Ayurvéda classique considère la viande comme étant un mauvais choix nutritionnel – par ce qu'elle génère des effets secondaires quand on en consomme régulièrement ou en grande quantité.

Traditionnellement, l'Ayurvéda utilise des bouillons de viande comme méthode pour aider un patient malade à retrouver rapidement sa force. L'utilisation de chaire animale était limitée aux thérapies médicales et n'était pas considérée bonne pour une consommation quotidienne. Certaines viandes, particulièrement le bœuf, étaient considérées comme toxiques à la consommation humaine.

La Théorie des Trois Gunas (Triguna) en Ayurvéda

Toutefois, l'action la plus problématique liée à la consommation de produits animaux – incluant le poisson et les fruits de mer – touche l'esprit. L'Ayurvéda explique qu'il y a deux effets négatifs essentiels sur l'esprit. Le premier est que la chaire animale alourdit l'esprit et le second, qu'il augmente la violence mentale. Alors qu'il peut sembler que l'on pénètre ici un domaine très subjectif, il y a un recueil grandissant de données scientifiques qui mettent en corrélation le régime avec le comportement. De même que je n'ai encore jamais vu de données sur la différence entre le comportement violent des mangeurs de viande et des végétariens. Peut-être ne s'agit-il que d'une affaire de temps avant de trouver des études relatives à ce sujet. On peut en tout cas observer le fait que les populations qui ont un régime alimentaire à base de protéines animales, ont aussi de longues histoires de guerre, violence et invasions vers d'autres pays.

Il existe certainement déjà des données substantielles sur l'effet d'additifs alimentaires et de métaux lourds sur le comportement social et la performance mentale des sujets. Et il y a une prise de conscience générale sur le fait que les déficiences de certaines substances nutritives affectent le mental. L'hypoglycémie est un simple exemple sur la façon dont le mental est touché par l'état nutritionnel de l'organisme. Dans tous les cas, nous avons là, la compréhension ayurvédique sur la consommation de viande et son action sur le mental.

Si les principes de base qui régissent le métabolisme et l'homéostasie reposent sur la théorie des tridoshas en Ayurvéda, il est temps maintenant d'aborder la théorie des trois gunas en Ayurvéda. Dans le système ayurvédique, il existe un ensemble de principes à travers lesquels on a une compréhension de l'esprit. En Ayurvéda, ces trois principes sont utilisés pour perfectionner ou mieux comprendre tout ce qui se produit dans la nature – c'est une pratique générale qui apporte un niveau plus approfondi à la méthodologie globale de base des trois doshas. On utilise toutefois spécifiquement la théorie des tri-gunas pour comprendre les dispositions mentales dans la psychologie humaine. Les trois *gunas* (guna = attribut) sont appelés *Sattva, Rajas* et *Tamas* en sanskrit.

Selon l'Ayurvéda, chaque aliment comporte un de ces trois principes dominant en lui. Ainsi, lorsque vous mangez un aliment, vous prenez en vous cette qualité dominante. À son tour, cela affecte votre état mental et psychologique. C'est une des raisons principales pour lesquelles l'Ayurvéda n'est pas favorable au fait de manger de la viande – car tous les animaux morts se composent de qualité tamas ou d'inertie. La viande commence en général par augmenter la qualité rajas de l'esprit (c'est à dire la violence ou l'agitation) et puis elle développe la qualité tamas (c'est à dire la léthargie ou la négation de soi-même). À l'autre bout du spectre se trouvent les fruits qui sont composés de qualité sattva car ils sont l'aliment le plus léger et le fait d'en manger ne nuit en aucune façon à l'arbre.

Les qualités des triguna se répartissent comme suit :

- Sattva : harmonie, clarté, intelligence, paix, perception
- Rajas : action, mouvement, agitation, colère, violence, force, dissipation
- Tamas : inertie, lourdeur d'esprit, manque d'intelligence, perversion, dépendances

Il s'agit des descriptions classiques des trois principes appliqués au mental en général. Il est intéressant de remarquer que l'Ayurvéda considère les aliments raffinés, industriels et chimiques de toutes sortes (comme les additifs alimentaires) comme étant à dominance tamas. Cela peut sembler étrange ou même insensé, mais je pense qu'une observation attentive de notre société confirme une telle conclusion. Par exemple, la baisse des résultats scolaires est une indication du principe tamas dominant dans le régime alimentaire courant. L'autre aspect du principe tamas est l'acceptation de la violence comme une normalité. Une tendance qui a régulièrement augmenté durant les dernières générations – allant de pair avec une alimentation de produits raffinés et industriels.

Récemment, à cause de plusieurs évènements tragiques aux USA, le gouvernement américain a commencé à mettre en relation l'influence des médias avec le comportement violent. Il faudra encore attendre encore bien d'autres tragédies avant que les gens commencent à prendre conscience que ce qu'ils mangent influence leur mental et leur comportement. Il existe déjà nombre d'études qui appuient ce concept. Aucun doute que de nombreux médecins riront et critiqueront ce genre d'approche. Que peuvent-ils dire quand leurs propres études appuient cet avis ? Quand l'alimentation des cantines scolaires a été modifiée à New York et en Californie, les scores scolaires augmentèrent proportionnellement. À New York, les résultats scolaires globaux ont été les meilleurs jamais enregistrés aux Etats-Unis.

Plusieurs autres études existent et montrent les différences comportementales dans les prisons, centres de rétention pour les mineurs et maisons de corrections. Ces études montrent que le régime alimentaire réduit à lui seul le nombre d'incidents violents dans les maisons de correction. Ce genre d'information tend à confirmer le point de vue traditionnel énonçant que les aliments frais et complets constituent la meilleure source à la fois pour le corps et *l'esprit.*

Un facteur qui éloigne de la diététique ayurvédique un grand nombre de végétariens actuels est l'utilisation traditionnelle de produits laitiers utilisés dans cette culture. Ce sujet a été examiné plus en détail dans la partie sur les produits laitiers (voir Livre Deux). L'Ayurvéda considère que les produits laitiers prédominent dans la qualité sattvique – au moins traditionnellement. Inutile de dire que les produits laitiers produits industriellement sont considérés comme prédominants en qualité tamas. Et même consommer du beurre et du yaourt bio peut être considéré comme une bonne nutrition à condition qu'ils ne soient pas fabriqués avec du lait écrémé ou pasteurisé. Pour que les produits laitiers soient considérés comme un aliment nourrissant, ils doivent être entiers, frais et non transformés – composant ainsi le principe sattva. La fabrication du beurre, yaourt et ghî se faisait à partir de lait entier dans l'Inde ancienne. Bien que l'idée de toute cette matière grasse puisse repousser beaucoup de personnes, l'Ayurvéda explique que l'organisme a une meilleure capacité à digérer le lait entier que le lait transformé.

Il est possible que le problème d'allergie et d'intolérance au lactose soit plutôt dû à une préparation et une transformation inappropriées du lait plutôt qu'au lait lui-même. Selon l'Ayurvéda, c'est le cas. Si le lait n'est pas préparé de la bonne manière, l'organisme ne peut plus le digérer. Ainsi, il devient toxique et empoisonne l'organisme. Selon l'Ayurvéda, c'est la façon dont on traite et nourrit les vaches qui ont déclenché ce scénario, suivi de l'obsession d'éliminer les matières grasses et bactéries à travers une transformation qui rend aujourd'hui le lait indigeste.

Dans tous les cas, l'utilisation traditionnelle de produits laitiers en Ayurvéda correspond plus à un condiment qu'à un aliment. Les gens ne vivaient pas de beurre et de ghî et malgré cela, l'ajoutaient à leur régime quotidien *en petites quantités.* Les grandes quantités de produits laitiers génèreront nombre de problèmes de santé qu'ils soient au lait entier ou transformés.

Le réel problème majeur dans le monde d'aujourd'hui où l'on consomme n'importe quelle espèce de produits animaux est lié aux polluants chimiques – qui sont répertoriés comme étant dominants dans la qualité tamas. Tous les polluants finissent – tôt ou tard – dans les tissus des animaux que nous mangeons. Ces produits chimiques ne quittent pas plus l'organisme humain qu'ils n'ont pu quitter le corps des animaux. Les personnes pensent que le poisson est plus sûr que la viande mais c'est loin d'être la vérité. Les fruits de mer sont une des sources alimentaires les plus polluées que l'on trouve aujourd'hui et près de la moitié des poissons testés par l'Union des Consommateurs étaient contaminés par des bactéries humaines ou des fèces animales.[53] L'EPA (Agence pour la Protection de l'Environnement) a émis plus de 1000 avertissements contre le fait de manger du poisson issu d'eau contaminée dans et autour des Etats-Unis en 1994.[54]

---

[53] Rachel's Environment and Health Weekly, N° 450, 13 Juillet, 1995 comme indiqué dans EarthSave report, *Food Choices and the Planet*.

[54] Idem.

Depuis 1945, l'utilisation générale de pesticides a augmenté de 3 300% et la récolte globale perdue à cause des insectes a aussi augmenté de 20%.[55] Malheureusement, la viande, la volaille et les produits laitiers contiennent la majeure source de pesticides résiduels présents dans l'alimentation occidentale.[56] Ainsi, 95% de l'exposition humaine aux dioxines vient de la viande, des volailles et des produits laitiers.[57] La dioxine est un puissant cancérigène connu qui est aussi utilisé pour blanchir les tampons féminins et protège-slips. Sachant cela, il est important de reconnaître que l'action des pesticides se poursuit pendant longtemps dans l'environnement.

Je pense que les raisons de continuer à manger de la viande – uniquement par rapport à la santé – sont sans fondement compte tenu des informations actuelles et disponibles. Il semble qu'il n'y ait pas en fait de bonne raison de suivre un régime à base de produits animaux du point de vue de la santé. C'est une autre chose si vous voulez manger de la viande, de la volaille, des fruits de mer ou des produits laitiers parce que vous les aimez ou pour d'autres raisons. Pourtant, vous devriez prendre conscience du fait que vous n'en avez aucun besoin en ce qui concerne les besoins nutritionnels. Les gens essaient toujours d'effrayer les futurs végétariens avec des histoires de déficience en vitamine B12. L'organisme a besoin de très petites quantités de vitamine B12 qui se trouve facilement dans n'importe quel produit fermenté ou dans le beurre. Si cela vous pose un problème, on peut prendre des suppléments de vitamine B12 deux fois par semaine. Cela peut être particulièrement important pour les enfants et donc fortement recommandé. Une des principales raisons pour lesquelles certains végétariens manquent de vitamine B12 tient au fait qu'ils ne mâchent suffisamment leurs aliments ou qu'ils ne consomment pas d'aliments complets.

Les acides aminés jusqu'à la vitamine B12 sont disponibles dans les régimes à base de végétaux, basés sur les aliments complets. Naturellement, si vous éliminez juste la viande de votre régime et continuez à vivre de petits gâteaux, de ketchup et des plateaux télé tout prêts, vous finirez avec certaine forme de malnutrition. Mais il s'agit d'un mauvais choix nutritionnel, pas d'un régime à base de végétaux.

Finalement, c'est vous qui choisissez. Les données sont là pour montrer que moins vous consommez de produits animaux, plus vous resterez à long terme en bonne santé. Rappelez-vous, il n'est jamais trop tard pour commencer. Des études ont montré que les régimes bas en protéines ont amélioré tous les cas allant de la densité osseuse aux conditions cardiaques y compris en commençant des changements diététiques tard dans la vie. Même en réduisant seulement la quantité de produits animaux consommés, cela aura un impact énorme sur votre santé. Une once de prévention vaut mieux qu'une livre de traitement et avec les prix d'aujourd'hui, cela coûte aussi moins cher !

---

[55] Pimental, et al., *Handbook of Pest Management in Agriculture*, 2nd ed., Boca Raton, FI: CRC Press, 1990

[56] Regenstein, Lewis, *How to Survive in America the Poisoned,* Herndon, VA: Acropolis Book, 1982

[57] Etude EPA citée dans *USA Today,* 13 Septembre, 1994, comme indiqué dans EarthSave report, *Food Choices and the Planet.*

Chapitre 14
Description des Aliments par Catégorie

Ce livre est destiné à expliquer l'utilisation des aliments courants ainsi que leurs énergies ayurvédiques. Il contient donc des informations plus précises sur les aliments que celles figurant dans les tableaux. L'ensemble de ce livre est basé sur les travaux de mes professeurs dont j'ai élargi et complété l'étude avec un ensemble d'informations de source à la fois récente et traditionnelle. En y ajoutant, en outre, mes propres réflexions de praticien depuis vingt-neuf ans. Et afin de mieux faire comprendre comment l'Ayurvéda utilise les aliments, un minimum d'information sur leur composition biochimique.

Les aliments sont classés par groupes puis par ordre alphabétique pour des raisons pratiques. Mais ils sont également répertoriés selon le système ayurvédique des six saveurs ou *Rasa/Virya/Vipaka.* Figure donc en premier et pour chaque aliment la qualification de ses « énergies » en fonction de ses effets sur la « digestion/énergie/post-digestion ». Après le nom de l'aliment, figurent les effets sur les doshas. La flèche vers le bas ↓ indique que ça diminue les doshas et donc que c'EST bénéfique. La flèche vers le haut ↑ indique que ça aggrave les doshas et donc que ce n'est PAS bénéfique.

De plus, ↓VP signifie que c'est meilleur pour Vata que pour Pitta. ↑PK indique que c'est pire pour Pitta que pour Kapha. Le symbole = indique que l'aliment est généralement équilibré pour toutes les constitutions sauf en cas de consommation excessive.

Plus un aliment contient de rasas, plus ses actions sont complexes. Cela se vérifie souvent à travers la quantité de nutriments contenus mais cela indique le plus souvent une action synergique plus complexe sur l'ensemble du métabolisme. Par exemple, les aliments préventifs contre le cancer contiennent souvent de nombreux rasas.

Les six Rasas sont représentés ainsi :

Neutre (doux)	n
Acide	ac
Salé	s
Piquant	p
Amer	am
Astringent	as

Les deux Virya sont représentés comme étant :

Chauffant	« chaud »
Rafraîchissant	« frais »
Pour les aliments très épicés on utilise	« très chaud ».

Remarque : les énergies indiquées concernent les aliments frais, et non pas en conserves ou congelés !

FRUITS

Les fruits sont les aliments les plus légers et ont une action généralement nettoyante. En petite quantité, ils sont bons pour tous les types de constitutions grâce à leur légèreté et leur action nettoyante. Plus on consomme un fruit régulièrement, plus il risque d'aggraver notre constitution, d'où l'intérêt d'alterner ses choix au quotidien. Leur qualité est de nature Sattvique.

Abricots ↓VP ↑K n, ac, /frais/n

Ils nettoient et protègent les muqueuses et plus particulièrement celles de la gorge et des poumons. Ils favorisent la guérison de tous les troubles respiratoires et pulmonaires et sont efficaces en cas d'anémie et en tant que laxatifs. À éviter en cas de diarrhée et à consommer en petite quantité pendant la grossesse. Ils peuvent être consommés par les types Kapha en petites quantités. Certaines variétés plus acides ont un Virya chauffant plutôt que rafraîchissant ce qui peut aggraver Pitta, en excès.

Airelles ↓PK ↑V as, n/frais/n

Nettoyantes et purifiantes, ces fruits sont les plus efficaces pour soigner les troubles Pitta et les infections urinaires. Seuls les fruits ou le jus fraîchement pressé ont des propriétés médicinales car les jus que l'on trouve dans le commerce contiennent de grandes quantités de sucre ajouté. Elles sont efficaces pour tout type de problème cutané lié à Pitta et pour tous les troubles sama Pitta.

Ananas ↓PV ↑K n, ac/frais/ n

Nettoyants et diurétiques, les ananas sont de bons stimulants digestifs. Ils contiennent de nombreuses enzymes et détruisent les vers et parasites intestinaux. Verts, ils sont très acides, aggravent Pitta et risquent, par ailleurs, d'endommager l'émail des dents. La plupart des ananas importés sont trop acides pour produire un effet rafraîchissant.

Bananes ↓VP ↑K n, as, /frais/ac

En excès, elles peuvent aggraver Pitta et les ulcères à cause de leur Vipaka acide - alors que normalement elles diminuent Pitta grâce à leur qualité sucrée et lourde. Les bananes sont les fruits les plus tonifiants qui se mélangent bien avec le lait pour fortifier le corps. Elles sont laxatives, contiennent beaucoup de minéraux et peuvent être utilisées pour soigner l'anémie - pas mûres, elles servent contre la diarrhée, la dysenterie, les hémorroïdes et la toux. Elles sont utiles en cas d'hypertension et pour l'état de manque généré par la dépendance aux sucres et à l'alcool. En excès, elles éliminent Agni.

Cerises ↓V ↑PK n, ac/chaud/ n

Nettoyantes et efficaces pour éliminer les acides en excès dans le corps. Les cerises contiennent de nombreux minéraux dont le fer et sont, de ce fait, efficaces pour purifier le sang et renforcer la production d'hémoglobines. Elles fortifient le cœur et augmentent la quantité de plasma. Elles sont utiles pour soigner les rhumatismes et autres troubles de type Vata. Les variétés de cerises acides peuvent aggraver Pitta.

Citrons ↓V ↑PK ac, as/frais/ac
Nettoyants, antiseptiques et stimulants digestifs, les citrons sont efficaces pour apaiser vata et liquéfier kapha. À éviter en cas de pitta élevé- toutefois ils sont efficaces pour les types pitta en été. Ils augmentent le plasma (kapha) et sont appropriés l'été. Ils sont très importants pour soigner de nombreux troubles impliquant le cœur, le foie, le sang, les poumons, les reins, les calculs biliaires et l'obésité.

Citrons verts ↓V =P ↑K ac/frais/ac
Comme les citrons jaunes, ce sont aussi des nettoyants mais ils aggravent moins pitta. Il s'agit de bons substituts du citron jaune et sont plus efficaces pour diminuer la fièvre ou éliminer ama. L'écorce de citron jaune ou vert séchée est un bon stimulant digestif.

Dattes ↓PV ↑K n /frais/ n
Tonifiantes et reconstituantes, les dattes sont surtout bénéfiques à Pitta et en second à Vata - les dattes séchées peuvent aggraver Vata. Ces fruits sont excellents à mélanger avec d'autres aliments (céréales) et du lait. Elles sont adoucissantes et laxatives. Elles fortifient les poumons et l'appareil reproducteur.

Figues ↓VP ↑K n, as/frais/ n
Nettoyantes et légèrement toniques, les figues sont bonnes pour le foie, la vésicule biliaire et le système urinaire. Elles aident à équilibrer l'acidité et sont alcalines par nature. Elles ont une légère action permettant d'éliminer ama et sont laxatives.

Fraises ↓VP ↑K n, ac/frais/ n
Nettoyantes et reconstituantes, elles sont similaires aux framboises. Elles sont efficaces pour les poumons et le plasma ; riches en certains minéraux ; bonnes pour les dents et les gencives. Elles sont digestes et peuvent parfois aggraver Pitta quand elles ne sont pas mures.

Framboises ↓VP ↑K n, as/frais/ n
Nettoyantes et détoxifiantes, les framboises favorisent la formation du sang. Leur consommation régulière permet de réguler les menstruations et le système urinaire. Elles diminuent ama mais peuvent aggraver Vata quand elles ne sont pas mures à cause de leur saveur astringente ou consommées en excès. Consommées avec modération, elles sont bénéfiques pour les types Kapha. Les feuilles sont astringentes et ont des propriétés fortement curatives.

Grenades =PKV n, as, ac/frais/ n
Reconstituantes et légèrement nettoyantes, les grenades équilibrent les trois doshas lorsqu'elles sont mures. Vertes elles aggravent Vata. Elles sont bénéfiques pour les organes

produisant le sang et la bile ; détruisent les vers et les parasites intestinaux et soignent les ulcères de la bouche et des gencives. C'est le jus de fruit le plus équilibrant.

Kakis ↓VP ↑K n, as/frais/ n

Tonifiants quand ils sont mûrs, ils sont plus nettoyants quand ils sont verts. Les kakis sont efficaces contre la toux et les troubles pulmonaires. Ils favorisent la liquéfaction du mucus et de ama. Verts, ils sont plus adaptés aux types Kapha et très astringents - utiles en cas de diarrhée et de troubles intestinaux. Mûrs, ils sont difficiles à digérer et stimulent la formation de tissus.

Kiwis ↓VP ↑K n, ac, as/frais/ n

Nettoyants, riches en vitamines et minéraux, les kiwis sont de légers tonifiants. Ils contiennent beaucoup d'eau et doivent être consommés en petites quantités par les types Kapha.

Mandarines ↓V ↑KP n, ac/frais/ n

Nettoyantes mais plus acides que les oranges.

Mangues ↓VP ↑K n, ac/chaud/ n

Tonifiantes et revigorantes, les mangues sont efficaces pour les personnes faibles et celles ayant une digestion nerveuse. Consommées vertes, elles peuvent augmenter Pitta. Elles ont une action diurétique, astringente et adoucissante.

Melons ↓P ↑KV n /frais/ n

Nettoyants et diurétiques, toutes les espèces de melons ont tendance à aggraver Kapha car ils contiennent beaucoup d'eau, et Vata à cause de leur nature froide. Ils sont difficiles à digérer et doivent être consommés en petite quantité ou seuls avant de manger d'autres aliments.

Melon cantaloup - meilleur pour Vata
Pastèque - efficace contre les infections urinaires, les fièvres et bon à consommer l'été

Mûres ↓VP ↑K n, ac, /frais/n

Nettoyantes, elles stimulent la formation du sang. Elles réduisent ama mais peuvent aggraver Pitta quand elles ne sont pas mûres ou si on en mange trop et à cause de leur saveur acide. Bénéfiques aux types Kapha, en quantités modérées.

Myrtilles ↓VP ↑K= n, as, /frais/ n

Elles nettoient et régulent la glycémie. Ce sont les baies les plus astringentes et les plus utiles pour les types Kapha.

Nectarines ↓VP ↑K n, ac/frais/ n

Nettoyantes comme les pêches, elles ont toutefois moins tendance aggraver les types Pitta.

Oranges ↓VP ↑K n, ac/frais/ n

Nettoyantes et stimulant l'appétit, les oranges sont adaptées aux climats chauds et l'été. Elles sont efficaces contre les inflammations et aident à diminuer les fièvres et à fortifier les dents. Elles sont aussi efficaces en cas de diabètes et de troubles pulmonaires. Les variétés acides peuvent aggraver Pitta. Il en est de même pour le jus d'orange commercialisé, également de nature acide.

Pamplemousses ↓V ↑P = K ac/chaud/ac

Consommés le matin, ils ont un effet nettoyant qui permet d'éliminer le Kapha accumulé et le mucus. Ce sont de bons expectorants et ils favorisent la régulation des fonctions du pancréas et la digestion des sucres. Ils sont efficaces pour désintoxiquer une personne ayant abusé d'alcool. Les pépins sont antibiotiques, antifongiques et antiparasitaires.

Papayes ↓V ↑PK n, p/chaud/ n

Tonifiante et fortifiante, la papaye peut aggraver Pitta en excès à cause de sa nature chauffante. Contenant de nombreuses enzymes digestives, elle est préférable, en cas d'Agni variable, à bien d'autres fruits. La papaye est utilisée pour soigner de nombreux troubles comme le diabète, les rhumatismes, l'hypoglycémie, et les infections parasitaires.

Pêches ↓VP ↑K n, ac /frais/ n

De nature nettoyante et laxative, elles protègent les muqueuses quand elles sont épluchées ou cuites. Elles sont efficaces contre la toux et en cas de troubles respiratoires. Elles contiennent de nombreux nutriments et sont légèrement lourdes à digérer. La peau peut aggraver certains types Pitta.

Poires ↓PV ↑K n /frais/ n

Nettoyantes et adoucissantes, les poires sont de bons tonifiants pour les poumons et les troubles pulmonaires. Elles sont légèrement laxatives et peuvent aider à nettoyer le foie et la vésicule biliaire. Elles ont des effets similaires à ceux de la pomme mais sont moins astringentes et donc meilleures pour les types Vata. Les types Kapha peuvent les consommer en petite quantité car elles aident à liquéfier l'accumulation de mucus et de ama. Consommées régulièrement, elles favorisent la diminution du cholestérol.

Pommes ↓PK ↑V n, as, ac/frais/n

Elles nettoient et stimulent l'appétit. Les pommes aident à diminuer le cholestérol, ama, les métaux lourds et les radiations. Elles aident à équilibrer le taux de glycémie dans le sang et à nettoyer le foie et la vésicule biliaire. Les pommes acides aggravent Pitta.

Prunes ↓VP ↑K n /frais/ n

Nettoyantes et réfrigérantes, les prunes sont de bons laxatifs et favorisent l'élimination de ama de l'organisme. Elles sont très efficaces en cas de problèmes hépatiques mais risquent d'aggraver les personnes ayant un Pitta élevé ou de l'acidité. Les espèces violettes sont meilleures pour les types Pitta et pour le foie.

Prunes japonaises ↓V ↑PK ac/frais/ n
Les prunes Umeboshi, étant acides et salées, aggravent Pitta. Le sel étant nuisible pour les types Kapha - elles doivent être consommées en faible quantité - ces prunes sont meilleures pour les types Vata.

Pruneaux ↓VP ↑K n /frais/ n
Les pruneaux secs sont plus laxatifs et nettoyants que les prunes. Le fait de les faire tremper dans l'eau pendant plusieurs heures les rend tridoshiques.

Raisins ↓VP ↑K n /frais/ n ***ou*** ac/chaud/ n
Nettoyants et légèrement nourrissants, les raisins sont efficaces contre de nombreux troubles dont les problèmes cardiaques, les hémorragies, les rhumatismes et l'arthrite. Les variétés les plus foncées sont bénéfiques pour le sang et efficaces contre l'anémie. Ils sont diurétiques et aident à fortifier les reins et le foie. Ils favorisent les traitements contre la goutte et la diminution d'ama. Les variétés acides peuvent aggraver Pitta.

Raisins secs ↓VP =K n /frais/ n
Les raisins secs sont plus tonifiants et moins diurétiques que le raisin. Ils sont utilisés comme tonifiant en Ayurvéda et s'associent aux noix, noisettes ou amandes pour fortifier les tissus. Ils sont tridoshiques quand on les fait tremper dans l'eau pendant au moins une heure.

LÉGUMES

Les légumes ont une action à la fois nettoyante et génératrice de tissus car ils contiennent une plus grande variété de nutriments que les fruits. Ils génèrent toutefois moins de tissus que l'ensemble des céréales et des graines, c'est la raison pour laquelle j'ai choisi le terme « tonique » pour désigner les légumes qui fortifient et génèrent le plus les tissus. Les légumes sont beaucoup plus importants que les fruits dans l'alimentation quotidienne, et doivent de ce fait être consommés en grande quantité. On peut séparer les légumes en deux catégories, à racine et à feuilles ou ceux qui se développent sous terre ou sur terre. Les racines sont plus toniques et génèrent plus de tissus ; la partie supérieure (foliaire) plus légère, contenant plus de fibres, est plus nettoyante. Ils sont essentiellement sattviques mais quelques-uns, rajasiques, sont reconnaissables par leurs caractéristiques piquantes et stimulantes.

Il faut remarquer que les légumes appartenant à la famille des solanacées (pommes de terre, tomates, aubergines et poivrons) peuvent aggraver certains types Pitta et Vata à cause de la présence d'alcaloïdes dans leur composition. Ces légumes aggravent aussi la plupart des cas d'arthrite (samavata) ; ils sont de nature rajasique.

Ail ↓VK ↑P p, n, s, am, as/chaud/p
Stimulant et tonique, l'ail est fortement rajasique. Il est recommandé à toutes les constitutions de l'utiliser seulement de temps en temps, à des fins médicinales. Il aggrave fortement les types Pitta et il faut éviter de le consommer cru sauf pour traitement médical et

pendant de courtes périodes. Il est considéré comme régénérant pour Vata et Kapha et aphrodisiaque pour toutes les constitutions. C'est un diaphorétique, antimicrobien, antispasmodique, antibiotique et antiseptique. L'ail stimule les défenses immunitaires et élimine les métaux lourds des tissus et systèmes. Il est efficace pour soigner un grand nombre de troubles Kapha comme l'hypertension, l'artériosclérose, le diabète, le rhume, la grippe, les œdèmes, l'asthme et les bronchites. C'est un tonifiant cardiaque ; on peut l'utiliser comme antidote aux aliments froids ou difficiles à digérer.

Algues ↓PK ↑V s, as/frais/n

Nettoyantes et légèrement nutritives, les algues sont équilibrées pour la plupart des constitutions, augmentant uniquement Vata en excès. L'algue étant la plante la plus riche en minéraux, elle constitue un bon complément pour les personnes ayant un régime essentiellement à base de viande. Elles favorisent dans l'ensemble l'élimination des radiations et des métaux lourds toxiques dans les tissus. Elles n'absorbent généralement pas facilement les toxines de l'océan - agissant plutôt sur la transformation de ces polluants. Elles sont efficaces pour soigner les tumeurs, les kystes, les œdèmes et la thyroïde. C'est l'un des meilleurs aliments pour nettoyer les nodosités plasmiques et lymphatiques. Les algues peuvent être précieuses dans les régimes visant à perdre du poids et pour neutraliser le cholestérol et les graisses présentes dans le sang. En Ayurvéda, on les considère avant tout comme tamasiques car elles poussent dans le fond des mers. On ne les utilise donc pas traditionnellement comme aliment. Elles sont toutefois très efficaces comme complément alimentaire ou comme aliment dans les cultures de bord de mer.

Amarante ↓KV ↑P n/chaud/n

Par sa nature favorisant la croissance des tissus et nutritive, l'amarante est plus riche en calcium que le lait. Elle contient de nombreuses protéines et s'associe bien avec le blé pour former un aliment très énergétique. Elle a tendance à être chauffante pour Virya et peut être aggravante pour Pitta si elle est consommée en excès. Alors qu'elle est équilibrée si on en mange avec modération. Elle est légèrement diurétique, mucilagineuse et reconstituante. On l'utilise pour soigner les hémorroïdes, l'ostéoporose, l'obésité et la faiblesse.

Artichauts ↓PK ↑V n, as/frais/ n

Nettoyant et nutritif, l'artichaut est efficace pour nettoyer les toxines du sang et du foie. Ils sont bons pour tous les types et ont une énergie presque tridoshique. Légèrement diurétiques, ils aggravent uniquement Vata en excès. Les cœurs sont les plus nourrissants, mais assaisonnés avec du vinaigre, ont tendance à aggraver tous les doshas.

Asperges ↓PK ↑V= n, am, as/frais/ n

Nettoyant, diurétique et faiblement rafraîchissant, ce légume a une action presque tridoshique. Les asperges aggravent uniquement Vata en excès. Elles ont peu de qualités nutritives et ont pour effet de calmer les nerfs et de fortifier les organes reproducteurs. Elles purifient le sang et sont utiles pour la plupart des troubles Pitta y compris les troubles infectieux vénériens. Elles sont efficaces pour soigner l'hypertension, lutter contre le cholestérol et dans d'autre cas de ama dans le sang.

Aubergines ↓P ↑VK n, as/frais/n

Tonique et nutritive, l'aubergine est une solanacée qui peut aggraver certains types Pitta. C'est un hémostatique efficace, utile dans tous les troubles de saignements y compris les hémorroïdes et les règles abondantes. Elle est adoucissante, favorise la diminution des tumeurs et aide à réduire les congestions liées à la stagnation de sang et à la toxicité sanguine (samapitta). Elle diminue le cholestérol, mais les femmes enceintes devraient la consommer en faible quantité ou l'éviter complètement. On peut également l'utiliser comme cataplasme en cas de morsure de serpent ou de scorpion.

Avocats ↓V ↑KP n /chaud/ n

Tonique et nutritif, l'avocat est en fait un fruit. Très lourd et tonifiant, il est difficile à digérer et doit être consommé en petite quantité. L'huile, généralement plus facile à digérer que d'autres formes de matières grasses, contient de nombreux nutriments pour le sang et le cerveau. L'avocat est un bon aliment pour les femmes enceintes ; il sert, par ailleurs, à fortifier et à réparer le foie, les poumons, le plasma et la peau.

Betteraves ↓V ↑KP n /chaud/ n

Nettoyantes et légèrement toniques, les betteraves sont un des meilleurs aliments pour le sang, le foie et en cas d'anémie. Elles sont efficaces pour favoriser les menstruations et réguler la ménopause. Elles sont légèrement laxatives et aussi adoucissantes. Elles aggravent seulement Pitta, en grande quantité.

Feuilles de betteraves ↓KP ↑V as, am/frais/p

Elles contiennent beaucoup de nutriments mais sont difficiles à digérer en grande quantité. Elles sont semblables aux épinards.

Blettes ↓KP ↑V as, am/frais/p

Nettoyante et adoucissante, la blette est utile pour les toux sèches et en cas d'assèchement pulmonaire. En excès, elle aggrave Pitta. Contenant de nombreux nutriments, la blette est utile pour le sang et en cas d'anémie, mais il faut éviter d'en consommer trop, tout comme les épinards et les feuilles de betterave.

Brocolis ↓PK ↑V as, n/frais/p

Nettoyants et reconstituants, les brocolis sont riches en nutriments et en certains acides. Ils contiennent plus de vitamine C que les agrumes, beaucoup de fer et sont meilleurs pour le sang et le foie. Comme toutes les espèces de la famille des choux, les brocolis ont des propriétés anti-cancérigènes - surtout pour le cancer du sein et du côlon. Légèrement cuisiné ou cuit à la vapeur, le brocoli conserve ses nutriments. C'est l'une des espèces de chou la moins aggravante pour Vata.

Carottes ↓VK ↑P= n, p/chaud/p

Nettoyantes et légèrement toniques, les carottes aggravent uniquement Pitta en excès. Elles constituent une source très importante d'antioxydants et sont anti-cancérigènes. Riches en nutriments, elles sont utilisées pour soigner un grand nombre de maladies telles la diarrhée, la dysenterie, les indigestions, l'acné, les problèmes cutanés, pulmonaires et hépatiques. Le jus de carotte qui aggrave plus Vata devrait être consommé avec modération, quelle que soit la constitution.

Céleri ↓PK ↑V as, n, s/frais/p

Nettoyant et légèrement nutritif, le céleri contient beaucoup de minéraux bénéfiques à l'organisme. Il permet de réduire les inflammations et est efficace en cas de troubles urinaires. Il est utile pour les troubles de nature Pitta (samapitta). Le céleri est excellent pour la régénération des os, des articulations, des artères et des tissus conjonctifs. Il est utile pour soigner le diabète et en cas de faible tension artérielle (hypotension). Il est très sattvique et bénéfique pour le mental.

Champignons ↓PK ↑V n, as/frais/p

Nettoyants et de nature légèrement tonique, les champignons considérés, en Ayurvéda, comme tamasiques, ne sont pas conseillés. Ils ont une action diurétique, astringente et hémostatique. Ils sont difficiles à digérer pour les types Vata et créent ama si l'Agni n'est pas assez fort. Tous les champignons ont des caractéristiques anti-cancérigènes et tendent à augmenter l'immunité. Leur utilisation régulière est déconseillée à long terme, la consommation saisonnière étant préférable.

Champignon Shitake ↓PK ↑V n, as/frais/p

Nettoyants comme tous les champignons, les shitake ont des propriétés anti-cancérigènes plus puissantes que les autres et sont plus efficaces pour diminuer les graisses et le cholestérol présents dans le sang. Leur utilisation continue à long terme doit être évitée, comme pour tout champignon.

Chilis (piment rouge) ↓KV ↑P p/chaud/p

Nettoyants grâce à leur capacité à brûler les tissus et toxines en excès, les piments rouges appartiennent aussi à la famille des solanacées. Ils doivent être utilisés en petite quantité ou uniquement de façon thérapeutique pour éliminer ama. Ils peuvent être utiles pour combattre les infections parasitaires mais sont de nature rajasique et risquent d'endommager les muqueuses.

Choux ↓PK ↑V as, n/frais/p

Nettoyant, astringent et reconstituant, le chou a une puissante action antioxydante et anti-cancérigène. Il aggrave sérieusement les types Vata qui, pour le rééquilibrer, le mangeront cuit et épicé. Sinon il diminuera Agni, génèrera des indigestions et des gaz. Il est meilleur pour les types Pitta et Kapha qui peuvent le manger cru. On l'utilise particulièrement pour soigner les ulcères de l'estomac, les vers, la dépression, le rhume ou la toux.

Choux-fleurs ↓PK ↑V as, n/frais/n
Comme le chou, le chou-fleur est nettoyant, reconstituant, adoucissant et nutritif. Ses qualités toniques sont plus faibles, mais il s'associe mieux avec d'autres aliments (y compris les laitages) que d'autres légumes de la même famille.

Choux chinois ↓PK ↑V as, n/frais/p
Nettoyant et reconstituant, il agit comme le chou sauf qu'il est plus facile à digérer pour Vata.

Choux « Cavaliers » ↓PK ↑V as, am/frais/p
(sorte de choux frisés)
Nettoyants et reconstituants, ils ont la même action que le chou frisé. Ils contiennent de nombreux nutriments et sont excellents en cas de déminéralisation. Ils augmentent les défenses immunitaires et sont utiles pour le foie et le sang.

Choux de Bruxelles ↓PK ↑V as, n/frais/p
Nettoyants et reconstituants, ils sont plus aggravants pour Vata que n'importe quel autre légume de la famille des choux à cause de leur forte astringence. Leurs qualités sont similaires à celles du brocoli mais ils contiennent un peu moins de nutriments.

Choux frisés ↓PK ↑V as, n/frais/p
Nettoyants et reconstituants, ils agissent comme le chou sauf qu'ils sont plus digestes pour Vata. C'est l'un des légumes les plus riches en nutriments. Grâce à leur forte teneur en calcium, ils sont excellents contre l'ostéoporose et servent aussi à soigner les ulcères et les problèmes intestinaux liés à un Pitta élevé.

Choux-raves ↓PK ↑V as, n/frais/p
Nettoyants et reconstituants, ils agissent comme le chou sauf qu'ils sont plus digestes pour Vata. Ils sont utiles pour les problèmes de congestion Kapha, stimulent la circulation et favorisent la décongestion. Excellent en cas d'hypoglycémie et de diabètes, le chou-rave est très riche en nutriments.

Concombres ↓P ↑VK n, as/frais/n
Nettoyant et diurétique, le concombre est très rafraîchissant. C'est un bon aliment l'été. Il peut être difficile à digérer pour les types Vata ou les personnes ayant un Agni variable. Il est efficace dans les thérapies purifiantes si l'Agni est suffisamment puissant. Les concombres sont bons pour le système urinaire, la peau (y compris les brûlures) et pour calmer les inflammations. En Ayurvéda, on utilise le concombre comme antidote contre les aliments lourds comme le yaourt et le blé. Ils détruisent aussi les vers ; en cornichons, ils favorisent la digestion et aggravent Pitta.

Coriandre fraîche =PKV p/frais/p

Nettoyante et stimulante, la coriandre fraîche est l'une des meilleures plantes pour équilibrer Pitta. Elle aggrave Vata uniquement en excès. Elle est utile pour soigner tous les troubles de nature Pitta y compris les problèmes cutanés, les allergies et l'hyperacidité. C'est un bon reconstituant. Elle élimine l'excès de bile du sang. Antidote efficace contre les nourritures épicées et acides, on l'utilise dans de nombreuses cultures orientales pour équilibrer les plats épicés.

Courges d'été n/frais/n

Acorn ↓VP ↑K

Butternut ↓VP ↑K

Nettoyants et légèrement nutritifs, ces légumes sont adoucissants et expectorants. Ils sont un peu plus riches en nutriments que les autres courges d'été tout en ayant moins tendance à aggraver Vata et Kapha.

Courgette jaune ↓P ↑KV

Courgette ↓P ↑KV

Nettoyantes et légèrement nutritives, les courgettes (jaunes ou vertes) sont diurétiques, reconstituantes, très rafraîchissantes et expectorantes. Elles sont utiles en cas d'œdèmes et sont riches en nutriments et vitamine C. Les types Kapha et Vata peuvent les consommer en petite quantité.

Courges d'hiver ↓PV ↑K n/frais/n

Toniques et nutritives, les courges dures d'hiver sont adoucissantes et expectorantes. Elles sont plus riches en nutriments que les courges d'été. Elles aggravent uniquement et légèrement les types Kapha et peuvent être consommées sans problème plusieurs fois par semaine en hiver.

Echalotes (Ciboulettes) ↓VK ↑P p, n/chaud/n

Stimulantes et rajasiques, elles sont moins irritantes pour Pitta et Vata que les oignons. Elles ont les mêmes caractéristiques générales mais sont moins nutritives et légèrement moins rajasiques. Elles sont efficaces pour soigner les conditions samavata (arthrite sans inflammation) et activer la circulation sanguine.

Epinards ↓KP ↑V as, am/frais/p

Nettoyants et légèrement nutritifs, les épinards sont équilibrants pour Pitta à moins d'être consommés en excès. Les types Vata doivent les consommer avec modération. Ils sont très riches en minéraux et efficaces pour soigner l'anémie, les troubles pulmonaires et en cas de toxicité sanguine. On peut les utiliser pour soigner certains diabètes (type Kapha). Ils ont des propriétés diurétiques, laxatives, reconstituantes, rafraîchissantes, adoucissantes et anti-cancérigènes. La surconsommation a des effets négatifs sur les reins, pour tous les types de constitution.

Feuilles de moutarde ↓KV ↑P p, am/chaud/p
Nettoyantes et stimulantes, les feuilles de moutarde aggravent uniquement et légèrement les types Pitta. Elles sont efficaces pour soigner toutes les formes de congestion Kapha et aident à soigner l'obésité. Elles sont légèrement expectorantes et ont une légère action tonifiante sur les poumons.

Haricots verts ↓PK ↑V n, as/frais/n
Nettoyants et nutritifs, ce sont de bons aliments pour le foie et le sang. Ils ont plusieurs des caractéristiques bénéfiques des haricots secs tout en étant plus faciles à digérer. Ils restent néanmoins problématiques pour les types Vata en excès. Ils contiennent de nombreux minéraux et nutriments.

Herbe de blé ↓PV ↑K n/frais/n
Nettoyante et très nutritive, l'herbe de blé constitue un aliment complet à différents égards. On mentionne assez rarement les herbes dans l'Ayurvéda ancienne, mais on sait que les herbes de céréales constituaient l'aliment des vaches et que leur lait était consommé par l'homme, une fois que les veaux avaient été nourris. De ce fait, les nutriments et enzymes du blé étaient assimilés par l'homme, à travers le lait. Aujourd'hui, l'herbe de blé (et l'herbe d'orge qui a des effets très similaires et meilleurs pour les types Kapha) est une bonne manière d'augmenter les enzymes externes d'une plante, leurs minéraux et leurs nutriments. On peut s'en servir pour soigner l'arthrite, l'anémie, les contusions, les cancers, les cas de constipations, le diabète, la gangrène, l'intoxication par des métaux lourds, l'hépatite, l'hypertension, l'hypoglycémie, l'obésité, les troubles de la prostate, le syndrome prémenstruel et les rhumatismes. À noter toutefois que l'herbe de blé, fortement nettoyante, doit être utilisée avec précaution.

Gombo ou Okra ↓PV ↑K n/frais/n
Tonique et nutritif, le gombo est considéré aphrodisiaque en Ayurvéda. Il construit les tissus reproducteurs et soigne à la fois la spermatorrhée et la leucorrhée. Il est adoucissant et calme les inflammations du système urinaire et des poumons. Le gombo est utile pour soigner la diarrhée, la dysenterie ; il est émollient, diurétique et reconstituant. Le gombo est efficace contre toutes les maladies Pitta y compris l'hyperacidité.

Igname ↓VP ↑K n/frais/n
Se reporter à la patate douce car ce que l'on trouve couramment sous le nom d'igname est en fait une variété de patates douces rouges. La véritable igname vient en effet d'Asie et ne se trouve que très rarement, voire jamais, sur les marchés européens et américains. Elle est plus facile à digérer et moins sucrée avec, à peu près les mêmes caractéristiques que la patate douce.

Maïs ↓K ↑PV n/chaud/n
Tonique et diurétique, le maïs frais équilibre tous les doshas. Consommé en excès, il peut affecter Pitta et ensuite Vata. Il est utile pour les types Kapha dans le cadre de régimes

stricts. On peut s'en servir pour soigner les troubles urinaires, hépatiques et les problèmes de la vésicule biliaire. Voir la section sur les céréales pour la farine de maïs.

Navets ↓PK ↑V as, am/frais/p
Nettoyants et légèrement nutritifs, les navets sont de nature rajasique. Ils sont efficaces pour détoxiquer les tissus et aider à purifier le sang, le foie et le système lymphatique. Ils sont également utiles pour soigner les troubles pulmonaires, l'asthme et les problèmes de sinus. Ils sont reconstituants, diaphorétiques, expectorants et entravent les fonctions de la thyroïde.

> **Feuilles de navet** ↓KV ↑P p, am/très chaud/p
> Nettoyantes et légèrement nutritives, les feuilles de navet sont riches en minéraux et peuvent s'utiliser comme les feuilles de moutarde.

Oignons ↓VK ↑P p, n/chaud/n
Stimulants et rajasiques, les oignons crus irritent Pitta et Vata. Bien cuits, ils deviennent toniques et favorisent la croissance des tissus, mais sont essentiellement bons pour les types Vata. Diaphorétiques, aphrodisiaques, antiparasitaires et expectorants, ils sont aussi utilisés pour faire baisser le cholestérol, lutter contre l'obésité, l'hypertension, le diabète et l'hyperglycémie. Crus, ils sont efficaces contre les troubles pulmonaires comme l'asthme, la bronchite, le rhume et la grippe. Ils sont réputés anti-cancérigènes et anti-tumoraux. Ils éliminent les métaux lourds et ama des tissus. Ils sont plus actifs pour soigner toutes les maladies de nature Kapha et utiles aux personnes consommant de la viande ou ayant un régime riche en protéines.

Olives ↓PV ↑K n/frais/n
Nettoyantes et légèrement laxatives, les olives sont efficaces pour les problèmes Pitta. Elles sont meilleures pour les types Vata consommées en petites quantités marinées dans du sel, et pour les types Pitta, sans sel. Elles agissent sur le foie et la vésicule biliaire en ramollissant et évacuant les calculs et autres obstructions des conduits biliaires. Elles augmentent fortement Kapha.

Panais ↓VP ↑K n, p/chaud/n
Toniques et légèrement nutritifs, les panais aggravent uniquement et légèrement les types Kapha. Ils sont meilleurs que les pommes de terre pour les types Vata et peuvent se cuisiner de la même façon. Ils sont efficaces pour soigner les troubles du foie et de la vésicule biliaire et sont diaphorétiques et diurétiques. Ils peuvent améliorer les troubles d'arthrite et de rhumatismes et sont utiles en cas de rhume, toux et grippe. Les feuilles sont toxiques.

Patates douces ↓VP ↑K n/frais/n
Toniques et nutritives, les patates douces sont bien plus nutritives que les pommes de terre mais beaucoup plus difficiles à digérer ; elles ont tendance à aggraver Kapha et ne s'associent pas bien avec les autres légumes. Elles sont utiles pour soigner les inflammations et les troubles urinaires et la variété de patates douces rouges a des propriétés anti-cancérigènes. Elles sont meilleures pour les personnes affaiblies lorsqu'elles sont préparées en soupe.

Persil ↓KV ↑P= p, as/chaud/p

Nettoyant et stimulant, le persil aggrave uniquement Pitta en excès. Il est très riche en vitamines et minéraux qui aident à atténuer les effets néfastes des fritures. Il possède des propriétés anti-cancérigènes et est excellent pour nettoyer les systèmes sanguin et lymphatique. Il est efficace contre l'œdème, les problèmes cutanés de type Kapha/Pitta, les troubles prémenstruels et en cas de calculs biliaires et rénaux. Le persil est stimulant, diurétique, reconstituant et emménagogue mais doit être évité par les femmes qui allaitent car il arrête la lactation.

Poireaux ↓VK ↑P p, n/chaud/n

Les poireaux sont nettoyants et stimulants, ils sont une sorte d'oignons en plus doux. Ils sont moins nutritifs que les bulbes d'oignons mais en gardent les caractéristiques nettoyantes et stimulantes. Ils ont des propriétés expectorantes et diaphorétiques et accroissent légèrement le système immunitaire. Ils font baisser le cholestérol et ont une légère action anti-cancérigène.

Pois ↓PK ↑V n, as/frais/n

Toniques et légèrement nutritifs, les pois sont en fait des haricots et ont tendance à aggraver Vata. Ils ont une action reconstituante et astringente et peuvent constiper s'ils ne sont pas bien cuisinés ou épicés. Ils sont efficaces en cas de troubles Kapha et lors de conditions samapitta du sang.

Poivrons ↓K ↑VP n, as/chaud/ p

Nettoyants et reconstituants, les poivrons verts, jaunes et rouges ont une action chauffante qui aggrave seulement Pitta en excès. Crus, ils sont meilleurs pour Kapha, et cuits, pour Pitta et Vata. Les poivrons contiennent tous de nombreux nutriments, mais c'est le poivron rouge qui en contient le plus. Ils agissent essentiellement sur le sang, notamment pour le fluidifier. En Ayurvéda, on utilise très peu les solanacées.

Pommes de terre ↓KP ↑V as, n/frais/n

Toniques et favorisant la croissance des tissus, les pommes de terre sont des légumes qui appartiennent à la famille des solanacées. Elles peuvent être bénéfiques pour tous les types selon la façon dont on les prépare. Sèches et légères, elles aggravent de ce fait Vata à moins d'être préparées avec du curry, en soupe ou en ragoût. Frites, elles aggravent tous les doshas et créent ama. Elles stimulent la lactation, réduisent les inflammations, diminuent la tension artérielle, soignent les ulcères, équilibrent le pH sanguin et peuvent soulager les douleurs liées à l'arthrite et aux rhumatismes. Elles sont riches en nutriments, y compris en vitamine C, et ont des caractéristiques antioxydantes ; elles augmentent l'absorption de nutriments. Il faut toutefois bien éplucher la peau verte et couper les germes, très toxiques. Tous les types doivent éviter de les consommer régulièrement et en grande quantité.

Potiron ou citrouille ↓VP ↑K n, am/chaud/n
Tonique et légèrement nutritif, le potiron est l'une des meilleures courges pour les types Kapha, grâce à ses propriétés expectorantes. Il aide à apaiser Pitta présent dans le foie et dans la vésicule biliaire, régule le taux de glycémie et peut s'avérer précieux pour soigner le diabète et l'hypoglycémie. C'est un tonifiant pulmonaire, très utile en cas d'asthme. Les graines ont une forte action anti-parasitaire.

Pousses ou Germes ↓PK ↑V n/frais/p
La plupart des pousses sont riches en nutriments. C'est lorsqu'ils mesurent 1 cm qu'ils contiennent la plus grande quantité d'enzymes. Toutes les pousses ont tendance à être rafraîchissantes à l'exception des pousses de radis qui aggravent Pitta. Elles contiennent les énergies et nutriments des graines ou noix dont elles sont les germes. Les pousses de tournesol sont les meilleures de toutes pour les types Vata.

Pousses de Luzerne ↓PK ↑V n/frais/p
Nettoyants et nutritifs, les pousses de Luzerne contiennent de nombreuses vitamines et minéraux. Elles sont fortement rafraîchissantes et peuvent donc facilement éliminer Agni. Elles doivent être consommées en faible quantité et rééquilibrées avec une sauce pour salade pour les types Vata. Elles purifient le sang et diminuent Pitta. Elles sont diurétiques et nettoient la lymphe.

Pousses de Soja ↓PK ↑V as, n /frais/ n
Nettoyantes et nourrissantes, les pousses de soja sont issues des haricots de petit soja Mungo et ont les mêmes qualités nutritives. Elles sont riches en nutriments quand elles sont jeunes et fraîches (2 cm).

Radis ↓K ↑PV p, as/chaud/p
Nettoyants et stimulants, les radis conviennent mieux aux types Kapha. Ils aident à désintoxiquer les tissus, sont antiviraux et expectorants. Ils évacuent ama de la digestion et peuvent servir à soigner les calculs biliaires, rénaux et de la vésicule.

Rutabagas ↓PK ↑V as,am/frais/p
Nettoyants et légèrement nutritifs, les rutabagas sont apparentés à la famille des choux et des navets. Ils ne conviennent donc pas aux types Vata mais sont bénéfiques aux types Pitta et Kapha. On peut les utiliser pour soigner les poumons, l'asthme et le diabète. Ils facilitent la digestion et sont reconstituants et diaphorétiques.

Salades ↓PK ↑V as/frais/p
Nettoyantes et nutritives (les feuilles, ou la variété verte), les salades sont rafraîchissantes et calment les nerfs. Elles sont utiles en cas d'infections urinaires et sont reconstituantes, astringentes et diurétiques. Elles sont efficaces pour soigner les troubles Kapha, purifient le plasma et aident à maigrir.

Vertes as, am/frais/p plus nutritives, riches en minéraux

Tomates ↓V ↑PK n, ac/chaud/ac
Nettoyantes et légèrement nutritives, les tomates appartiennent à la famille des solanacées, et peuvent donc augmenter les types Pitta et Vata. Elles sont généralement bénéfiques aux types Vata et aggravent Kapha en cas de consommation excessive. Fraîches, les tomates sont en général mieux supportées par les types Pitta. Elles sont rafraîchissantes, reconstituantes (mais peuvent aggraver les problèmes cutanés) et favorisent la diminution du cholestérol et de l'hypertension. À consommer avec modération, quel que soit le type.

Sauce tomate en conserve ↓V ↑PK ac/chaud/ac
Stimulante et acide, la sauce tomate en conserve aggrave beaucoup Pitta et perturbe plus Kapha que les tomates fraîches; à consommer seulement de temps en temps.

Topinambour ↓VP ↑K n/frais/n
Toniques et fortement nourrissants, ces légumes conviennent aux convalescents. Ils augmentent Kapha et Ojas et peuvent être utilisés pour soigner la faiblesse sexuelle ou l'impuissance. Ils sont aussi efficaces pour les diabétiques car ils contiennent un taux élevé d'insuline. Ils renforcent le système immunitaire et aident à la reconstruction de la flore intestinale. Ne pas trop les cuire.

CÉRÉALES

Les céréales sont les aliments de base d'un régime équilibré alors qu'elles ont tendance à être les plus oubliées des régimes modernes. Elles constituent pourtant l'élément le plus important d'une nutrition équilibrée et se mélangent bien avec les légumes et la plupart des autres aliments. Pour les types Vata et Pitta, les céréales doivent constituer 1/3 de l'alimentation quotidienne et 1/4 pour les types Kapha. Les céréales sont généralement équilibrées et neutres pour tous les types et ne perturbent les doshas indiqués que si on les consomme en excès. On se réfère ici uniquement à des céréales complètes et des graines fraîches car elles sont sattviques et contiennent de nombreuses vitamines et minéraux se trouvant éliminés lors des processus de raffinage modernes. Les céréales raffinées sont de nature tamasique et créent ama (des toxines) dans les intestins et dans les canaux (sanguins, lymphatiques, etc.). La plupart des céréales peuvent être utilisées en usage externe et sous forme de cataplasme pour soigner les brûlures, les inflammations ou les démangeaisons de la peau.

Avoine ↓VP ↑K n, as/chaud/n
Favorise la croissance des tissus et nutritive, l'avoine cuite est l'un des meilleurs aliments pour Vata. Elle favorise la construction de tissus, y compris ceux des systèmes reproducteurs, nerveux et conjonctifs. Elle permet d'apaiser et fortifier le mental. L'avoine est adoucissante, émolliente et laxative. On l'utilise contre la faiblesse sexuelle, la cholestérolémie élevée, la faiblesse cardiaque, la dysenterie, le diabète, l'hépatite et le ballonnement de l'abdomen. Consommée en excès, l'avoine peut aggraver les maladies de toxicité sanguine.

Blé ↓PV ↑K n, as/frais/n

Favorise la croissance des tissus et nutritif, le blé est la céréale la plus consommée en Occident. Il est très fortifiant et développe rapidement les tissus musculaires et adipeux. Les types Kapha sont souvent allergiques au blé qui augmente ama, les mucosités et la congestion. La farine blanche est un aliment beaucoup trop raffiné qui provoque de nombreuses maladies Kapha et ama et ne devrait pas être consommée - par aucune constitution - car elle bouche les canaux et alourdit l'esprit. La farine de blé devrait être utilisée au maximum dans les deux semaines après le broyage sinon elle se dégrade. La plupart des allergies au blé sont dues aux conditions de raffinage et aux stocks périmés.

Complet, il est probablement la céréale la plus fortifiante ; il stimule la croissance des enfants, tonifie le cœur, soulage les palpitations, et permet de calmer l'esprit et de lutter contre l'insomnie. Il est efficace en cas d'ulcères, de saignements, de colites et d'hémorroïdes. Il est souvent préférable de le consommer sous forme de pâtes ou de pain sans levure. Il peut aggraver l'arthrite, la goutte ou autres maladies ama, auquel cas il faut éviter d'en consommer.

Semoule (couscous) ↓PV ↑K n/frais/n

Plus légère, elle convient mieux aux types Kapha.

Pâtes (Blé) ↓PV ↑K n/frais/n

Plus lourdes et génératrices de mucus, elles aggravent beaucoup Kapha.

Epeautre ↓PV ↑K n/chaud/n

Favorise la croissance des tissus et nutritif, l'épeautre ressemble beaucoup au blé avec un virya légèrement plus chauffant. C'est une céréale très ancienne qui commence à devenir populaire. Il a notamment été utilisé avec succès en Allemagne pour soigner des maladies auto-immunes et dégénératives. Il est légèrement plus riche en nutriments que le blé et se conserve très bien.

Farine de maïs ↓KP ↑V n, as/frais/n

Favorise la croissance des tissus et nutritive, la farine de maïs est plus sèche et plus légère que le maïs frais et risque d'aggraver Vata. Son action rafraîchissante est très bénéfique à Kapha et plus modérément à Pitta. Les variétés jaunes et blanches sont riches en nutriments, mais la variété bleue possède presque deux fois plus de nutriments et 21% de protéines en plus. La farine de maïs est diurétique et reconstituante, elle régule la digestion, améliore l'appétit et augmente l'absorption de nutriments. Elle est efficace pour soigner les troubles du foie et de la vésicule biliaire, les calculs rénaux, les œdèmes et l'hypertension.

Kamut ↓PV ↑K n, as/frais/n

Favorise la croissance des tissus et nutritif, le kamut est un blé d'Égypte qui n'est pas hybride. Il est plus riche en nutriments que le blé moderne entraînant presque trois fois moins de probabilités d'allergie au gluten que le blé courant. On le retrouve depuis peu dans la composition de pâtes ou d'autres aliments préparés. Voir le blé.

Millet ↓KV ↑P n/chaud/n

Favorise la croissance des tissus et nutritif, le millet est un aliment léger et sec qui convient aux types Kapha. Il n'aggrave Pitta qu'en excès. Il est adoucissant, diurétique, nutritif et efficace en cas de convalescence ou de faiblesse. Le millet peut être utilisé contre les troubles d'estomac, le diabète, la candidose, l'indigestion et les nausées matinales.

Muesli ↓KP ↑V n/frais/n

Favorise la croissance des tissus et nutritif, le muesli est une céréale de petit déjeuner à base d'avoine non grillée. Il est meilleur que le müesli croustillant pour les types Vata, mais doit quand même être bien imbibé de liquide ou suffisamment cuit avant d'être consommé.

Muesli croustillant ↓KP ↑V n/frais/n

Favorise la croissance des tissus et nutritif, le muesli est une céréale de petit déjeuner à base d'avoine et autres ingrédients. Il est aggravant pour Vata à cause de sa nature légère et de ses grains grillés. Il est meilleur pour les types Kapha et Pitta.

Orge ↓PK ↑V n /frais/n

Favorise la croissance des tissus et nutritive, l'orge est la meilleure céréale pour les types Kapha car elle a une forte action diurétique. Elle est riche en calcium, en protéines et en nutriments variés. Elle est efficace pour soigner les rhumatismes, l'arthrite, les troubles pulmonaires, les toux, les œdèmes, et les troubles rénaux. Ainsi que contre les constipations de type Kapha ou Pitta et, les diarrhées Pitta. Elle aide à nettoyer les intestins et à soigner les allergies alimentaires comme la sensibilité au gluten. Les pousses d'orge sont l'un des aliments les plus riches en enzymes alimentaires et en nutriments. Voir aussi Herbe de blé dans la Section Légumes.

Quinoa ↓KV ↑P n/chaud/n

Favorise la croissance des tissus et nutritif, le quinoa ressemble à l'amarante mais contient légèrement plus de protéines. Il aggrave Pitta uniquement consommé en excès. C'est un léger diurétique, mucilagineux et reconstituant. Il est utile pour soigner les hémorroïdes, l'ostéoporose, l'obésité, les troubles rénaux et la faiblesse. Il s'associe bien avec le blé et d'autres céréales pour former un aliment très énergétique. C'est certainement la céréale la plus nutritive disponible.

Riz

Basmati	=VPK	n/frais/n
Riz complet (grain long)	↓V ↑PK	n, as/chaud/n
Riz complet (grain rond)	↓V ↑PK	n, as/chaud/n
Riz blanc (grain long)	↓P ↑VK	n/frais/n
Riz blanc (grain rond)	↓P ↑VK	n/frais/n
Riz sauvage	↓V ↑PK	n, as/chaud/n

Favorise la croissance des tissus et nutritif, le riz est la céréale le plus consommée sur terre. Il exerce une action relativement équilibrée sur les doshas, surtout le riz basmati. Le riz est uniquement aggravant quand il est consommé seul et en grande quantité à cause de ses propriétés légères et sèches. Il est facile à digérer et peut être consommé en cas de vomissements, anorexie ou incapacité à digérer les aliments. Blanchi et raffiné, le riz (grain long ou rond) a tendance à aggraver Kapha et créer ama à cause de sa nature collante. Il est aussi trop léger et rugueux pour les types Vata. Le riz complet et plus particulièrement à grain court et rond est de nature plus chauffante et peut aggraver Pitta en excès. Le riz complet à grain long convient aux personnes Pitta sauf s'il est consommé en excès ou dans les conditions de Pitta élevé. Le riz complet est plus nourrissant et de ce fait meilleur pour les types Vata ou en cas de faiblesse. Le riz complet à grain long est l'un des aliments les plus équilibrés mais pour les types Pitta, s'il est mélangé avec de l'orge. À noter que le riz complet peut être difficile à digérer s'il n'est pas mastiqué complètement.

Le riz non raffiné est tonique, nutritif, adoucissant et laxatif, et harmonise les fonctions de l'estomac et des poumons. Il est utile en cas de problèmes nerveux, de dépression, pour diminuer le cholestérol, en cas de diarrhée, de diabète et de troubles rénaux. En Ayurvéda, le meilleur aliment à consommer en cas de maladies est le Kichari, une sorte de porridge à base de riz. On le prépare en mélangeant, en proportions égales, du riz basmati et des haricots de petit soja Mungo concassés. Dans d'autres pays asiatiques, on appelle « Congee » ce mélange de riz avec d'autres aliments, donnant un porridge très similaire au Kichari.

Sarrasin ↓K ↑VP n/chaud/n

Favorise la croissance des tissus et nutritif, le sarrasin est plus léger et plus sec que bien d'autres céréales qui aggravent Vata. Pour les types Vata et Pitta, il est préférable de le mélanger avec du blé. À condition d'être mangé seul, il est très bénéfique, de par sa légèreté, aux types Kapha. Il est légèrement diurétique, reconstituant, hémostatique, antibactérien et anti-inflammatoire. Il est efficace pour soigner la dysenterie, l'hypertension, les varices, l'obésité et les œdèmes. Il favorise l'absorption des nutriments et ses germes sont riches en nutriments.

Seigle ↓KV ↑P n, as/chaud/n

Favorise la croissance des tissus et nutritif, le seigle est l'une des meilleures céréales pour Kapha. C'est un bon diurétique. Il aide à tonifier, développe l'endurance et facilite la croissance des os. C'est la céréale qui contient le plus de protéines par calorie. Étant donné la dureté du grain, il est préférable de le consommer moulu ou en farine. Il est efficace pour soigner l'hypertension, l'artériosclérose, les congestions cérébrales (apoplexie), les problèmes de vue et les cas de toxicité sanguine.

HARICOTS / LÉGUMINEUSES

Les légumineuses (haricots, pois, lentilles) sont des aliments très nutritifs. Elles sont très bénéfiques aux types Kapha mais aussi, en second, aux types Pitta par leur action déshydratante et diurétique. Les types Vata ou les personnes ayant une digestion Vata (Agni variable) doivent éviter la consommation de toutes légumineuses. En Occident, lorsqu'on suit un régime végétarien, on pense qu'il est nécessaire de consommer des légumineuses pour « remplacer » la viande. Cela est faux, au contraire, une alimentation renforcée en légumineuses pour « combler » l'apport en protéines entraîne une protéinémie faible, une des raisons pour lesquelles le régime alimentaire sans viande échoue. Toutes les légumineuses doivent être consommées avec modération, et souvent seulement quelques fois par semaine. Si vous êtes habitués depuis votre enfance à consommer quotidiennement une légumineuse, vous disposez alors des enzymes pour la digérer. Pour ceux qui n'en ont pas consommé quotidiennement, les légumineuses provoqueront d'importants problèmes de flatulence et d'indigestion. Les légumineuses sont de nature rajasique et difficiles à digérer. Elles s'associent mieux avec des céréales et des légumes.

Aduki (Adzuki) ↓PK ↑V n, as/frais/n

Constructeurs de tissus et nutritifs, les haricots azuki font partie des haricots les plus faciles à digérer et les plus riches en nutriments. Ils sont reconstituants, diurétiques, déshydratants, toniques pour le cœur. Ils sont utiles à la formation du sang, stimulent la circulation, sont efficaces en cas de convalescence, fortifient les reins et les fonctions surrénales et sont aussi efficaces en cas d'obésité et d'œdèmes. Ils soignent les douleurs ou brûlures urinaires, et les retards menstruels. Ce sont les meilleurs haricots pour les types Vata.

Cacahuètes ↓V ↑PK n, as/chaud/n

Favorisent la croissance des tissus et nutritives, les cacahuètes sont des légumineuses oléagineuses souvent utilisées et classifiées avec les variétés de noix. Elles sont bonnes pour Vata à cause de leur forte teneur en huile. Séchées et grillées, elles augmentent Vata, mais sont meilleures pour Pitta, à moins d'être salées dans quel cas elles aggravent alors les trois doshas. Le beurre de cacahuète lourd, huileux et collant, a une plus forte tendance à augmenter Kapha que les cacahuètes entières. Les cacahuètes sont utiles en cas de faiblesse, convalescence, pour la rate et pour la lactation. *Il faut éviter* les cacahuètes en cas de maladies congestives, auto-immunes, allergies, mycoses et cancer. Acheter uniquement des cacahuètes biologiques dans leur coquille. Certaines personnes sont très allergiques aux cacahuètes.

Dal ↓P ↑VK n, as/frais/n

Il existe de nombreuses catégories de dal qui sont simplement des haricots ou lentilles concassés. Les dals sont plus rapides à cuire et plus faciles à digérer que les lentilles ou haricots entiers.

Noir (urul dal) ↓P ↑VK n, as/frais/n

Favorise la croissance des tissus et nutritif, le dal noir augmente seulement et légèrement Kapha. Il est adoucissant, aphrodisiaque, tonique nervin et un des haricots les plus fortifiants. Il est utile en cas de diarrhée, de dysenterie, d'hémorroïdes, d'arthrite, de paralysie et de troubles hépatiques. Avec ses propriétés reconstituantes, le dal noir peut être très efficace pour Vata à condition d'être suffisamment épicé.

Vert (haricot de petit soja - avec peau) ↓PK ↑V n, as/frais/n
Jaune (haricot de petit soja - sans peau) ↓PK ↑V n, as/frais/n
Chana (pois chiche concassé) ↓P ↑VK n, as/frais/n
Orange (Tur dal, lentilles corail) ↓VK ↑P n/chaud/n

Doliques (niébé) ↓PK ↑V n, as/frais/n
Favorisent la croissance des tissus et nutritifs, les doliques sont une espèce déshydratée de la famille des pois. Ils ont une action reconstituante et astringente et sont utiles pour les problèmes Kapha et de toxicité sanguine.

Fèves ↓PK ↑V n, as/frais/n
Favorisent la croissance des tissus et nutritives, les fèves sont toxiques pour certaines personnes. Elles sont utiles pour soigner le pancréas et réguler le métabolisme de l'eau, les œdèmes et les enflures. Pour la consommation, il faut retirer la peau après les avoir laissées tremper une nuit dans l'eau. Ils augmentent fortement Vata.

Haricots blancs ↓PK ↑V n, as/frais/n
Favorisent la croissance des tissus et nutritifs, les haricots blancs augmentent fortement Vata. Ils contiennent beaucoup de nutriments mais sont souvent difficiles à digérer. Ils sont utiles pour les poumons et semblables aux haricots rouges.

Haricots de Lima (ou du Cap) ↓KP ↑V n, as/frais/n
Favorisent la croissance des tissus et nutritifs, les haricots de Lima (ou du Cap) sont moins difficiles à digérer que les autres, surtout consommés frais. Ils sont efficaces pour diminuer l'acidité liée à la consommation de viandes et sont pauvres en matières grasses. Ce sont de bons aliments pour le foie et l'appareil respiratoire.

Haricots de petit soja Mungo ↓PK ↑V n, as/frais/n
Favorisent la croissance des tissus et nutritifs, les haricots de petit soja vert sont excellents à consommer l'été, surtout pendant les grosses chaleurs, et constituent le meilleur des aliments en cas de maladie Pitta. C'est le meilleur haricot pour le type Vata et le seul à être sattvique. Ils sont diurétiques, très rafraîchissants, antipyrétiques, reconstituants et hémostatiques. Ils forment une alimentation particulièrement efficace en cas de convalescence, surtout à la suite de maladies infectieuses ou fébriles. Mais aussi durant les fièvres, les troubles hépatiques, en cas de cancer et pendant les cures de désintoxication des drogues, du tabac ou de l'alcool. Ils sont efficaces pour soigner la dilatation du foie ou de la rate, les troubles hémorragiques (saignements), les douleurs urinaires, les oreillons, l'empoisonnement aux métaux lourds, les furoncles, les coups de chaleur, les œdèmes aux jambes, l'hypertension et les ulcères. On peut les mélanger avec du riz basmati, en parts égales, pour faire un Kichari qui est le plat le plus équilibré pour soigner les maladies. Sous forme de pousse, c'est le haricot le plus utilisé dans la cuisine orientale.

Haricots noirs ↓KP ↑V n, as/chaud/n
Favorisent la croissance des tissus et nutritifs, les haricots noirs proviennent du Mexique et s'utilisent comme les haricots rouges. Ils sont légèrement plus chauffants que la plupart des autres haricots. Ils sont utiles en cas de laryngites, problèmes urinaires, calculs rénaux, lors de la ménopause et pour le système reproducteur.

Haricots pinto ↓PK ↑V n, as/frais/n
Favorisent la croissance des tissus et nutritifs, les haricots pinto (cocos roses) augmentent fortement Vata. Ils contiennent beaucoup de nutriments mais sont souvent difficiles à digérer. Ils sont utiles pour les poumons et semblables aux haricots rouges.

Haricots rouges ↓PK ↑V n, as/frais/n
Favorisent la croissance des tissus et nutritifs, les haricots rouges (ou de Soissons) sont riches en protéines mais souvent difficiles à digérer. Ils sont diurétiques et utiles en cas d'enflures et d'œdèmes. Ils font partie des meilleurs haricots pour les types Pitta alors qu'ils peuvent être difficiles à digérer pour les types Kapha.

Lentilles ↓KP ↑V n, as/chaud/n
Favorisent la croissance des tissus et nutritives, les lentilles sont difficiles à digérer. Elles sont efficaces pour le cœur et la circulation sanguine ainsi que pour réguler la glycémie et les fonctions surrénales. Elles sont souvent plus faciles à digérer, germées ou en dal. (Voir Dal).

Pois cassés ↓PK ↑V n, as/frais/n
Constructeurs de tissus et nutritifs, les pois cassés assez lourds et difficiles à digérer, sont mieux supportés en soupe. Ils sont efficaces en cas de diarrhée et lient fortement les selles.

Pois chiches ↓P ↑VK n, as/frais/n
Favorisent la croissance des tissus et nutritifs, les pois chiches sont riches en fer et difficiles à digérer. Ils sont nourrissants, aphrodisiaques, diurétiques et astringents. Ils font parties des haricots les plus fortifiants, notamment pour le système reproducteur et sont efficaces en cas de faiblesse. Il en existe de différentes couleurs selon la variété, utilisés dans des mets comme le dal, le hummous ou les falafels.

Soja ↓PK ↑V n, as/frais/n
Favorisent la croissance des tissus et nutritifs, les haricots de soja ont la plus forte teneur en lipides et protéines de tous les haricots. Ils sont diurétiques, diaphorétiques et astringents. En tant qu'aliment, ils sont difficiles à digérer à moins d'être légèrement fermentés comme le sont ses dérivés, le Tofu, le Tempeh ou le lait de soja. Ils sont riches en acides gras essentiels, sont anti-cancérigènes et ont des propriétés œstrogènes. Le soja est utile pour soigner la faiblesse circulatoire, l'artériosclérose, l'hypertension, le diabète, la ménopause, le syndrome prémenstruel. Il augmente la lactation et stimule les fonctions rénales. L'Ayurvéda tend à éviter l'utilisation excessive de dérivés du soja industrialisé dont les meilleurs sont le tofu ou le lait de soja.

Fromage de soja ↓P ↑VK n, as/frais/n

Le fromage de soja est difficile à digérer, forme facilement ama, et aggrave généralement fortement Vata. Il est légèrement aggravant pour Kapha et convient en fait seulement aux types Pitta. La plupart des fromages de soja sont fabriqués à partir des protéines de lait, sans le lactose présent dans le fromage normal. Il n'offre pas ou peu d'avantages par rapport aux fromages normaux, sauf pour les personnes allergiques au lactose.

Glace au soja ↓P ↑VK n, as/frais/n

La glace au soja est froide, lourde à digérer et forme beaucoup d'ama.

Lait de Soja ↓P ↑VK n, as/frais/n

Le lait de soja est un bon remplaçant du lait pour les personnes Kapha (qui ne devraient pas consommer de lait d'origine animal). En général, il est équilibré pour les différentes humeurs s'il est consommé avec modération, mais peut augmenter Vata. Il est utile en cas d'infections des poumons et du système lymphatique.

Tempeh ↓PK ↑V n, as/frais/n

Le Tempeh est produit par la fermentation des haricots de soja cuits jusqu'à ce qu'ils forment une pâte moulée. Ils sont souvent mélangés avec des céréales comme le blé et façonnés en petites galettes. Ces galettes sont frites ou utilisées comme de la viande. Ils contiennent légèrement moins de protéines (19, 5%) que le soja mais sont plus riches en antibiotiques naturels et en acides gras. Les variétés commercialisées en Occident manquent de vitamine B produite au cours de la fermentation car ils sont fabriqués dans des conditions excessivement stériles, à la différence des variétés asiatiques. En Ayurvéda, on considère que le Tempeh est tamasique, comme la viande.

Protéines de soja texturées ↓PK ↑V n, as/frais/n

Les protéines de soja texturées sont froides et lourdes à digérer. Elles sont en effet difficiles à être travaillées par Agni et la fonction enzymatique car elles ont été extrêmement transformées. Considérées comme tamasiques, elles doivent être consommées en petite quantité.

Tofu ↓PK ↑V n, as/frais/n

Le tofu est généralement équilibré pour les trois humeurs, mais il est froid et lourd ce qui est particulièrement indiqué pour Pitta et peut quelquefois poser des problèmes de digestion aux personnes Vata. Le tofu est de nature sattvique quand il est frais, et rajasique quand il est conditionné. C'est un bon aliment pour les végétariens, équilibré pour la plupart des constitutions et maladies. Il est particulièrement efficace après les maladies fébriles mais doit être consommé avec modération, et non de manière quotidienne, car sa consommation excessive affaiblit les reins et les fonctions reproductives.

NOIX* ET GRAINES

* Le termes « noix » (de l'anglais « nut ») se réfère ici à toutes les variétés de noix, noisettes, amandes, etc. énumérées ci-dessous.

Les variétés de « noix » et graines sont l'un des aliments les plus riches car remplis de nutriments naturels. Elles sont très utilisées en Ayurvéda pour fournir à l'organisme des nutriments concentrés. Plutôt que de les consommer irrégulièrement en grande quantité, on en mange une petite quantité quotidiennement. Et pour mieux bénéficier des nutriments provenant des graines, on les consomme sous forme d'huile ou de beurre car les graines sont souvent trop petites pour être bien mastiquées et facilement digérées. Les diverses sortes de noix et graines sont sattviques quand elles sont fraîches et tamasiques une fois vielles. Malheureusement, à moins de les acheter dans leurs coquilles, on peut les considérer comme rances à cause de l'oxydation de l'huile qu'elles contiennent. Et mieux vaut dans ce cas les éviter car elles ont des effets très négatifs sur le métabolisme cellulaire. Il est en outre préférable de n'acheter que les variétés biologiques car les autres recueillent les éléments chimiques de l'agriculture moderne.

Amandes ↓V ↑PK n, am/chaud/n

Favorisent la croissance des tissus et nutritives, les amandes sont considérées comme étant les meilleures sortes de « noix » pour les personnes Vata et pour régénérer le corps. Elles sont nutritives, nervines, aphrodisiaques, adoucissantes, laxatives, anti-cancérigènes et utiles en cas de toux sèches. Elles favorisent la croissance de la moelle osseuse, d'Ojas, du sperme, fortifient les reins, les organes reproducteurs et le cerveau. Elles constituent l'un des meilleurs tonifiants en cas de convalescence, faiblesse et maladies chroniques. Il faut les faire tremper une nuit dans l'eau afin de les monder le matin car, en Ayurvéda, la peau est considérée comme étant indigeste. Elles sont utiles pour soigner les poumons, l'asthme, la toux, les cas de déficience immunitaire et de fatigue chronique. Consommer 3 à 4 amandes épluchées par jour pendant 3 mois.

Aveline ↓V ↑KP n/chaud/n

Favorisent la croissance des tissus et nutritives, les avelines (sortes de grosses noisettes) font partie des « noix » les plus légères, et n'aggravent pas trop Kapha. Elles contiennent à peu près les mêmes nutriments que les amandes mais avec plus de lipides et moins de protéines.

Cacahuètes : (voir haricots)

Châtaigne ↓V ↑KP n/chaud/n

Favorisent la croissance des tissus et nutritives, les châtaignes sont les plus stables grâce à leur faible teneur en lipides. Une fois grillées et séchées, on peut les moudre pour obtenir de la farine pour faire du pain ou d'autres mets. Elles sont riches en minéraux et broyées, ressemblent plus à la farine de maïs ou d'autres graines qu'à une variété de « noix ».

Graines de Courge ↓V ↑KP n/chaud/n

Constructrices de tissus et nutritives, les graines de courge sont assez légères et de ce fait ne sont pas mauvaises pour Kapha et Pitta, mais consommées en excès, peuvent aggraver tous les doshas. Elles ont des propriétés antiparasitaires spécifiques et sont utiles pour soigner les problèmes urinaires et de prostate. Elles constituent une bonne source d'acide gras Omega 3. En Ayurvéda, elles sont utilisées dans certaines formules régénérantes, mais en petite quantité.

Graines de Lin ↓V ↑KP n/chaud/n

Favorisent la croissance des tissus et nutritives, les graines de lin constituent une bonne fibre laxative et une source importante de micro nutriments. Elles sont anti-cancérigènes et utiles en cas de malnutrition, faiblesse, maladies prémenstruelles, inflammation et déficience immunitaire. Elles aident à éliminer ama de l'intestin et du sang. L'huile est certainement la meilleure façon de bénéficier des nutriments de la graine de lin qui est la plante la plus riche en acide gras oméga 3.

Graines de Sésame ↓V ↑KP n/chaud/n

Favorisent la croissance des tissus et nutritives, les graines de sésame sont toniques et régénérantes. Elles nourrissent tous les tissus, les organes internes, la peau, favorisent la croissance des dents, des os et des cheveux. Elles sont efficaces en cas de faiblesse et de convalescence. La variété noire à des propriétés toniques plus efficaces. Les bénéfices du sésame sont plus sensibles si on le consomme en huile ou en pâte (tahini). Les graines de sésame sont utiles pour soigner les maladies débilitantes, l'hypercholestérolémie et les troubles nerveux. Elles ont tendance, notamment la variété blanche, à rancir rapidement.

Graines de Tournesol ↓V ↑KP n/chaud/n

Favorisent la croissance des tissus et nutritives, les graines de tournesol sont généralement équilibrées pour les trois doshas. Elles sont efficaces en cas de maladies fébriles ou infectieuses et aident à nettoyer les poumons et le système lymphatique. Elles sont particulièrement efficaces pour Pitta et en cas d'inflammations, de troubles cardiaques et d'hypercholestérolémie. Elles sont riches en micro nutriments et spécialement en fer.

Noix de Cajou ↓V ↑KP n/chaud/n

Favorisent la croissance des tissus et nutritives, les noix de cajou ont une action similaire à celle des amandes et sont également efficaces pour les tissus plus profonds. Elles sont adoucissantes, émollientes, expectorantes, analgésiques et utiles en cas de maladies de la peau chroniques. Elles sont très nourrissantes et utiles en cas d'anémie, d'émaciation et de faiblesse sexuelle. Certaines personnes Pitta peuvent y être allergiques. La coquille est toxique et provoque des irritations cutanées quand on la touche. Les noix de cajou étant plus stables que d'autres noix, on peut les acheter emballées sous vide, dans leurs coquilles, et les conserver au réfrigérateur pendant plusieurs semaines.

Noix de Coco ↓PV ↑K n/frais/n

Favorisent la croissance des tissus et nutritives, les noix de coco sont spécifiques pour les conditions de Pitta élevé. Elles sont rafraîchissantes, diurétiques, adoucissantes et émollientes. Elles nourrissent les poumons et la peau, elles sont aussi utiles pour la convalescence après des maladies infectieuses ou fébriles.

Noix de Macadam ↓V ↑KP n/chaud/n

Favorisent la croissance des tissus et nutritives, les noix de macadamia augmentent fortement Pitta et Kapha. Elles sont assez nutritives et riches en huile.

Noix de Pécan ↓V ↑KP n/chaud/n

Favorisent la croissance des tissus et nutritives, les noix de pécan sont aphrodisiaques, laxatives et nervines. Elles agissent un peu comme les noix mais sont plus faciles à digérer et contiennent un grand nombre de micro nutriments.

Noix du Brésil ↓V ↑KP n/chaud/n

Favorisent la croissance des tissus et nutritives, les noix du Brésil sont particulièrement huileuses, lourdes et aggravantes pour Kapha. Elles ne doivent pas être consommées en cas de problèmes de congestion. Elles agissent un peu comme les amandes mais sont plus aggravantes pour Pitta et Kapha. Elles rancissent très rapidement une fois émondées.

Noix ↓V ↑KP n/chaud/n

Favorisent la croissance des tissus et nutritives, les noix sont aphrodisiaques, laxatives et nervines. Elles favorisent la nutrition de la moelle osseuse et du système nerveux et ont un léger effet fortifiant sur le système reproducteur et le cerveau. Ce sont des laxatifs efficaces pour les personnes âgées et des alliés dans le traitement de perte séminale et d'impuissance. À éviter en cas de Pitta élevé.

Pignons ↓V ↑KP n/chaud/n

Favorisent la croissance des tissus et nutritifs, les pignons, extrêmement sattviques, sont probablement la meilleure espèce de toutes les variétés de « noix ». Ils aggravent moins Pitta et Kapha que les autres variétés. Ils sont toniques, adoucissants et régénérateurs. Ils fortifient les poumons, les nerfs et le système reproducteur. Ils sont efficaces en cas de faiblesse, de maladies débilitantes, de rhumatismes et de convalescence.

Pistaches ↓V ↑KP n/chaud/n

Favorisent la croissance des tissus et nutritives, les pistaches ont des propriétés toniques et sédatives. Elles sont utiles en cas d'anémie, neurasthénie, et favorisent la formation des muscles. Elles sont riches en micro nutriments diverses et proches des nutriments d'amandes. En Inde et au Moyen Orient, on les incorpore volontiers à toute une variété de mets tonifiants. Les pistaches vendues grillées et salées ne sont pas bénéfiques et aggravent fortement Kapha.

PRODUITS LAITIERS

En Ayurvéda, on utilise beaucoup les laitages non fermentés. Frais et entiers, ils sont sattviques, constructeurs de tissus et riches en nutriments diverses. Mais lorsqu'ils ne sont pas frais (pasteurisés, homogénéisés et longue conservation), ils deviennent tamasiques, difficiles à digérer et produisent ama. Il faut prendre soin de les choisir biologiques et de les consommer en petite quantité et en complément d'un régime à base de céréales et de légumes. Il faut totalement s'en abstenir s'ils ne font pas partie de vos habitudes alimentaires, de votre culture, ou de vos habitudes alimentaires de votre enfance. Tous les laitages ont tendance à augmenter les types Kapha qui doivent les éviter.

Babeurre ↓VP ↑K ac, as/chaud/ac

Favorise la croissance des tissus et nutritif, le babeurre augmente moins Kapha que d'autres produits laitiers car il forme moins de mucus. C'est l'un des aliments les plus faciles à digérer. Le babeurre commercialisé, contenant beaucoup de sel, est plus difficile à digérer et, consommé en excès, a tendance à aggraver tous les types. Le babeurre est astringent, digestif et diurétique. Il est utile pour stimuler l'appétit, en cas d'indigestion, de malabsorption, de faiblesse, d'émaciation et de convalescence.

Beurre

Doux ↓PV ↑K n/frais/n

Salé ↓VP ↑K n, s/frais/n

Favorise la croissance des tissus et nutritif, le beurre fortifie et stabilise le corps ; c'est un aliment efficace en cas de faiblesse ou pendant la convalescence. Il est utile pour le mental et pour les nerfs. C'est un aliment lourd, faisant grossir et qui peut obstruer les canaux et augmenter le taux de cholestérol s'il est consommé en excès ou utilisé pour cuisiner. L'ajout de sel le rend encore plus lourd, augmente la probabilité d'obstruer les canaux et d'aggraver les types Pitta et Kapha. C'est toutefois un meilleur choix que la margarine que l'organisme ne peut pas digérer.

Crème Aigre ↓V ↑PK n, ac/chaud/ac

Favorise la croissance des tissus et nutritive, la crème aigre stimule la digestion mais consommée en excès, provoque de l'acidité et aggrave Pitta.

Crème Fraîche ↓VP ↑K n/frais/n

Favorise la croissance des tissus et nutritive, la crème liquide ressemble au lait mais en plus lourde et difficile à digérer. Elle produit plus de mucus et il faut l'utiliser avec précaution. En Europe, la crème fraîche en pots qui ressemble à la crème aigre est meilleure pour les types Pitta.

Crème Glacée ↓PV ↑K n/frais/n

Toxique et froide, la crème glacée augmente Kapha et ama. Sa nature froide peut aussi aggraver les types Vata. Elle diminue Agni, obstrue les canaux et stimule la formation d'ama dans l'ensemble de l'organisme. Elle endommage la rate et le pancréas et perturbe le métabolisme du sucre et de l'eau dans l'organisme. Elle peut provoquer l'hypoglycémie, le diabète ou des tumeurs. Quelle que soit la constitution de l'individu, il faut éviter d'en consommer régulièrement.

Fromage	↓VP ↑K	n/frais/n
dur	↓VP ↑K	n/frais/n
mou	↓VP ↑K	n/frais/n
bleu	↓V ↑KP	n, p/frais/n
feta	↓V ↑PK	n, s/chaud/n
chèvre	↓V ↑KP	n, p/chaud/n

Favorise la croissance des tissus et nutritifs, les fromages stimulent la formation de mucus et provoquent la congestion des canaux ; ils sont légèrement astringents. Ils arrêtent la diarrhée et peuvent constiper. Plus ils sont salés, plus ils ont tendance à aggraver Pitta. Les fromages sont de nature très lourdes et peuvent obstruer les canaux. Les fromages durs sont plus difficiles à digérer que les fromages mous et frais - ils sont aussi meilleurs pour Pitta.

Fromage blanc (égoutté) ↓PV ↑K n/frais/n

Favorise la croissance des tissus et nutritif, le fromage blanc (cottage cheese) est un fromage frais, il est plus facile à digérer et meilleur pour les types Pitta que les autres fromages.

Fromage à tartiner ↓VP ↑K n/frais/n

Favorise la croissance des tissus et nutritif, le fromage à tartiner est plus facile à digérer que les autres fromages durs et fermentés car ses propriétés sont légèrement plus douces. Il est plus sattvique que les fromages piquants ou salés et est meilleur pour les types Pitta.

Ghî ↓PV ↑K n/frais/n

Favorise la croissance des tissus et nutritif, le ghî n'augmente Kapha que légèrement. Le ghî est tonifiant, émollient, régénérant et antiacide. Il développe la moelle osseuse, le sperme et Ojas. Il augmente l'intelligence et améliore la capacité de vision. Il fortifie le foie, les reins et le cerveau; le ghî est la meilleure graisse pour l'organisme. C'est la meilleure huile pour Pitta et pour le foie. Il permet d'équilibrer les feux digestifs ou Agni. Le ghî est une huile utile pour la cuisson car il ne brûle pas comme le beurre. Le ghî élimine rapidement les toxines et la chaleur de l'organisme, doit être consommé en petite quantité ou mélangé à d'autres aliments.

Kéfir ↓V ↑PK ac/chaud/ac

Favorise la croissance des tissus et nutritif, le kéfir a des caractéristiques qui se situent entre celles du yaourt et celles du babeurre ; il est plus léger que le yaourt et plus lourd que le babeurre. Il améliore la digestion et l'absorption et est efficace en cas de perte d'appétit ou d'anorexie. Le kéfir commercialisé contient souvent beaucoup de sucre, pouvant générer la formation d'ama ; de plus, il a peu, voire aucune propriété thérapeutique.

Lait ↓PV ↑K n/frais/n

Favorise la croissance des tissus et nutritif, le lait est le produit laitier le plus utilisé. Il est tonifiant, régénérant, aphrodisiaque, calmant et laxatif. Il nourrit spécifiquement le plasma et la peau mais a tendance à diminuer Agni et est difficile à digérer. C'est un bon tonique pour les poumons, l'estomac et en cas de toux sèche, de gorge sèche, de fièvre et de soif. C'est un léger laxatif, surtout chaud avec du ghî et il est meilleur pour les types Pitta. C'est un aliment excellent pour les enfants, les personnes âgées, débilitées ou en convalescence. Le lait cru biologique est fortement sattvique et nourrit le cerveau et les nerfs. Il fortifie le mental, la mémoire, Ojas, stimule le sommeil et accroît le contentement de soi. Le lait pasteurisé est de nature tamasique et provoque la formation de ama.

Lait de chèvre ↓PV ↑K n/chaud/n

Favorise la croissance des tissus et nutritif, le lait de chèvre a une énergie chauffante et est meilleur pour les types Kapha. Il peut même aggraver Pitta en excès. Il ressemble plus au lait maternel et est un meilleur remplaçant du lait de vache pour les nourrissons. Le fromage de chèvre est plus riche en enzymes et plus facile à digérer que le fromage de vache.

Paneer (panir) ↓VP ↑K n/frais/n

Favorise la croissance des tissus et nutritif, le paneer ou fromage non-fermenté fabriqué en Inde a des propriétés similaires à celles du fromage à tartiner. Il est meilleur pour les types Pitta que d'autres fromages car il n'est pas fermenté.

Yaourt ↓V ↑PK n, ac/chaud/ac

Favorise la croissance des tissus et nutritif, le yaourt est stimulant et astringent. Plus il est aigre, plus il devient lourd et acide dans l'organisme. Consommé en petite quantité, il favorise la digestion d'autres aliments, rétablit la flore intestinale utile au côlon et peut être efficace en cas de diarrhée. Le yaourt est un aliment lourd, qui peut, s'il est consommé en excès, constiper et provoquer la formation d'ama ; à consommer, donc, de manière modérée. Il est souvent préférable de le mixer en proportions égales avec de l'eau pour diminuer ses propriétés obstructives et congestives. L'ajout d'épices est très recommandé. La consommation de yaourt entraîne une augmentation du poids, des graisses et peut aggraver les cas de toxicité sanguine comme l'acné ou les démangeaisons cutanées.

POISSONS ET FRUITS DE MER

Les animaux marins sont plus légers et faciles à digérer que les animaux terrestres. Pourtant, ceux qui proviennent de la mer ont tendance à être chauffants, huileux, salés et donc, à aggraver davantage Pitta. Les animaux marins sont souvent pollués comme je l'ai indiqué antérieurement. Les poissons d'eau douce sont meilleurs pour les types Pitta et peuvent, dans certains cas, contenir moins de polluants. Le poisson est plus léger que la viande et n'alourdit pas autant l'esprit. Les poissons contiennent des huiles (par exemple Omega 3) qui diminuent Vata, nourrissent le foie, la peau, les yeux, fortifient le cœur et diminuent le taux de cholestérol et l'artériosclérose. Les poissons et fruits de mer ne doivent jamais être mélangés avec des laitages et surtout pas avec du lait.

Fruits de mer ↓V ↑PK n, s/chaud/n

En Ayurvéda, on ne consomme pas de fruits de mer car certains sont des charognards, de nature tamasique. Toutefois cela leur donne des propriétés aphrodisiaques.

Palourdes, Coquilles-Saint-Jacques (Bivalves) ↓V ↑PK n, s/chaud/n

Ces coquillages sont considérés comme étant légèrement aphrodisiaques ; ils favorisent la croissance des tissus reproducteurs, mais moins que les huîtres.

Crabes ↓V ↑PK n/chaud/n

Les crabes sont aphrodisiaques et fortifient les reins. Ils sont efficaces en cas d'impuissance.

Homard ↓V ↑PK n/chaud/n

Les homards sont aphrodisiaques et fortifient les reins.

Huîtres ↓V ↑KP n, s/chaud/n

Les huîtres sont réputées aphrodisiaques ; elles développent les tissus reproducteurs et aggravent beaucoup Kapha.

Crevettes ↓V ↑PK n, /chaud/n

Les crevettes sont réputées aphrodisiaques et tonifient les reins.

Poisson d'eau de mer ↓V ↑PK n, s/chaud/n

Constructeurs de tissus et nutritifs, les poissons d'eau salée sont régénérants, laxatifs et favorisent la formation du plasma et des tissus musculaires. Ils sont plus aggravants pour les types Pitta et Kapha qui doivent les éviter ou les consommer avec modération. Plus un poisson est gras, plus il aggrave Kapha ; plus un poisson est salé, plus il aggrave Pitta.

Poisson d'eau douce ↓V ↑PK n/chaud/n

Favorise la croissance des tissus et nutritifs, les poissons d'eau douce sont moins salés et donc meilleurs pour les types Pitta et Kapha. Le poisson permet la formation du plasma, est tonifiant, régénérant et laxatif. La truite est l'un des poissons les plus faciles à digérer.

VIANDE ET ŒUFS

La viande animale, étant donné sa similitude de structure, est l'aliment le plus rapide pour former le tissu humain. Elle est utile pour les personnes affaiblies ou convalescentes. Il est préférable de la consommer en petites quantités (100gr/jour) pour en faciliter la digestion. En Ayurvéda, on consomme plutôt la viande dans la soupe que sous forme de steak - les soupes sont plus faciles à digérer et entraînent rarement l'accumulation de toxines. La surconsommation de viande génère de nombreux problèmes de santé y compris la formation de toxines ou ama dans les intestins. La viande rouge aggrave en général les cas de toxicité sanguine. La viande est considérée comme tamasique ; elle perturbe le mental.

Bœuf ↓V ↑PK n/chaud/n

Favorisant la croissance des tissus et très nutritif, le bœuf permet la formation du sang et des muscles. Il donne de la force et renforce la capacité à travailler. Il réduit fortement la compassion et alourdit l'esprit. Dans l'Ayurvéda ancienne, le bœuf était exclu de l'alimentation humaine car formant trop de ama. Il faut éviter sa consommation en cas de maladies chroniques, d'arthrite et de rhumatismes et en cas de maladies auto-immunes.

Canard ↓V ↑PK n/chaud/n
Favorisant la croissance des tissus et nutritif, le canard est plus lourd et nutritif que le poulet ou la dinde. Il est aussi plus difficile à digérer.

Chèvre ↓V ↑PK= n/chaud/n
Favorisant la croissance des tissus et nutritive, la viande de chèvre est considérée dans les Textes Anciens comme bénéfique à tous les doshas, si elle cuite à point. Elle est réputée être une des seules viandes à ne pas générer ama dans l'organisme.

Chevreuil (venaison) ↓V ↑PK n/chaud/n
Favorisant la croissance des tissus et nutritif, le chevreuil est considéré comme l'une des meilleures viandes. Elle fortifie les reins, les os, stimule la fertilité ; elle est efficace en cas de retard de croissance chez l'enfant.

Dinde ↓V ↑PK n/chaud/n
Favorisant la croissance des tissus et nutritive, la dinde est une viande maigre, donc moins aggravante pour Kapha ; et généralement l'une des plus faciles à digérer car moins grasse que d'autres volailles, à l'exception du poulet. Elle est utile en cas d'anorexie, de faiblesse et de convalescence.

Lapin ↓V ↑PK n/chaud/n
Favorisant la croissance des tissus et nutritif, le lapin est plus équilibré que d'autres viandes et considéré comme équilibrant tous les doshas quand il s'agit d'un animal sauvage. Il est constipant mais peut aider en cas de maladies liées à la toxicité sanguine.

Mouton ↓V ↑PK n/chaud/n
Favorisant la croissance des tissus et nutritif, le mouton est irritant pour le système reproducteur car il favorise la suractivité sexuelle. Il aggrave énormément Pitta et perturbe le sang.

Œufs ↓V ↑PK n/chaud/n
Favorisant la croissance des tissus et nutritifs, les œufs sont tonifiants, nourrissants, adoucissants et aphrodisiaques. Ils stimulent la vigueur, la fertilité et sont utiles en cas de convalescence et de faiblesse sexuelle. Certaines personnes les trouvent lourds et difficiles à digérer. Les œufs non fécondés sont moins tamasiques que la viande ou le poisson car ils n'impliquent pas la mort d'un animal vivant.

Porc ↓V ↑PK n/chaud/n
Favorisant la croissance des tissus et nutritif, le porc est fortement tamasique et alourdit l'esprit et les sens. Il obstrue les canaux et forme ama. Le lard (bacon) est très lourd et

difficile à digérer à cause de sa forte concentration en graisse. Le jambon est moins gras mais reste lourd. Le porc nourrit le foie et augmente les tissus adipeux plus que n'importe quelle autre viande. Il augmente le sommeil, le sperme et l'appétit.

Poulet ↓V ↑PK n/chaud/n
Favorisant la croissance des tissus et nutritif, le poulet est une des viandes les plus maigres ; elle a moins tendance à aggraver Kapha. C'est en général la viande la plus facile à digérer car elle est moins grasse que les autres. Le poulet est efficace en cas d'anorexie, de fragilité ou de convalescence et est un léger aphrodisiaque.

Veau ↓V ↑PK n/chaud/n
Favorisant la croissance des tissus et très nutritif, le veau permet la formation du sang et des muscles. C'est un fortifiant ; il aide à se remettre de la maladie.

HUILES ET MATIÈRES GRASSES

Les huiles et matières grasses jouent un rôle important pour une alimentation équilibrée. On a malheureusement tendance, dans le monde entier, à surconsommer ce type d'aliment, certes nécessaire mais dont on abuse facilement. On peut d'ailleurs noter une corrélation entre l'utilisation récente, des cinquante dernières années, des huiles végétales pour la cuisson et l'augmentation des problèmes cardiaques et sanguins. Les huiles ne doivent PAS être cuites, car elles deviennent indigestes. Pour cuisiner, il est préférable d'utiliser d'autres graisses décrites dans ce cours. Les huiles végétales sont sattviques et excellentes, à condition d'être consommées crues.

LES HUILES

Abricot ↓V ↑PK n/chaud/n
Nettoyante et nutritive, l'huile d'abricot agit comme adoucissant et expectorant en cas de toux et de maladies fragilisant les poumons ou les reins. Elle a un effet apaisant sur la peau et les muscles.

Amande ↓V ↑PK n/chaud/n
Nettoyante et nutritive, l'huile d'amande est une huile qui agit comme adoucissant et expectorant en cas de toux et de maladies fragilisant les poumons ou les reins. Elle a un effet apaisant sur la peau et les muscles. L'huile d'amande est efficace pour les massages et contient plusieurs des propriétés toniques de la noix.

Avocat ↓V ↑KP n, ac/chaud/n
Nettoyante et nutritive, l'huile d'avocat n'accroît que légèrement Pitta. Elle fortifie le foie, nourrit la peau et fait une bonne huile de massage. Elle fortifie aussi les muscles, augmente Kapha et les tissus adipeux (graisses).

Cacahuète ↓V ↑PK n/chaud/n

Favorise la croissance des tissus et nutritive, l'huile de cacahuètes est couramment utilisée pour la cuisson. Même si cette huile reste relativement stable à la cuisson, elle subit les mêmes dégradations à haute température que les autres huiles. Elle est laxative, adoucissante et diurétique. Elle est utile pour soigner les problèmes circulatoires et la bursite. À moins d'être biologique, cette huile est surchargée de pesticides et de produits chimiques cancérigènes.

Carthame ↓KV ↑P n, p/chaud/p

Favorise la croissance des tissus et nutritive, l'huile de carthame est légère, et de ce fait, meilleure pour les types Kapha. Elle est efficace pour stimuler la circulation, nourrir le cœur et le sang ; c'est un laxatif et un bon emménagogue en cas de retards menstruels. Il ne faut pas l'utiliser pour la cuisson car elle est très instable - l'huile fraîche doit être conservée au réfrigérateur pour assaisonner les salades.

Colza ↓PK ↑V n, ac/chaud/n

Nettoyante, nutritive, légère, l'huile de colza réduit Kapha et Pitta. Cette huile ne saurait être conseillée car celle qu'on trouve en Occident est hautement raffinée. Elle est utilisée depuis longtemps en Inde, sous le nom de Rapeseed mais pressée à froid et non raffinée. Son raffinage à haute température a dénaturé l'huile de colza, appelée maintenant canola. C'est une huile pauvre en cholestérol, utile en cas d'obésité mais inappropriée en cas de faiblesse ou de condition d'assèchement Vata. L'huile de colza pressée à froid n'est pas mauvaise si on peut s'en procurer.

Lin (graine) ↓KV ↑P p, n/chaud/p

Nettoyante et nutritive, l'huile de lin est un expectorant efficace pour les poumons et antitussif. C'est un bon lubrifiant laxatif pour Kapha et Vata. C'est la meilleure source végétale d'acide gras Omega 3. Elle est efficace pour soigner les cas de malnutrition, de faiblesse physique ou de difficultés d'apprentissage, les troubles prémenstruelles, le cancer, l'inflammation et la déficience immunitaire.

Maïs ↓P ↑VK n/chaud/n

Favorise la croissance des tissus et nutritive, l'huile de maïs à des propriétés déshydratantes qui en font une des meilleures huiles pour les types Kapha, à consommer toutefois avec modération. Elle peut être utilisée par les types Pitta qui ont un taux de cholestérolémie élevé à la place des huiles de palmiers comme la noix de coco, à cause de leur haut niveau de cholestérol. L'huile de maïs nourrit la peau, est adoucissante, diurétique et efficace en cas de troubles urinaires.

Moutarde ↓KV ↑P p/chaud/p

Nettoyante et nutritive, l'huile de graines de moutarde est supposée être la meilleure huile de cuisson pour Kapha à condition d'être pressée à froid. Je ne suis toutefois pas d'accord avec ce point de vue car toutes les huiles s'oxydent à plus de 100°C (correspondant à la plupart des cuissons) et deviennent difficiles à digérer pour Agni et les enzymes digestives. Il s'agit de toute façon d'une huile très difficile à trouver en Occident. Elle est stimulante, adoucissante, antitussive et permet de libérer le mucus des poumons. En usage externe, elle est efficace contre la congestion, les rhumes et en cas de lourdeur dans les articulations et douleurs liées à l'arthrite.

Noix de Coco ↓PV ↑K n/chaud/n
Favorise la croissance des tissus et nutritive, l'huile de noix de coco est spécifique pour les types Pitta mais elle augmente le taux élevé de cholestérol, surtout chez les types Kapha. C'est l'une des huiles les plus faciles à digérer ; elle est tonique, émolliente et réfrigérante. On peut l'utiliser pour cuisiner de même que d'autres huiles de palmiers. Elle nourrit et adoucit la peau et s'avère efficace en cas de psoriasis, eczéma, coups de soleil, brûlures et lèvres gercées.

Olive ↓VP ↑K n/frais/n
Nettoyante et nutritive, l'huile d'olive est la meilleure huile pour les types Pitta en Europe et dans les régions d'Amérique où l'olive est cultivée. Elle ne devrait pas être chauffée, ni cuisinée. Crue, elle est excellente pour purifier le foie, permet de ramollir les calculs biliaires et les congestions de la bile. C'est un léger laxatif qui nourrit la peau et les cheveux. Elle est utile en cas de maladies hépatiques, pour la plupart des problèmes cardiaques, en cas de cholestérol ; c'est un laxatif sans risque pour les femmes enceintes et les enfants.

Ricin ↓V ↑PK am, n/chaud/p
Nettoyante et réductrice, l'huile de ricin est un purgatif efficace en cas de constipation grave ou chronique et sans risque pour les enfants. C'est un bon antispasmodique et analgésique en cas de maladies du système nerveux comme l'épilepsie ou en cas de douleurs comme celles de l'arthrite. Prendre au coucher une cuillérée à café d'huile de ricin dans une tasse de lait chaud (ou d'eau chaude) avec ¼ de cuillère à café de gingembre sec est un remède traditionnel pour nettoyer et éliminer ama des canaux.

Sésame ↓V ↑KP n/chaud/n
Favorise la croissance des tissus et nutritive, l'huile de sésame est l'huile végétale la plus stable ; elle est très sattvique. Elle est très nutritive et fortifie tous les tissus et la peau. Elle est tonique, régénérante, sédative et laxative. Elle fortifie les poumons, les reins, le foie et le cerveau. Elle est utile en cas de faiblesse, de convalescence, de troubles nerveux et permet de soulager les tensions et spasmes musculaires, l'anxiété, les tremblements, l'insomnie et les convulsions. Elle favorise la croissance des cheveux, des ongles, des dents et des os. L'huile de sésame est l'huile la plus utilisée dans les pays chauds du Moyen Orient et du Sous-Continent Indien. Elle est bonne pour les enfants et les personnes âgées ; c'est la seule huile végétale assez stable pour la cuisson.

Soja ↓PK ↑V n, ac/frais/n

Favorise la croissance des tissus et nutritive, l'huile de soja est adoucissante, diurétique et nourrit la peau. Elle est instable lors de la cuisson mais c'est aussi la deuxième source végétale d'acide gras Omega 3.

Tournesol ↓VP ↑K n/frais/n

Favorise la croissance des tissus et nutritive, l'huile de tournesol est tridoshique quand elle est consommée avec modération. Elle est instable et devrait être uniquement consommée crue. Elle est utile pour les poumons, en cas de toux ; elle nourrit la peau.

MATIÈRES GRASSES

Beurre ↓PV ↑K n/frais/n

Favorise la croissance des tissus et nutritif, le beurre est un fortifiant qui, en fait, s'avère meilleur pour la cuisson que la plupart des huiles végétales. Il est lourd, fait grossir et peut obstruer les artères et augmenter le taux de cholestérol s'il est utilisé pour des cuissons à hautes températures - il est préférable d'utiliser plutôt du ghî pour cuisiner (voir produits laitiers).

Ghî ↓PV ↑K n/frais/n

Favorise la croissance des tissus et nutritif, le ghî n'augmente que légèrement Kapha. C'est la meilleure huile pour Pitta et pour le foie. Le ghî permet d'équilibrer Agni ; c'est une bonne matière grasse pour la cuisson qui ne brûle pas comme le beurre. Le ghî est tonifiant, émollient, régénérant et antiacide. Il favorise le développement de la moelle osseuse, du sperme et d'Ojas. Il améliore l'intelligence et augmente la capacité visuelle. (Voir produits laitiers)

Huile hydrogénée ↑PKV n/chaud/n

L'huile hydrogénée est une matière grasse élaborée à partir d'huiles végétales ; elle est toxique et fait grossir. Toutes les huiles hydrogénées sont totalement indigestes et se transforment en une sorte de plastique dans les veines et les artères. À éviter par tous les types constitutionnels.

Margarine ↑KPV n/chaud/n

La margarine est toxique et fait grossir ; c'est une matière grasse synthétique fabriquée à partir d'huiles végétales. Toutes les huiles hydrogénées sont totalement impossibles à digérer et se transforment en une sorte de plastique dans les veines et les artères. Il faut à tout prix éviter d'en consommer. Il existe désormais des margarines non hydrogénées qu'on peut utiliser, cela reste un mauvais choix car elles sont hautement raffinées. Voir leurs différentes énergies dans les huiles correspondantes, présentées ci- dessus.

Saindoux ↓V ↑PK n/chaud/n

Favorise la croissance des tissus et nutritif, le saindoux est extrêmement lourd et augmente fortement Kapha et ama dans l'organisme. Il obstrue les canaux, favorise l'obésité, les problèmes cutanés et les calculs biliaires. Pour les non végétariens, il reste malgré tout une meilleure matière grasse pour la cuisson que les huiles végétales car il ne s'oxyde pas à la chaleur. Il ne faut jamais, en revanche, réchauffer du saindoux qui s'oxyde dès la première utilisation.

SUCRES ET ÉDULCORANTS

Selon la tradition ayurvédique, on utilise les sucres et édulcorants quotidiennement mais en petites quantités. Comme tout aliment concentré, le sucre étant susceptible de former des maladies est le premier à éliminer en cas de problèmes de santé. Le sucre naturel est sattvique et légèrement nourrissant. Riche en minéraux et autres micronutriments, c'est un remède efficace s'il est consommé avec modération. Pour la plupart des personnes, il est bénéfique de supprimer le sucre de son alimentation pendant plusieurs mois pour aider à rétablir le bon équilibre du métabolisme. Le sucre raffiné est la cause ou contribue à la formation de nombreuses maladies modernes. Il s'associe bien avec les huiles raffinées pour former des maladies chroniques ou mortelles. Si on augmente la quantité de sucres raffinés dans son alimentation, l'organisme a besoin de davantage de protéines car leur consommation est liée. Ainsi, la première étape importante pour devenir végétarien consiste à diminuer la quantité de sucres en même temps que la consommation de protéines animales.

Chocolat - Voir condiments.

Érable

Sucre ↓PV ↑K n/frais/n

Sirop ↓PV ↑K n, as/frais/n

Favorisant la croissance des tissus et légèrement nutritif, le sucre d'érable est l'un des meilleurs sucres naturels. Il est nourrissant et adoucissant en cas de toux, de fièvre ou de sensation de brûlure. Le sirop est meilleur pour les types Kapha.

Fructose ↓PV ↑K n/frais/n

Favorisant la croissance des tissus et légèrement nutritif, le fructose est meilleur que le sucre blanc. Consommé en excès, il aura tendance à perturber le métabolisme du sucre, affaiblir la digestion et provoquer la formation de ama. Les sucres de datte et de raisins comptent parmi les meilleurs. Les jus de fruits sont la meilleure façon de consommer le fructose.

Jaggary ↓V ↑KP n/chaud/n

Favorisant la croissance des tissus et légèrement nutritif, le jaggary (ou Gur) est le nom Indien du sucre non raffiné qui contient encore des minéraux et des vitamines. C'est l'un des meilleurs sucres pour la consommation mais il aggrave Pitta et Kapha. (Voir sucre non raffiné).

Lactose ↓PV ↑K n/frais/n

Favorisant la croissance des tissus et légèrement nutritif, le lactose est le sucre du lait. Il a des propriétés toniques et est souvent utilisé dans les aliments préparés industriellement. Il est lui-même hautement raffiné et provoque des allergies chez certaines personnes précisément à cause de l'utilisation excessive de produits laitiers raffinés.

Maltose ↓PV ↑K n/frais/n

Favorisant la croissance des tissus et légèrement nutritif, le maltose ou sirop de malte est fabriqué à partir de plusieurs céréales comme le riz (sirop de riz) ou l'orge. Il est tonique, adoucissant et analgésique. Il est efficace en cas de rhume ou de toux chroniques et en cas de faiblesse pulmonaire. C'est l'un des meilleurs sucres qui est très efficace pour les enfants ou les convalescents. Le maltose conserve la plupart des propriétés bénéfiques des céréales avec lesquelles il est fabriqué ce qui en fait une forme d'édulcorant plus équilibré que le sucre pur.

Mélasse ↓V ↑PK n/chaud/n

Favorisant la croissance des tissus et légèrement nutritive, la mélasse est riche en fer et favorise la formation du sang et des muscles. Elle est efficace dans la plupart des cas de faiblesse et tonifie le cœur. C'est un sucre tonique, utile pour les femmes, lors de la grossesse ou après l'accouchement ainsi que pour de nombreux troubles gynécologiques. En Inde, la mélasse n'est pas très appréciée, on la considère comme un produit résiduel de la canne à sucre. Elle aggrave plus Pitta que le sucre non raffiné.

Miel ↓VK ↑P= n, as, p/chaud/n

Favorisant la croissance des tissus et légèrement nutritif, le miel, de nature sattvique, est le meilleur édulcorant en général. Il est plus riche en calories et en énergie que le sucre blanc. Il peut perturber le métabolisme comme le sucre blanc s'il est consommé en grande quantité bien qu'il soit le meilleur type de sucre pour les types Kapha grâce à son énergie astringente et chauffante. Il est riche en enzymes (quand il est frais) et contient de nombreux minéraux. Le miel est adoucissant, émollient, expectorant, laxatif, nutritif et tonique. Il nourrit le cerveau, les nerfs et les organes des sens, développe aussi le système immunitaire et Ojas. Le fait de chauffer le miel lui fait perdre ses propriétés nutritionnelles et le rend encore plus aggravant pour Pitta. Il est donc déconseillé de l'utiliser pour cuisiner. Il aggrave Pitta seulement l'été ou en grandes quantités.

Sirop de riz ↓PV ↑K n/frais/n

Favorisant la croissance des tissus et légèrement nutritif, le sirop de riz (maltose) est un bon édulcorant en général. Voir maltose.

Stevia ↓PK ↑V n, as/frais/n

Favorisant la croissance des tissus et légèrement nutritive, la stevia est une plante trente fois plus sucrée que le sucre. Elle est tonique, diurétique et permet de diminuer la fatigue physique et mentale. Elle est utile en cas d'hypoglycémie, d'hypertension, de diabète et d'obésité. D'après les recherches effectuées en médecine moderne, elle ne présente pas de contre-indications connues - elle aggrave légèrement Vata à cause de sa nature légère et déshydratante.

Sucre blanc ↑KVP n/frais/n
Toxique et déminéralisant, le sucre blanc est un aliment artificiel, très raffiné, de nature tamasique et provoquant la formation de ama. Il aggrave les mauvaises conditions du sang, alimente les infections, draine les vitamines et minéraux de l'organisme et perturbe le métabolisme de l'eau. Il perturbe aussi les métabolismes du sucre et des graisses et affaiblit le foie et le pancréas ; il fragilise le système immunitaire et rend donc l'organisme plus sensible à de nombreuses maladies. Il provoque une dépendance et entre dans la composition de tous les aliments industriels ; il aggrave tous les doshas et favorise toutes les maladies.

Sucre de canne non raffiné ↓PV ↑K n/frais/n
Favorisant la croissance des tissus et légèrement nutritif, le sucre de canne non raffiné est une excellente forme de sucre s'il est consommé en quantité modérée. Il est riche en vitamines et minéraux (A, C, B1, B2, B3, calcium, phosphore, chrome, fer et zinc). Il porte différents noms selon le pays où il est fabriqué et vendu, comme jaggary, gur, succanet, rapadura ou encore plus simplement « sucre de canne brut et non raffiné ». Il doit être non cristallisé mais plutôt un peu humide pour être meilleur. C'est un aliment complet à l'action tonifiante, adoucissante, diurétique, très rafraîchissante, laxative, antiseptique et aux qualités d'agent de conservation.

Sucre roux ↑KVP n/frais/n
Toxique et déminéralisant, le sucre roux est simplement du sucre blanc auquel on a rajouté du sirop extrait du sucre. Il est aggravant pour tous les types. (Voir sucre blanc).

BOISSONS

Ce que l'on mange devient Ojas ; ce que l'on boit devient *Prana* - la force vitale ou *chi*. C'est ainsi qu'avec le temps, la consommation de boissons artificielles diminue l'énergie et la vitalité. Ce qui peut ensuite perturber l'intelligence du corps car le prana et l'intelligence sont liés et fonctionnent ensemble. C'est un facteur majeur dans les maladies dégénératives de notre époque. Les boissons gazeuses industrielles (sodas) sont particulièrement problématiques car elles associent des sucres raffinés avec des produits chimiques et du gaz carbonique toxique. L'alcool est aussi beaucoup trop concentré pour être consommé au quotidien. L'eau est le meilleur liquide à boire chaque jour car elle renforce le prana de l'organisme, nettoie les tissus et équilibre les trois doshas.

Alcool ↓V ↑PK p, n, am, ac/chaud/ac
Stimulant et digestif, l'alcool aggrave les trois doshas quand il est consommé en excès. Il perturbe le sang, le foie, le pancréas et les reins. La dépendance à l'alcool ressemble à la dépendance au sucre car lors de la digestion, l'alcool se transforme en sucre. Cela lui donne tout d'abord une nature rajasique et à terme tamasique, comme le sucre blanc auquel il ressemble. Toutes les boissons fortement alcoolisées ont une action perturbant l'organisme et plus particulièrement celles qui sont sucrées. En petite quantité, l'alcool peut stimuler la digestion.

Bière ↓PV ↑K p, n, am, ac/chaud/ac

Stimulante et digestive, la bière est diurétique et peut être utile en cas de calculs rénaux. Elle est de nature rajasique et sa consommation à long terme provoque des œdèmes et l'obésité. En petite quantité, la bière est meilleure pour les types Pitta même si sa nature acide est potentiellement aggravante pour ce type. Toutes les personnes sensibles ou allergiques aux produits fermentés ou à base de levure doivent éviter la bière.

Café ↓K ↑PV p, am/chaud/p

Stimulant et digestif le café est l'excitant le plus utilisé en Occident. C'est un nervin, diurétique, purgatif, stimulant cardiaque et léger narcotique. Il est de nature rajasique et sa consommation provoque une dépendance. Sa consommation occasionnelle est utile en cas de baisse d'énergie, hypotension et dépression. Il est dangereux pour les femmes enceintes et lié aux malformations du fœtus. Associé à un régime alimentaire riche en graisses (à base de produits animaux), il a un lien avec le cancer des seins et de la vessie chez la femme et avec le cancer du pancréas et les crises cardiaques chez l'homme. Deux tasses de café par jour suffisent à augmenter le taux de cholestérol et drainer le calcium et les minéraux des os. Une tasse par jour suffit à perturber tous les doshas ; on ne peut donc recommander qu'une consommation occasionnelle.

Eau =VPK n/frais/n

C'est la boisson la plus importante à consommer, toutes constitutions confondues, quotidiennement et en petite quantité. En cas d'excès, l'eau peut drainer les nutriments du corps car le fluide de base de l'organisme n'est pas aqueux mais est une substance plus épaisse, plus huileuse. La surconsommation d'eau diminue l'énergie, la vitalité et provoque une déshydratation de la peau et des tissus.

Eau froide ou glacée ↓P ↑KV n, as/frais/n

L'eau froide ou glacée augmente fortement Kapha et Vata, elle affaiblit le feu digestif, obstrue les canaux et élimine Agni. L'eau froide est astringente, arrête la sudation, les saignements et soulage les sensations de brûlures.

Eau à température ambiante ↓PK =V n/frais/n

Il est préférable de boire l'eau un peu fraîche ou à température ambiante. En excès, elle peut aggraver Vata et déshydrater les reins et les tissus.

Eau chaude ↓VK ↑P n/chaud/n

L'eau chaude est stimulante, laxative, elle stimule la sudation et dissipe la sensation de froid. Il est préférable de la prendre le matin au réveil - pour Vata, c'est la meilleure façon de boire l'eau.

Eaux spécifiques

En bouteille

L'eau en bouteille est meilleure que l'eau du robinet en général, mais considérée comme dévitalisée et démunie de prana.

Distillée
L'eau distillée est dévitalisée car elle a été trop chauffée. Elle appauvrit le prana de l'organisme et aggrave Vata. Elle est utile pour drainer les toxines des canaux et des tissus profonds, mais draine également les nutriments rapidement.

Filtrée
Très recommandée pour filtrer les résidus chimiques de l'eau, l'eau filtrée est devenue une nécessité pour les citadins. Elle contient peu de prana, mais plus que l'eau en bouteille.

Eau Gazeuse
L'eau contenant du gaz naturel est bénéfique pour les types Kapha et Pitta - elle est très aggravante pour les types Vata, mais contient un bon prana. L'eau gazeuse avec du gaz artificiel perturbe tous les types et ne possède pas ou peu de prana.

Eau Minérale
L'eau minérale est en général bénéfique à tous les types quand elle est fraîche et selon sa composition et sa teneur en minéraux. Elle est assez riche en prana. Ce sont les types Vata qui en profitent le plus, car elle est plus lourde que les autres eaux.

Eau de source/puits
L'eau de source ou de puits fraîche est considérée comme étant la meilleure eau, car c'est la plus riche en prana. Elle est plus légère que l'eau minérale et peut s'avérer meilleure pour les types Kapha.

Eau du Robinet
L'eau du robinet est chlorée, dévitalisée et contribue au développement des maladies à cause de son manque total de prana. Les produits chimiques ont tendance à aggraver les conditions de ama.

Infusions

L'infusion a les mêmes caractéristiques que la plante ou l'épice (voir épices) dont elle provient. Il n'existe pas d'infusion bonne pour tout le monde, il faut donc les choisir en fonction de la constitution de l'individu. Les infusions à base de fleurs sont efficaces pour les types Pitta du fait de la nature rafraîchissante et apaisante des fleurs.

Infusions astringentes ↓PK ↑V as, n/frais/n
Nettoyantes et légèrement nutritives, les infusions astringentes sont antiacides et reconstituantes, elles sont plus efficaces après les repas (luzerne, pissenlit, chicorée, café de céréales, feuille de framboisier, ortie piquante et hibiscus).

Infusions épicées ↓VK ↑P p, am/chaud/p
Stimulantes et digestives, les infusions épicées favorisent la digestion (gingembre, cannelle, clou de girofle, cardamome, écorce d'orange, menthe et camomille).

Jus de fruit

Les jus ont les propriétés du fruit dont ils proviennent (voir fruits). En règle générale, on ne devrait pas en consommer pendant ou après les repas.

Sucrés ↓PV ↑K n /frais/n
Nettoyants et légèrement toniques, les jus de fruits sucrés sont laxatifs. Ils produisent le même effet que si on ajoute du sucre aux aliments ; à éviter en cas de ama, indigestion ou gaz car ils affaiblissent Agni et provoquent des incompatibilités entre les enzymes.

Acides ↓V ↑PK n, ac/frais/n
Nettoyants et légèrement stimulants, les jus de fruits acides sont en général de meilleures boissons car moins concentrés et moins aggravant pour les doshas (airelle, citron, citron vert, ananas et grenade). À jeun le matin, ils peuvent être bénéfiques à Vata.

Astringents ↓PK ↑V n, as/frais/n
Nettoyants et légèrement stimulants, les jus de fruits astringents sont meilleurs pour Pitta et Kapha (airelle et grenade). À consommer de préférence en milieu de matinée ou d'après-midi.

Jus d'herbe de blé ↓PK ↑V n, am, as/frais/n
Fortement nettoyant et très nutritif, le jus d'herbe de blé permet d'éliminer ama, samapitta et samakapha de l'organisme. Il est donc très utile pour purifier le sang, lutter contre les infections et réduire les tumeurs. En excès, il est très aggravant pour les types Vata qui ont intérêt à le boire avec du jus d'orange ou de citron.

Jus de légumes
Tous les jus de légumes ont les propriétés du légume dont il est extrait (voir Légumes). En règle générale, on peut les consommer pendant ou avant les repas.

Jus de légumes acides ↓V ↑PK n, ac/frais/n
Nettoyants et légèrement stimulants, les jus de légumes acides sont efficaces pour stimuler la digestion.

Jus de légumes sucrés ↓PV ↑K n/frais/n
Nettoyants et légèrement toniques, les jus de légumes sucrés sont fortifiants ; trop sucrés, ils affaiblissent la digestion et Agni.

Jus de légumes verts ↓PK ↑V am, as/frais/p
Nettoyants et légèrement toniques, les jus de légumes verts sont efficaces lors de régimes de désintoxications mais sont en général trop réducteurs pour la consommation quotidienne. Ils peuvent être bénéfiques pour les types Kapha consommés quotidiennement.

Lait ↓PV ↑K n/frais/n
Favorise la croissance des tissus et nutritif, le lait est tonifiant, régénérant, aphrodisiaque, calmant et laxatif. Il nourrit spécifiquement le plasma et la peau mais a tendance à diminuer Agni. Le lait cru biologique est fortement sattvique et nourrit le cerveau et les nerfs. Il fortifie le mental, la mémoire, Ojas, stimule le sommeil et accroît le sentiment de satisfaction. Le lait pasteurisé est de nature tamasique et provoque la formation de ama.

Sodas ↑VKP n, as/frais/n

Toxiques et appauvrissant l'organisme, les boissons gazeuses sucrées (sodas, sodas allégés, boissons gazeuses sucrées) aggravent tous les doshas. Elles ne s'associent pas bien aux autres aliments et diminuent Agni. Elles affaiblissent aussi la rate, le pancréas, perturbent le métabolisme de l'eau et du sucre et drainent les vitamines et minéraux des os et des tissus. L'ice tea (thé glacé) industriel fait partie de ces boissons. Comme le sucre, les boissons gazeuses sucrées entraînent une dépendance et détruisent le prana et les niveaux d'énergie.

Thé ↓PK ↑V am, n, as/frais/p

Stimulant et digestif, il est recommandé de le consommer après les repas car il a une action astringente et digestive. C'est un nervin, stimulant, diurétique, astringent et il combat l'hyperacidité. Il est généralement réputé de nature sattvique bien que les *Vaidya,* très traditionnelles, interdisent sa consommation. Préparé à l'indienne avec lait, gingembre, cardamome, cannelle, noix de muscade et clous de girofle, le *chai* aggrave moins Vata. Des études récentes montrent que les propriétés antioxydantes du thé ne sont pas modifiées en ajoutant du lait, et que selon un test réalisé sur un échantillon de population, le thé au lait diminue les irritations digestives. Le gingembre et la cardamome sont un antidote contre la caféine. Consommé en excès, le thé provoque des insomnies, rend la bouche sèche et donne soif. Il est efficace en cas de migraine et contre l'obésité. Sur le plan chimique, il contient seulement 1/3 de la quantité de caféine contenue dans le café, ce qui en fait une meilleure boisson quotidienne, même si l'abus provoque les mêmes effets négatifs que le café.

Vert- non fermenté avec des propriétés antioxydantes légèrement plus élevées.
Noir- fermenté avec des propriétés antioxydantes.
Branches- non fermentées avec 60% de moins de caféine que les feuilles.

Vin

Rouge ↓V ↑PK p, n, am, ac/très chaud/ac
Blanc sec ↓VK ↑P p, n, ac, am/très chaud/ac
Blanc sucré ↓V ↑PK n, p, ac, am/très chaud/ac

Stimulant et digestif, le vin peut se boire en digestif et comme stimulant circulatoire. Il peut aider à détendre les nerfs et faciliter la digestion des aliments gras. Le vin rouge âgé est le meilleur alcool à consommer à l'occasion, en petite quantité ; c'est le moins aggravant pour Pitta. Le vin blanc sec est plus acide et stimulant. Le vin blanc sucré est le plus aggravant pour Kapha. À noter que les vins contiennent de fortes quantités de pesticides et de produits chimiques, à moins d'être biologiques.

CONDIMENTS

Les condiments sont d'importants compléments alimentaires qui améliorent le goût des aliments ou d'une certaine manière, les enrichissent. Vous trouverez également, sous cette rubrique, quelques en-cas courants ainsi que des desserts. Ce type d'aliments ne doit jamais représenter la partie essentielle d'un régime alimentaire.

Caroube ↓KP =V n, as/chaud/n

Favorise la croissance des tissus et nutritive, la caroube est adoucissante et généralement bonne pour tous les types. Elle a une légère action stimulante, comme le chocolat, mais c'est un meilleur aliment. Elle est riche en calcium et autres minéraux, c'est un bon remplaçant du chocolat.

Chips ↑VPK n, s/chaud/n

Les chips sont des en-cas courants qui provoquent des congestions et perturbent toutes les constitutions. Le côté sec et croustillant aggrave Vata tandis que la cuisson à l'huile perturbe Kapha et Pitta.

Chocolat

Pur (non raffiné) ↓VK ↑P p, am/chaud /p

Friandises chocolatées ↑KPV n, p, am/chaud/p

Modérément nourrissant, le chocolat est stimulant, apaisant et aphrodisiaque. Il est combiné, dans sa fabrication, à une quantité tellement excessive de sucre qu'il perd ses propriétés nutritives. La graine de cacao, très amère, a de nombreuses propriétés médicinales qui disparaissent lors de la fabrication des friandises chocolatées. Il est de nature rajasique.

Cornichons (Pickles) ↓V ↑KP ac, s/chaud/ac

Stimulants et digestifs, les pickles acides peuvent être consommés occasionnellement et par tous les types (en petite quantité) comme antidote aux aliments lourds ou crus. Leur utilisation régulière aggrave les types Kapha.

Gâteaux secs ↓P ↑VK n/frais/n

Les gâteaux secs sont des en-cas courants qui provoquent des congestions et perturbent toutes les constitutions, surtout les types Vata. Leur caractère sec et croustillant aggrave Vata tandis que leur forte teneur en sucre perturbe Kapha. Ce sont les types Pitta qui les supportent le mieux. Il est préférable d'opter pour des gâteaux secs biologiques bien qu'ils aient aussi tendance à aggraver Vata et Kapha.

Gomasio ↓V ↑KP s, n/chaud/n

Stimulant et légèrement nutritif, le gomasio est fabriqué à partir de graines de sésame et de sel broyés ensemble. C'est une bonne épice de table pour les types Vata qui doit être consommée avec modération ou même évitée par les autres types.

Ketchup ↑PKV n, ac/chaud/ac

Favorisant la croissance des tissus et provoquant des congestions, le ketchup est lourd et difficile à digérer. Il stimule l'acidité et provoque la formation d'ama. Il est préférable de l'éviter, toute constitution confondue, car il contient d'énormes quantités de sucre et de produits chimiques.

Levure chimique / Poudre à lever ↓P ↑KV as/frais/p

Toxiques et alcalins, ces additifs de cuisson suppriment les vitamines des aliments avec lesquels ils sont cuits. Ils semblent tous deux avoir un certain niveau de toxicité lorsqu'ils sont absorbés dans le sang. Il est préférable d'utiliser du levain pour la cuisson des aliments plutôt que ces produits.

Levure de bière ↓V ↑KP ac, am/chaud /ac

Légèrement nutritives, les levures fermentées posent des problèmes aux personnes sensibles à la levure. C'est un bon complément alimentaire riche en goût et pouvant contenir des quantités modérées de vitamine B12, si elle est cultivée correctement. Elles aggravent Kapha et provoquent la formation de ama en cas de consommation excessive.

Mayonnaise ↓V ↑PK ac, n/chaud/ac

Favorisant la croissance des tissus et entraînant des congestions, la mayonnaise est lourde et difficile à digérer. Elle stimule l'acidité et provoque la formation d'ama. Elle peut servir d'antidote aux aliments crus pour les types Vata, mais doit être évitée par tous les types au profit d'une huile non raffinée.

Miso ↓V ↑KP s, ac, p/chaud/ac

Légèrement nutritif et protecteur, le miso favorise la santé intestinale grâce aux bactéries bénéfiques qu'il contient. C'est une nourriture vivante qui ne devrait donc pas être pasteurisée ou cuite. En petite quantité, il peut convenir aux types Pitta, mais pas aux types Kapha dont l'humeur, même avec de petites quantités, est aggravée par le sel et la fermentation du miso. On peut s'en servir comme de la sauce de soja ou comme du tamari. Il est riche en protéine et autres vitamines et peut être utile pour traiter le cancer, les maladies chroniques dégénératives, la plupart des intoxications chimiques et en cas d'irradiation. Ne pas le conserver dans du plastique.

Moutarde ↓KV ↑P p/très chaud/p

Stimulantes, les moutardes industrielles sont potentiellement aggravantes pour tous les doshas. Les moutardes biologiques sont bonnes pour les types Kapha ; elles sont stimulantes, analgésiques et expectorantes. Elles servent d'antidote aux aliments froids et lourds comme le fromage.

Poivre ↓KV ↑P p/très chaud/p

Stimulant, le poivre noir favorise la digestion des graisses et aide à soigne l'obésité. Il est très efficace pour brûler ama. Il est stimulant, carminatif, décongestionnant et expectorant. Il est de nature rajas et a une action rajas.

Sauce de Soja ↓V ↑KP s, ac/chaud/ac

Stimulante et digestive, la sauce de soja (shoyu) est un bon remplaçant du sel car elle est plus complexe. Fabriquée à partir de la fermentation des haricots de soja et de blé, elle doit être évitée par les personnes sensibles au blé. Sa surconsommation provoque les mêmes problèmes que l'abus de sel.

Sel ↓V ↑PK s/chaud/n

Stimulant et digestif, le sel améliore la saveur et augmente l'appétit. En excès, il perturbe tous les types et aggrave le sang. Il ramollit les aliments et les rend plus digestes, stimule la formation de salive et des sucs gastriques. Ayant lui-même une énergie lourde et humide, il est meilleur sur les aliments légers que dans les plats lourds et humides. Le sel industriel est dénaturé, trop raffiné et pose plus de problèmes dans le traitement des maladies que le sel naturel. Les sels végétaux sont bons car riches en minéraux, équilibrés et complets. La surconsommation de sel provoque la rétention d'eau, les ballonnements, la distension de la peau, le relâchement des tissus et les problèmes circulatoires et cardiaques.

Sel de mer

Le sel de mer est meilleur que le sel industriel ou raffiné. Il est riche en minéraux, humide et lourd. Il peut être porteur de la pollution de l'océan dont il est extrait.

Sel de roche

Le sel de roche est plus sec et plus léger que le sel de mer ; c'est un meilleur stimulant digestif. C'est le meilleur sel, pour tous les types, spécialement pour les types Vata.

Tahini ↓V ↑PK n/chaud/n

Favorise la croissance des tissus et nutritif, le tahini est du beurre de sésame légèrement salé ; c'est la meilleure façon de profiter réellement des nutriments des graines de sésame, difficiles à mâcher correctement et traversant souvent l'appareil digestif sans être digérées.

Tamari ↓V ↑KP s, ac/chaud/ac

Stimulant et digestif, le tamari est un bon remplaçant du sel car il est plus complexe et moins raffiné. Il est fabriqué à partir de la fermentation de haricots de soja. Sa surconsommation provoque les mêmes problèmes que l'abus de sel.

Vinaigre ↓V ↑PK ac/chaud/ac

Stimulant et digestif, le vinaigre est un stimulant circulatoire. Il favorise la sécrétion de l'acide chlorhydrique. Les formes naturelles de vinaigre, comme le vinaigre de cidre, sont meilleures que les vinaigres industriels raffinés. Le vinaigre de vin rouge est le plus aggravant.

Yaourt glacé ↓VP ↑K n, ac/frais/n

Froid et provoquant la formation de ama, le yaourt glacé augmente kapha et ama. Sa nature froide peut aggraver les types Vata et son léger goût acide, aggraver les types Pitta. Il diminue Agni, obstrue les canaux et stimule la formation de ama dans tout l'organisme. Il est meilleur pour l'organisme que la crème glacée mais il faut éviter de le consommer régulièrement.

EPICES

Les épices sont le piment de la vie. Elles préservent la vie en stimulant une bonne digestion et en équilibrant Agni. En Ayurvéda, l'action des épices est le moyen essentiel de stimuler les fonctions enzymatiques. Elles relèvent le goût des aliments et augmentent le plaisir de manger. Elles ont de nombreuses actions médicinales qui ne sont pas abordées dans ce cours.

Aneth ↓VK ↑P p/chaud/p
Stimulant, carminatif, antispasmodique et favorisant la lactation, l'aneth est efficace en cas de coliques, de crampes ou de diarrhées chez les enfants.

Anis ↓VK ↑P p/chaud/p
Stimulant digestif et carminatif ; il favorise la lactation.

Anis étoilé ↓VK ↑P p, n/chaud/p
Stimulant, diurétique, carminatif et antispasmodique, l'anis étoilé est efficace en cas de maux de ventre dus aux gaz, indigestions ou coliques.

Basilic ↓VK ↑P= p/chaud/p
Stimulant, diaphorétique, fébrifuge, nervin et carminatif, le basilic est souvent utilisé dans la cuisine italienne pour contrer la lourdeur du fromage ou des pâtes. Il est fortement sattvique.

Cannelle ↓KV ↑P= p/très chaud/p
Stimulante, diaphorétique, diurétique, expectorante, astringente et analgésique, la cannelle stimule la circulation des fluides. La cannelle est essentiellement utilisée comme antidote du sucre et des fruits.

Cardamome ↓VK ↑P p, n/chaud/p
Stimulante, digestive et carminative, elle et très légère, pure, nettoyante et fortement sattvique. Elle facilite la digestion des produits laitiers comme le lait et les crèmes glacées. Elle est utile en cas de diarrhée, de gaz, de distension abdominale et de constipation ainsi que comme antidote au café.

Carvi ↓VK ↑P p/chaud/p
Il est stimulant, carminatif et favorise la lactation, comme le fenouil et l'aneth qui sont de la même famille. Il facilite la digestion des pains.

Clous de girofle ↓KV ↑P p/très chaud/p
Stimulants, expectorants, décongestionnants, vermifuges, analgésiques et aphrodisiaques, les clous de girofle éliminent les gaz, les nausées et soulagent les maux de tête. Les clous de girofle sont essentiellement utilisés comme antidote du sucre.

Coriandre = VPK p, n/frais/p

Stimulante, diaphorétique, diurétique, et reconstituante, c'est une épice d'exception dans son action rafraîchissante et sa capacité à contrer les problèmes Pitta. Elle est principalement utilisée pour contrebalancer les effets de mets piquants et épicés.

Cumin

Blanc ↓KV P= p, n/chaud/p

Noir ↓KV ↑P p/chaud/p

Stimulant, carminatif, diurétique et favorisant la lactation, il ressemble beaucoup au fenouil et à la coriandre avec lesquels on l'utilise souvent. Il sert d'antidote en cas d'indigestion, pour les plats lourds (haricots, fromages, etc.) et se montre efficace en cas de douleurs et de distensions abdominales. Le cumin noir aggrave Pitta et le blanc ne perturbe Pitta que s'il est consommé en excès. La cuisine indienne utilise le cumin noir.

Curcuma =KVP am, p, as/chaud/p

Stimulant, reconstituant, antiseptique et analgésique, le curcuma favorise la digestion des sucres, des graisses et des huiles; il est efficace en cas de diabète et d'hypoglycémie. Le curcuma est le principal ingrédient de tous les currys et l'épice essentielle en cas d'obésité ou de surpoids.

Estragon ↓KV ↑P p/chaud/p

Stimulant, diaphorétique et expectorant, l'estragon est utile en cas de faiblesse digestive.

Fenouil =VPK p, n/chaud/n

Stimulant, diurétique, carminatif, antispasmodique et favorisant la lactation, le fenouil est efficace en cas de douleurs abdominales liées aux gaz, à l'indigestion ou aux coliques. Légèrement revenu à la poêle avec un peu de sel, c'est un excellent stimulant digestif. C'est probablement l'épice la plus équilibrée et sattvique de toutes les épices.

Fenugrec ↓KV ↑P am/chaud/p

Stimulant, adoucissant et anti-rhumatismal, le fenugrec tonifie les nerfs. Son pouvoir de stimulant digestif en fait un ingrédient fidèle des currys. Il permet d'éliminer ama et de décongestionner les canaux.

Feuilles de laurier ↓KV ↑P p/chaud/p

Stimulantes, carminatives et analgésiques, les feuilles de laurier sont nettoyantes et favorisent la digestion des fromages, laitages, viandes et autres nourritures humides et collantes.

Férule Persique ↓VK ↑P p/chaud/p

Stimulante, carminative, antispasmodique et vermifuge, c'est probablement la meilleure épice pour Vata. Elle est principalement utilisée, comme antidote des haricots. Certaines personnes trouvent son goût trop fort, plus puissant que celui de l'ail. Elle est de nature tamasique.

Gingembre ↓KV ↑P p, n/très chaud/p
Stimulant, diaphorétique, expectorant, carminatif et antiémétique, il calme l'estomac et est efficace en cas de nausée, renvois et diarrhée. Le gingembre sec est plus chaud et plus stimulant que le frais qui est un meilleur diaphorétique, plus efficace en cas de rhumes et de grippes. Il élimine ama et décongestionne les canaux. Fortement sattvique, le gingembre est l'épice la plus importante et la plus universelle.

Marjolaine ↓KV ↑P p/chaud/p
Stimulante, diaphorétique et expectorante, la marjolaine est efficace en cas de digestion délicate.

Menthe poivrée =VPK p/frais/p
Stimulante, diaphorétique, carminative et analgésique, la menthe poivrée soigne les maux de ventre, la nausée, les vomissements et les crampes.

Menthe verte = VPK p/frais/p
Stimulante, diaphorétique, diurétique et calmante, la menthe verte est efficace en cas de coliques et d'indigestion chez l'enfant ; elle favorise le sommeil. Elle est efficace contre les nausées, les vomissements et les nausées matinales.

Noix de muscade ↓VK ↑P p, as/chaud/p
Stimulante, carminative, astringente et nervine, la noix de muscade est spécifique en cas de diarrhée et de malabsorption.

Origan ↓KV ↑P p/chaud/p
Stimulant, diaphorétique, carminatif, analgésique et antiseptique, l'origan soulage des gaz, des distensions abdominales et de l'indigestion.

Piment de Cayenne ↓KV ↑P p/très chaud/p
Stimulant, expectorant, diaphorétique, hémostatique et vermifuge, le piment de Cayenne fortifie le cœur et stimule la circulation. Il nettoie le côlon et favorise la digestion des matières grasses. C'est la meilleure épice pour brûler ama. Et un bon antidote pour équilibrer les effets d'aliments crus.

Poivre Noir ↓KV ↑P p/chaud/p
Stimulant, carminatif, décongestionnant et expectorant, il a une action et une nature rajasique. Il brûle ama et dissipe les congestions.

Raifort ↓KV ↑P p/très chaud/p
Stimulant, expectorant et diurétique, le raifort améliore la digestion et la circulation. Il sert d'antidote aux légumes crus et au poisson.

Romarin ↓KV P= p, am/chaud/p
Stimulant, diaphorétique et excellent emménagogue, le romarin facilite les menstruations ; il est efficace en cas de maux de tête. C'est une plante digestive efficace qui équilibre Agni.

Safran =VPK p/chaud/p
Stimulant, aphrodisiaque, emménagogue et carminatif, le safran tonifie le cœur, stimule la circulation et favorise la formation du sang.

Sauge ↓KV ↑P p, as/chaud/p
Stimulante, diaphorétique, diurétique et nervine, la sauge facilite la digestion des viandes et des produits laitiers ; elle arrête la lactation des femmes qui allaitent.

Thym ↓KV ↑P p/chaud/p
Stimulant, diaphorétique, antitussif, vermifuge et antiseptique, le thym est efficace en cas de mauvaise haleine, indigestion, gaz et problèmes menstruels.

Chapitre 15
Tableaux des Aliments selon la Constitution Individuelle

Voici un certain nombre de suggestions destinées à établir des tableaux d'aliments pour vos clients. Il s'agit ici d'éléments de base modifiables selon vos besoins et vos préférences personnelles.

Le but de ces tableaux est de vous aider à guider vos clients d'une manière spécifique, une sorte de point de repère pour les aider au quotidien. Si vous ne leur donnez pas un support écrit, et même avec les meilleures intentions du monde, ils auront oublié vos conseils avant même de rentrer chez eux.

Vous remarquerez qu'il y a deux exemples de tableaux : un pour Vikriti et l'autre pour Prakriti. Vous avez aussi un exemple pour votre client (MICKEY) avec son état de déséquilibre temporaire ou son déséquilibre constitutionnel : Vikriti, et un exemple de tableau pour sa constitution natale : Prakriti. À la suite de chacun de ces exemples, il y a aussi un tableau vierge que vous pouvez photocopier et utiliser pour eux.

Cela signifie que vous avez le choix de soigner l'état de déséquilibre (Vikriti) de votre client ou sa constitution selon les nécessités. Je vous suggère de remettre les deux tableaux à votre client afin qu'il réalise que son programme temporaire de nutrition n'est pas pour toute la vie ou permanent. Souvent le plan nutritionnel temporaire (Vikriti) est plus strict que le plan constitutionnel. Le plan Vikriti peut être utilisé dans le cas d'un traitement désintoxiquant, un Régime Basses Protéines ou un régime pour soigner une maladie. Tous ces types de régimes sont expliqués dans le Livre Cinq, consacré aux traitements des maladies.

Remarquez au-dessus des tableaux suivants, la mention « Régime pour Vikriti ». Au même niveau on trouve aussi « Objectif ». Il est important de définir le but du traitement Vikriti. Dans l'exemple, on dit simplement « Diminuer Vata », mais on aurait aussi pu inscrire « Soigner l'arthrite ». Soyez toujours clair sur la raison pour laquelle vous proposez tel ou tel régime spécifique.

EXEMPLE DE TABLEAU POUR VIKRITI

Nom : MICKEY MOUSE
Adresse : HOLLYWOOD
Age : 80
Sexe : MASCULIN
Constitution (Prakriti) : PITTA
Déséquilibre (Vikriti) : VATA

Régime pour Vikriti **Objectif** : diminuer Vata

Aliment	Petit déjeuner	Quantité	Déjeuner	Quantité	Snacks ou en-cas	Dîner	Quantité
Fruits	*OUI*	*1 sucré*	*NON*	-	*OUI*	*NON*	-
Légumes	*NON*	-	*OUI*	*Quotidien*	-	*OUI*	*Quotidien*
Céréales	*OUI*	*1 bol quotidien*	*OUI*	*Quotidien*	-	*OUI*	*Quotidien*
Haricots	*NON*	-	*NON*	-	-	*NON*	-
Diverses Noix et Graines	*OUI*	*1 cuillère quotidien*	*NON*	-	-	*NON*	-
Produits laitiers	*OUI*	*Lait quotidien*	*OUI*	*Un jour sur deux*	-	*NON*	-
Poissons et fruits de mer	*NON*	-	*OUI*	*Un jour sur deux*	-	*NON*	-
Viandes et œufs	*NON*	-	*OUI*	*Un jour sur deux*	-	*NON*	
Huiles et matières grasses	*NON*	-	*OUI*	*Quotidien*	-	*OUI*	*Un jour sur deux*
Sucres et édulcorants	*OUI*	*Sucre non raffiné*	*NON*	-	-	*NON*	-
Boissons	*OUI*	*Tisane ou jus de fruit sucré*	*OUI*	*Quotidien*	-	*OUI*	*Quotidien*
Condiments	*NON*	-	*OUI*	*Un jour sur deux*	-	*OUI*	*En Alternance*
Epices	*NON*	-	*OUI*	*Quotidien*	-	*OUI*	*Quotidien*

VIKRITI

Nom : ______________________________
Adresse :___________________________
____
Age :_____________
Sexe :____________
Constitution (Prakriti) :__________
Déséquilibre (Vikriti) :__________

Régime pour Vikriti **Objectif** : ______________________________

Aliment	Petit déjeuner	Quantité	Déjeuner	Quantité	Snacks ou en-cas	Dîner	Quantité
Fruits							
Légumes							
Céréales							
Haricots							
Diverses Noix et Graines							
Produits laitiers							
Poissons et fruits de mer							
Viandes et œufs							
Huiles et matières grasses							
Sucres et édulcorants							
Boissons							
Condiments							
Epices							

EXEMPLE DE TABLEAU POUR PRAKRITI

Nom : MICKEY MOUSE
Adresse : HOLLYWOOD
Age : 80
Sexe : MASCULIN
Constitution (Prakriti) : PITTA
Déséquilibre (Vikriti) : VATA

Régime pour Prakriti **Objectif** : Entretien

Aliment	Petit déjeuner	Quantité	Déjeuner	Quantité	Snacks ou en-cas	Dîner	Quantité
Fruits	*OUI*	*1-2*	*NON*	-	*OUI*	*NON*	
Légumes	*NON*	-	*OUI*	*Quotidien*	-	*OUI*	*Quotidien*
Céréales	*OUI*	*1 bol quotidien*	*OUI*	*Quotidien*	-	*OUI*	*Quotidien*
Haricots	*NON*	-	*OUI*	*2 fois par semaine*	-	*NON*	-
Diverses Noix et Graines	*OUI*	*3 fois par semaine*	*NON*	-	-	*NON*	-
Produits laitiers	*OUI*	*Quotidien*	*OUI*	*Fromage quotidien (c'est une souris !)*	-	*NON*	-
Poissons et fruits de mer	*NON*	-	*OUI*	*2 fois par mois*	-	*NON*	-
Viandes et œufs	*NON*	-	*OUI*	*3-7 fois par semaine*	-	*NON*	-
Huiles et matières grasses	*NON*	-	*OUI*	*Quotidien avec la salade*	-	*OUI*	*Quotidien avec la salade*
Sucres et édulcorants	*OUI*	*Sucre non raffiné*	*NON*	-	-	*NON*	-
Boissons	*OUI*	*Jus de fruit sucré*	*OUI*	*Eau*	-	*OUI*	*Eau*
Condiments	*NON*	-	*OUI*	*Un jour sur deux*	-	*OUI*	*En Alternance*
Epices	*NON*	-	*OUI*	*Léger*	-	*OUI*	*Léger*

PRAKRITI

Nom : ______________________
Adresse :______________________
____
Age :__________
Sexe :__________
Constitution (Prakriti) :__________
Déséquilibre (Vikriti) :__________

Régime pour Prakriti **Objectif :**______________________

Aliment	Petit déjeuner	Quantité	Déjeuner	Quantité	Snacks ou en-cas	Dîner	Quantité
Fruits							
Légumes							
Céréales							
Haricots							
Diverses Noix et Graines							
Produits laitiers							
Poissons et fruits de mer							
Viandes et œufs							
Huiles et matières grasses							
Sucres et édulcorants							
Boissons							
Condiments							
Epices							

Suggestion de menu pour le type Vata

Petit déjeuner	Céréales cuites (tels que porridge de flocons d'avoine ou de riz), jus de fruits acides, lait ou lait de soja
Encas	Fruit
Déjeuner	Céréales complètes ou pâtes complètes, légumes, produits animaux (optionnels), salade avec assaisonnement ou huile
Encas	Fruit sucrés/doux ou fruits à coque frais
Dîner	Céréales complètes ou pâtes complètes, légumes, salade avec assaisonnement ou huile

Suggestion de menu pour le type Pitta

Petit déjeuner	Œufs (possible deux fois par semaine), céréales ou muesli, pain grillé et jus de fruit
Encas	Rien ou un fruit
Déjeuner	Céréales complètes ou pâtes complètes, légumes, haricots, produits animaux (optionnels), salade, aliments crus
Encas	Rien ou un fruit sucré
Dîner	Céréales complètes ou pâtes complètes, légumes, haricots, salade

Suggestion de menu pour le type Kapha

Petit déjeuner	Pas de petit déjeuner
Encas	Fruit acide
Déjeuner	Céréales complètes ou pâtes complètes, haricots, légumes, produits animaux (optionnels), salade
Encas	Pas d'encas
Dîner	Soupe de légumes, légumes, quelques céréales complètes, salade

Programme pour les personnes de type mixte

La tradition ayurvédique conseillait aux types mixtes de modifier leur nutrition au fil des saisons. Ce qui sera mis en évidence plus bas. L'idée sous-jacente est que chaque principe V, P, K aura tendance à augmenter davantage pendant une certaine saison de l'année. Par conséquent, en consommant des aliments qui tendent à réduire le principe dominant dans la nature, on évite les problèmes de santé. Il existe une différence assez importante entre Marseille et Strasbourg. Ainsi, soyez conscient qu'il vous faudra certainement faire quelques adaptations à ce tableau.

Saison	Type VP	Type PK	Type VK
Janvier	Vata	K	Vata
Février	Vata	K	K
Mars	P	K	K
Avril	P	K	K
Mai	P	Pitta	K
Juin	P	Pitta	K
Juillet	P	Pitta	K
Août	P	Pitta	Vata
Septembre	Vata	Pitta	Vata
Octobre	Vata	Pitta	Vata
Novembre	Vata	K	Vata
Décembre	Vata	K	Vata

Chapitre 16
La Pratique Clinique

La pratique clinique est un art. Chaque praticien trouvera éventuellement sa propre manière de pratiquer et de communiquer avec ses clients. Je présente dans ce chapitre mon propre point de vue et mon expérience de praticien depuis quinze ans. Il s'agit davantage de directives que d'un discours définitif en la matière. J'ai également inclus une approche pour détoxiquer l'organisme avec un régime anti-ama.

Mon approche personnelle est souple et progressive. En d'autres termes, je commence avec le client là où il en est plutôt que d'essayer de lui imposer des concepts du style : « Vous devez être végétarien et arrêter de manger de la viande ! » ou bien : « Mangez uniquement bio et n'allez plus jamais dans un supermarché ! »

Bien que ces deux exemples soient cohérents selon l'Ayurvéda, ils pourraient ne pas convenir au client. Nous devons le soigner et l'aider et ne pas lui imposer nos croyances ou systèmes. Selon l'Ayurvéda, tout ce qui marche pour guérir une personne est correct. Certains praticiens insisteront pour que tous leurs clients deviennent végétariens. Il est possible qu'au lieu de devenir végétarien, le client aille chercher les conseils d'un autre nutritionniste ! Plus on impose nos croyances aux autres, plus on s'isole nous-mêmes de la société entière. C'est rendre un mauvais service à l'humanité. La diététique ayurvédique peut fonctionner sur n'importe qui, quelle que soit son alimentation, ses croyances, sa culture ou sa religion. Nous devrions être à même de soigner n'importe qui et faire évoluer doucement son régime vers une formule saine.

À mon avis, un bon praticien en diététique aidera le client à obtenir des résultats immédiats sans changements majeurs. Mon objectif personnel est toujours d'aider les personnes à se libérer des régimes à base de produits animaux parce qu'ils sont la cause de maladie. Pourtant, je ne suis pas pressé d'y parvenir et cela pour d'excellentes raisons. La première concerne l'impact psychologique d'un changement d'habitudes alimentaires. La seconde tient au fait que le corps et le métabolisme préfèrent les modifications en douceur. *Tout changement tend à choquer l'organisme et est contre-productif pour la santé.* L'ouvrage, *Ayurvéda et Nutrition,* propose le plan d'un régime de 21 jours pour aider les personnes à commencer à s'alimenter d'une manière saine. Ce régime est destiné aux personnes ayant une mauvaise alimentation à base de produits raffinés.

Vos clients ont besoin de soutien, d'encouragement et de directive pour changer leurs habitudes alimentaires et de vie. Vous serez souvent leur seul soutien face à leurs amis et familles se moquant d'eux et les tentant avec des aliments pauvres. Le rôle du praticien est donc d'accepter, de manière inconditionnelle, le client comme il est. Cela signifie sans jugement et neutre vis à vis de ses mauvaises habitudes de vie et de choix alimentaires. Nous devons, sans condamnation, expliquer les effets négatifs d'une mauvaise alimentation et changer lentement *la manière* dont ils mangent et *ce* qu'ils mangent.

Je procède généralement de la manière suivante :

1. Modifier la façon dont une personne mange (prendre conscience de l'acte de manger)
2. Changer le moment où la personne mange (les heures de repas)
3. Équilibrer Agni avec des épices
4. Changer l'ordre dans lequel les aliments sont consommés
5. Changer les aliments mangés

On peut voir qu'en fait le changement des aliments est le dernier sur ma liste de traitement, dans certains cas. J'aborde souvent chaque étape dès la première consultation. Dans d'autres cas, je change seulement un élément. Tout dépend du client, de son état psychologique, de son lieu d'habitation et de la situation de son travail. La règle la plus fondamentale est la suivante:

Faites les changements que votre client est capable de réaliser.

Donner un super régime pour le déjeuner à une personne qui dispose seulement de trente minutes pour se préparer et prendre son repas, ne fonctionnera pas. Le résultat sera un échec sur le plan diététique et peut-être la perte de votre client.

Il est important d'identifier l'élément le plus perturbant dans le régime et de le modifier en premier car cela donnera des résultats rapides et mettra la personne en confiance pour poursuivre à l'aide de changements plus remarquables.

L'autre facteur important est d'être réaliste avec votre client. Évitez de donner des dates et de dire des choses du genre : « dans une semaine, vous aurez perdu 5 kilos » Ne lui donnez pas de faux espoirs, ne mentez pas et le plus important :

Ne faites pas de promesses !

Chaque client sera un cas unique et apportera un éventail de défis différents. Vous pouvez dire des choses telles que : « bon, en général cela prend une semaine pour obtenir des résultats, mais on verra ensemble combien de temps cela prendra pour vous ». Il est conseillé de donner des directives et quelques indications de temps à condition que vous ne fassiez pas de promesses ou de déclarations catégoriques. Lorsque vous ne savez pas comment soigner une personne, soyez honnête. Expliquez-lui que son problème est unique, que vous allez suivre le protocole ayurvédique et qu'ensemble, vous verrez les résultats. Travaillez simplement à équilibrer les doshas et vous aurez des résultats.

L'honnêteté est toujours la meilleure règle !

L'un des aspects le plus important de l'Ayurvéda est qu'elle donne à votre client la responsabilité de sa santé. C'est lui qui met l'aliment dans sa propre bouche, pas vous. C'est lui qui choisit un style de vie médiocre, pas vous. C'est lui qui désirant changer, est venu à vous pour être conseillé. Donnez-lui direction, soutien et connaissance, mais…

Ne vous rendez jamais responsable de la santé de votre client.

Expliquez-lui dès le départ que votre rôle est de lui donner – des conseils et une éducation – mais qu'il est responsable de ses propres erreurs et choix. Les gens sont prêts à entendre cela et c'est la raison pour laquelle ils viennent vous consulter, comme une alternative au médecin traditionnel. S'ils ne veulent pas assumer la responsabilité de leurs actes, expliquez-leur que l'Ayurvéda ne fonctionnera pas pour eux puisqu'il s'agit d'un système donnant plein pouvoir aux individus. Seule une mentalité de victime ne pourra PAS bénéficier de l'Ayurvéda. Parfois, des personnes ayant cette mentalité viendront vous voir et vous devrez veiller à ne pas tomber dans le piège de vous sentir responsable de leurs erreurs, faiblesses et besoins émotionnels. De temps en temps, un client de ce type consultant une série de praticiens, reproche à chacun d'entre eux l'usage d'un système défaillant car il ne désire pas réellement prendre le contrôle de sa vie et échoue de manière répétée.

L'élément important est de ne pas accepter de cas médicaux très graves à moins que le client soit sous surveillance médicale et que le médecin approuve votre approche. Je ne saurais trop vous recommander d'accepter des cas relevant de nouveaux défis afin d'élargir votre expérience. Il est toutefois important de connaître vos limites et votre situation légale. Si les cas sont trop sérieux, nous devons être capables de réaliser qu'il nous est impossible d'aider tout le monde. J'obtiens environ 80% de réussite avec mes clients. Plusieurs choses participent à l'échec – la plus importante étant son implication. La meilleure façon de favoriser sa coopération est de le comprendre.

Essayez de connaître votre client d'un point de vue ayurvédique. Cela vous aidera à déterminer le régime diététique et aussi à le comprendre sur le plan psychologique. Si vous le comprenez psychologiquement, vous aurez plus de chances de succès. Révisez le chapitre 2 pour replacer l'information qui suit dans son contexte.

La Psychologie Ayurvédique dans la Nutrition Clinique

Comprendre la psychologie de votre client peut faire la différence entre l'échec ou le succès. Il ne s'agit bien sûr que d'indications générales à ne pas suivre de manière trop rigide. Il existe pourtant des modèles généraux, utiles à comprendre pour le traitement.

Profil de Vata

Lorsque ce type est perturbé ou déséquilibré, les personnes souffrent d'inquiétude, d'anxiété, de tension nerveuse, de dépression nerveuse, de peur et de dépression. Ils sont les plus sensibles de tous les types et souffrent plus d'allergies alimentaires, ballonnements, gaz, stress et troubles nerveux. Ils peuvent réagir très vite au changement de régime d'où la nécessité de rester prudent avec les compléments alimentaires. Ils peuvent aussi tomber dans la dépendance plus rapidement que les autres types. Cela peut être le café, le sucre, l'alcool ou les drogues.

Quand on soigne des types Vata, il faut capter leur attention et la retenir pendant la séance ; être disponible pour les écouter et entendre ce qu'ils ont à dire, sans les laisser parler sans arrêt de choses sans intérêt. Ils ont besoin de structure et de direction. Le point essentiel est de ne pas leur donner ni leur demander de faire trop de choses à chaque séance. Ils changent rapidement et suivront votre conseil pendant une semaine ou dix jours, puis oublieront ou se lasseront. Il est important de les revoir, au début, tous les dix jours pour être sûr qu'ils poursuivent leur plan nutritionnel. En ajoutant, à chaque fois, une nouvelle tâche. Les voir souvent, pendant de courtes séances, est préférable à de longues consultations, de temps en temps.

Installer la régularité dans leur mode de vie est en général le plus grand défi, souvent plus important que de modifier leur alimentation. Les aider à réaliser à quel point la régularité les aidera sur tous les plans est une partie essentielle du succès de la nutrition clinique. Rappelez-vous qu'ils peuvent avoir besoin de manger quatre fois dans la journée et veillez à les encourager sur ce point. Ils peuvent en effet avoir un regard négatif sur la nécessité qu'ils ont de manger souvent.

Profil de Pitta

Lorsque le type Pitta est perturbé, il peut devenir agressif et dominateur. Ces types peuvent souvent se sentir frustrés à propos d'incidents qui peuvent les mettre en colère, les rendre irritables ou jaloux. Ces émotions se manifestent à travers des troubles liés à la chaleur comme les ulcères, l'hypertension, l'hyperacidité et les infections urinaires. Ils peuvent se mettre à grossir à cause d'un excès d'aliments frits ou gras et de manque d'exercice, ce qui est facteur de nombreuses maladies.

Ces personnes n'auront pas confiance en vos capacités à moins que vous puissiez leur montrer que vous êtes professionnel et réellement qualifié. Il faut dans ce cas rester ferme bien que neutre car l'implication émotionnelle passe pour eux pour de la faiblesse et un manque de professionnalisme. Ils peuvent être très agressifs et il est nécessaire d'être très clair sur le fait qu'ils ont plein contrôle sur leur propre santé, sinon ils vous accuseront de défaillance ou de manque de qualification. Un diplôme accroché au mur est toujours bienvenu pour ces personnes.

L'avantage de travailler avec des types Pitta tient au fait que si vous parvenez à les convaincre de la logique et des raisons de suivre un programme diététique donné, ils le suivront à 100%. Le seul danger dès qu'ils commencent c'est qu'ils essaient de tout faire à la fois. Ce qui peut causer des problèmes. Les revoir toutes les deux ou trois semaines est suffisant au début car ils sont motivés pourvu qu'ils obtiennent des résultats. Les aider à comprendre à quel point la frustration aggrave leur santé est souvent un facteur important du traitement. Comme ils sont très performants, les entraîner à en faire moins dans la vie peut être un élément important dans la réussite d'un régime alimentaire.

Profil de Kapha

Une des tendances générales de Kapha est de remplacer l'amour par la nourriture. Lorsque l'estime de soi est inexistante, la nourriture tient souvent une place disproportionnée chez le type Kapha. La nourriture est aussi une forme symbolique d'amour et constitue une forme très concrète de sécurité. Ces types peuvent aussi manger simplement au-delà de leurs besoins ce qui indique une avidité de sécurité sous forme de nourriture. Leur métabolisme étant le moins à même de traiter de grandes quantités d'aliments, ils grossissent souvent à cause de cette tendance psychologique. C'est une des formes les plus courantes de troubles chez les types Kapha.

Lorsque l'on travaille avec un type Kapha, il peut être nécessaire d'être ferme, voire même énergique. Cela peut être utile pour leur faire perdre leurs mauvaises habitudes. Cela doit être fait avec amour et humanité car ils peuvent être très rebelles et têtus.

Il faut les revoir très souvent – une fois par semaine est idéale. Si l'on ne garde pas de contact sur leur évolution, ils se sentent délaissés et arrêtent facilement le régime. Faire travailler les types Kapha avec d'autres personnes est une bonne manière de les aider à modifier leurs anciennes habitudes diététiques. Les types Kapha peuvent avoir la sensation que la nourriture est plus forte ou puissante qu'eux-mêmes. En d'autres termes, ils ne peuvent pas résister à manger certains aliments. Ils peuvent être de bons exemples du type victime de sa mentalité et ne voulant pas prendre le contrôle de sa santé. Une des parties les plus importantes du traitement peut consister à les aider à identifier leur propre pouvoir et prendre le contrôle de leur vie à travers leur régime alimentaire. Ils sont les plus lents à changer et cela peut demander une bonne année de séances régulières.

Les Profils Mixtes

Les types mixtes auront tendance à suivre l'un ou l'autre ou à fluctuer entre les deux types auxquels ils appartiennent. Vous pouvez avoir à traiter deux aspects à la fois ou au moins être conscient des deux différents aspects de leur nature.

Les types mixtes ou doubles peuvent faire partie des clients les plus difficiles et motivants. Et puisque la moitié de vos clients seront des types mixtes, cela vaut la peine d'apprendre quelques astuces. La méthode de base que j'utilise consiste à leur expliquer leurs deux aspects – par exemple un type Pitta/Kapha – en détaillant les qualités des deux. Ce système permet de relever les aspects conflictuels. Pour le type P/K, cela peut être le côté Pitta aimant une bière froide pour se détendre le soir, après une journée de travail, alors que la bière fait grossir et aggrave leur côté Kapha. Prenons un autre exemple d'un aspect Kapha appréciant un long et agréable repas tandis que l'aspect Pitta a la sensation de perdre son temps en restant trop longtemps à table. Ces simples oppositions aboutissent souvent à un état de santé très mauvaise.

J'essaie donc d'aider mes clients à reconnaître leur double nature, à l'accepter et à commencer à travailler avec, plutôt que de la combattre. Un effort commun des deux côtés réduit les schémas psychologiques négatifs internes à l'origine de la plupart des mauvaises alimentations.

L'autre méthode consiste à me préoccuper d'un dosha à un repas ou journée et de l'autre dosha, à un autre repas ou journée. Plus le problème est sérieux, plus il est important d'éviter des différences extrêmes au cours des repas. Trouver des aliments courants pour les types mixtes est aussi une technique de traitement importante. La plupart des aliments sont assez neutres et faciles à équilibrer à travers la cuisson, pour les types mixtes. Les aider à les reconnaître est important sinon ils peuvent croire que l'Ayurvéda est trop compliquée ou difficile pour eux.

Régime Détoxifiant ou Anti-Ama

Un régime anti-ama est souvent nécessaire avant de poursuivre avec un programme diététique à long terme. Cela est conseillé lorsque la langue est chargée ou que les selles sont malodorantes et/ou ont une odeur forte. Il y a d'autres signes indiquant l'accumulation d'ama – revoir la section sur le Diagnostic et Agni. Il y a aussi des contre-indications au régime très amaigrissant. Ce régime ne doit PAS être administré en cas de maladie débilitante comme le sida, la tuberculose, etc., ni lorsque le patient est très jeune (moins de 10 ans), très âgé (plus de 70 ans) ou en convalescence après une longue maladie. En d'autres termes, lorsqu'un patient est faible, ce régime ne doit pas être utilisé seul. Il ne doit pas non plus être administré aux personnes souffrant d'un Vikriti Vata élevé.

Généralement, tous les types peuvent suivre ce régime au début du printemps et à la fin de l'été pour prévenir les maladies. Il doit être, si possible, évité en hiver, spécialement dans les climats froids. Mais il peut être suivi tout au long de l'année dans les climats chauds.

Ce régime doit être précisément ajusté à chaque constitution en fonction de la situation individuelle. Selon leur style de vie et le climat, la durée peut être la suivante :

Vata : pas plus de deux semaines
Pitta : pas plus de quatre semaines
Kapha : pas plus de quatre mois

Pourcentage des Groupes d'Aliments

Fruits	10%	Produits Animaux	0%
Légumes	35%	Poisson	0%
Céréales	45%	Huiles (ghî)	1%
Haricots	3%	Sucres	0%
Noix/graines	0%	Epices	5%
Produits laitiers	0%	Compléments	1%

Type de Régime Anti-Ama pour Tous les Types

Groupes d'Aliments	Catégories d'Aliments
Fruits	1 pamplemousse ou autre fruit acide dans la matinée
Légumes	120 mg de graines germées d'orge, luzerne et blé par jour ; PAS de solanacées, tous les autres légumes à la vapeur pour le déjeuner et le dîner – utiliser seulement un légume par repas ; les jus de légumes sont excellents avec des épices douces ou du gingembre

Céréales	120 à 240 mg de céréales complètes pour le déjeuner et le dîner selon la constitution ; PAS de farine blanche, pain ou pâtisserie ; le kichari est bon ; les types Pitta peuvent prendre des céréales complètes le matin
Haricots	Pas de haricots, à l'exception du kichari avec des haricots de petit soja Mungo
Noix/Graines	Non, sauf germées
Produits Laitiers	Non
Produits Animaux	Non (œufs inclus)
Poisson /Coquillages	Non
Huiles	Non, utiliser seulement du ghî
Sucres/Edulcorants	Non, utiliser seulement du miel cru, ½ cuillère à café par jour, si nécessaire
Epices	Pas de sel, mais toutes les épices sont bonnes et spécialement le gingembre et le poivre noir
Boissons	Pas de boissons froides, ni alcool, ni café ou autre stimulant ; l'eau est bonne ainsi que quelques infusions légères
Compléments	Spiruline et Chlorella peuvent être utilisées ; l'algue bleu vert a une action fortement réductrice (donc pas pour Vata) ; éviter les autres compléments

Les graines germées sont extrêmement nettoyantes et suffisent souvent, combinées à un simple régime, pour éliminer ama. Ce genre de régime est fortement recommandé pour les formations de ama anciennes ou chroniques. La quantité d'aliments crus doit suivre la logique et les explications du cours, c'est à dire, selon la constitution, l'âge, la saison et Agni. Pourtant, la plupart obtiendront de meilleurs résultats en utilisant, essentiellement durant ce régime, des légumes crus avec un complément de céréales complètes cuites ou de graines germées cuites.

En cas d'indications de Vata élevé ou d'émaciation (maigreur) le régime doit être arrêté immédiatement. Les signes d'un régime anti-ama excessif sont :

- Insomnie
- Évanouissement
- Perte d'appétit
- Émaciation
- Palpitations
- Manque d'énergie et de motivation
- Apathie
- Absence de règles
- Manque de concentration

Ce régime n'étant vraiment « pas enracinant », il est déconseillé aux clients exerçant comme guérisseurs, médiums, travaillant dans le bâtiment, athlètes, travailleurs sociaux ou ayant d'autres métiers intellectuels ou très physiques. Notez aussi l'état psychologique du client car ce régime nécessite un état mental assez stable ; il est donc préférable de l'éviter quand il traverse des changements émotionnels importants.

Certains problèmes peuvent apparaître en cas de détoxication trop rapide. Je ne considère pas que ce soit un bon signe. Certains praticiens expliquent que ces signes font partie de la « crise de guérison ». Il est vrai que l'organisme peut quelquefois développer des symptômes plus marqués avant de manifester un apaisement complet de tous les symptômes. *Il s'agit plutôt d'une exception que de la règle courante.*

Dans ma pratique clinique, cela arrive dans moins de 10% des cas. L'astuce consiste à éviter de détoxiquer l'organisme trop rapidement. Si le processus est lent, il n'y a pas d'augmentation de symptômes négatifs. Par conséquent, introduire doucement un régime purifiant, anti-ama, est *généralement* la meilleure approche pour les personnes qui ont tous besoin de travailler et de s'occuper de leur famille, etc. Un régime fortement détoxifiant les obligerait à être partiellement absents de leur travail et serait susceptible de créer d'autres charges psychologiques. Pourtant, en cas de maladie très sérieuse, il peut être préférable d'appliquer à la lettre ce régime purifiant.

Les symptômes courants de détoxication trop rapide sont :

- Maux de tête
- Éruptions cutanées
- Diarrhée
- Nausée

Habituellement, si l'on prescrit les épices adéquates permettant de conserver un Agni fort, ces symptômes n'apparaissent pas. La manifestation de loin la plus courante dans la détoxication est le mal de tête. Ma technique consiste alors à réduire la quantité d'aliments crus ou nettoyants jusqu'à ce que les symptômes disparaissent. J'augmente ensuite les doses quand les symptômes et le métabolisme se stabilisent.

Il est important de voir le client plus souvent lorsque l'on prescrit un régime d– au moins une fois par semaine. Le basti, ou lavement ayurvédique, est souvent très important pour débarrasser le côlon de l'accumulation toxique. Le Pancha Karma, programme de purification ayurvédique, est très utile pour accompagner un régime anti-ama. Les régimes conseillés pour les maladies, dans les pages suivantes, mentionnent les cas où le Pancha Karma est nécessaire au client. Si cette thérapie est pratiquée dans votre région, il est bon de travailler avec la clinique ou le praticien proposant cette thérapie. *Soyez très attentif sur le fait qu'un régime détoxifiant et un Pancha Karma, ensemble, peuvent réduire Agni jusqu'à un niveau très problématique.* Maintenir Agni est l'élément le plus important dans la diminution d'ama et les thérapies détoxifiantes.

Il faut insister sur le fait que manger simplement quelques aliments crus ou curatifs, ne suffit pas à transformer une maladie, ni même les premières étapes de cette maladie. Le client doit utiliser la méthodologie ayurvédique entière et son régime alimentaire pour réussir.

Chapitre 17
Les Compléments Alimentaires

Il existe aujourd'hui deux principales écoles de nutrition biochimique – l'une croit aux suppléments de vitamines et minéraux et l'autre pas. Pour celle qui croit à l'apport de compléments au régime alimentaire, il existe une grande diversité de dosage et d'utilisation. La diététique ayurvédique est fondamentalement pour un apport complémentaire mais d'une manière différente de celle qui est admise aujourd'hui.

Le problème dans la consommation de n'importe quel complément tient à la capacité digestive et d'assimilation du produit. C'est un point essentiel de la pensée ayurvédique, abordé plus à fond auparavant. Rappelons toutefois que ce point devient critique dans le cas de compléments comme la plupart de ces compléments alimentaires, extrêmement difficiles à digérer. Un problème dû au fait que les compléments sont composés de substances très concentrées, donc plus difficiles à transformer par les enzymes. En fait, on estime que la plupart des personnes ne profitent que de 5 à 25% des compléments alimentaires. Cela se vérifie facilement pendant la miction, où les autres 75 à 95% donnent à l'urine une couleur vive ou une odeur forte.

Ainsi, la première question à se poser avant de prendre un complément devrait être : « suis-je capable de le digérer ? » Si vous avez n'importe quel trouble digestif du type gaz, mauvaise haleine, ballonnements, constipation, coliques, douleurs de coliques, allergies, mycose ou nausées, vous ne devriez pas prendre de compléments alimentaires. Ces symptômes indiquent que votre digestion ne fonctionne pas à plein régime et que le fait d'ajouter même de petites quantités de compléments ne fera qu'aggraver le problème. Cela signifie que dès qu'il y a manifestation d'ama, il ne faut pas prendre de complément. Ce point de vue vient souvent contredire l'utilisation de compléments destinés à « donner un coup de fouet » quand on se sent faible ou fatigué. En fait, prendre un tas de compléments peut dans ce cas augmenter la sensation de fatigue et de baisse d'énergie. Les indices les plus probants de la faiblesse de la capacité digestive sont le dépôt sur la langue et un appétit faible ou variable.

Tout dépôt sur la langue indique que les aliments n'ont pas été complètement digérés et qu'il y a présence de ama. Ajouter des compléments diététiques à cela ne fait qu'accentuer le problème. Cela est facilement identifiable si vous avez déjà observé votre langue ou celle de quelqu'un de votre famille en cas de rhume ou de grippe, condition indiquant que le corps est chargé de matières non digérées – surtout en présence de fièvre. La langue peut alors être recouverte d'une pellicule et il faut prendre des plantes et des épices ou faire un jeûne pour éliminer ama du système avant de prendre tout complément nutritionnel ou diététique. Votre appétit est une bonne indication sur votre capacité à digérer. Si vous avez bon appétit, cela peut montrer une bonne puissance d'Agni. Le régime anti-ama est souvent nécessaire avant de prendre des compléments.

Il peut être difficile d'évaluer votre capacité à digérer un produit. Très souvent, votre sensation subjective de l'effet du produit sur votre corps peut être une bonne indication. Nombreux sont ceux qui prennent des compléments tout en sachant, de manière subjective, qu'ils ne leur sont pas efficaces– essentiellement parce qu'ils ne le sont pas. C'est généralement parce qu'il leur manque la capacité de les digérer et de les assimiler.

Une fois réglée la question de la capacité ou non à digérer les compléments, vient celle du produit lui-même. La diététique ayurvédique considère tous les produits fabriqués comme toxiques pour l'esprit (tamasique) et problématiques pour les enzymes et les organes de filtration de l'organisme. Des études ont montré que les compléments naturels sont plus faciles à digérer et à assimiler par l'organisme que les compléments chimiques.

Le point essentiel à souligner est que presque tout ce que vous achetez est passé à travers une forme de transformation pour être mis en boite, en poudre, en capsule ou pilule que vous avalez. D'un point de vue ayurvédique, on peut presque tout suspecté. On pourrait donner le même conseil que celui proposé pour les aliments : s'il vient dans une boîte, une bouteille ou un pot, ne l'achetez pas. La seule exception à cette règle concerne la substance qui a été moulue – sans chaleur ni extraction chimique – et a été mise en capsule ou en comprimé. Il s'agit généralement d'une herbe ou d'une plante. Si cela vous semble intransigeant ou pas sérieux, lisez la déclaration suivante faite par des chercheurs scientifiques de l'Université de Californie, Davis :

« Les résultats de l'usage traditionnel de plantes comme remèdes fournissent une meilleure chance d'identifier les sources de composants thérapeutiques efficaces que les seuls tests aléatoires. Par exemple, les résultats sur les usages de connaissance ancestrale de 119 médicaments dérivés de plantes, couramment utilisés dans le monde, montraient qu'environ 75% de ces composants purifiés sont commercialisés comme médicament pour les mêmes usages ou usages apparentés utilisés dans les systèmes traditionnels. »[58]

Cela signifie que selon les standards biochimiques actuels, les systèmes médicaux ancestraux tels que l'Ayurvéda sont encore corrects à 75% dans l'utilisation de substances thérapeutiques – comme les compléments diététiques à base de plantes. Si on utilisait un standard de base différent de celui du système biochimique, ce pourcentage pourrait être plus proche de 100% que de 75%. Cela pourrait être associé au fait que ces plantes ne produisent pas d'effets secondaires néfastes quand on les utilise correctement. On ne peut pas en dire autant de l'usage courant de composants de vitamines et minéraux qui n'ont jamais fait l'objet d'étude sur de longues périodes.

La tendance actuelle des « méga-doses » de compléments semble effrayante pour un grand nombre de chercheurs et médecins car les effets à longs termes ne sont pas connus et ne sont pas prêts d'être connus. En suivant l'utilisation traditionnelle des plantes et herbes

[58] Unander, David W, et al., Records of Usage or Assays in Phyllanthus (Résultats de l'usage et de l'analyse du Phyllanthus), *Journal d'Ethnopharmacologie*, 30 (1990) 233-264 ; ainsi que Farnsworth et al. 1985 ; et Farnsworth, 1988.

comme compléments, vous avez 75% de chances d'être en bonne santé. On ne dispose d'aucun pourcentage sur la consommation courante de fortes doses quotidiennes de compléments manufacturés. Le fait est que l'effet à long terme de méga-doses de compléments est inconnu. Il s'agit plus ici de servir de cobaye que d'avoir une bonne pratique de santé. Un cobaye peut mourir ou vivre plus longtemps, simplement on ne le sait pas.

L'autre point est que même en prenant des vitamines solubles comme la vitamine C d'une manière quotidienne, on impose une tension supplémentaire sur les organes de filtration – le foie et les reins. N'importe quel complément fabriqué par l'homme aura à terme un effet négatif sur le foie et les reins. Oui, y compris les vitamines dites 100% naturelles qui se trouvent dans votre placard. De plus, les tests qui portent sur les quarante dernières années montrent que l'organisme assimile et utilise bien mieux les formes de vitamines C naturelles que les formes synthétiques.[59] Alors pourquoi devrions-nous choisir, un produit chimique, qui charge le système de filtration de l'organisme et a des effets contestables à long terme ?

Encore un autre point à comprendre est que l'usage répété de n'importe quelle vitamine ou minéral sur de longues périodes a tendance à créer une déficience de l'élément précis auquel on apporte des compléments. Cela tient au fait que l'organisme commence à perdre la capacité de produire et synthétiser la vitamine ou le minéral que vous prenez d'une manière quotidienne. On a cru pendant des années que l'organisme ne pouvait pas fabriquer, synthétiser ou produire certaines vitamines ou nutriments « essentiels » à partir des aliments. Avec cette théorie, il devient nécessaire « d'ajouter » des substances nutritives au régime alimentaire. Ceci est la base de l'industrie du complément alimentaire et de la plupart des systèmes diététiques dans le monde. Cette école de pensée fait encore la majorité en ce qui concerne la nutrition biochimique.

Le problème est que plusieurs études biochimiques existant depuis plus de trente ans prouvent que cette position est inexacte et erronée. Il a été prouvé que le corps humain produit de la vitamine C, une chose considérée comme impossible. Une étude a été faite pour mesurer la prise totale de vitamine C en la comparant aux quantités de vitamine C perdues dans les excréments.[60] Plusieurs études ont tour à tour répété que ces résultats prouvaient que l'organisme peut faire ce qu'il n'est pas supposé être capable de faire.

Le point de vue ayurvédique est que l'organisme n'est pas séparé de l'esprit ou de l'environnement dans lequel il vit. Ce point de vue explique la possibilité de l'organisme – à travers sa conscience organique – de créer ce dont il a besoin à condition qu'on lui donne les bonnes matières premières. La bonne matière première est composée d'aliments frais et complets, de plantes et d'herbes, et non pas de vitamines ou de comprimés manufacturés. Ce potentiel de l'organisme est magnifiquement expliqué par le Dr Ballentine :

« Que l'esprit tant inconscient que conscient puisse régler la machinerie métabolique pour changer les besoins en vitamine ou même créer certaines vitamines ou, plus stupéfiant encore, transformer un élément en un autre,

[59] *The Wealth of India* (Les Richesses de l'Inde), vol.III, Council of Scientific and Industrial Research, New Delhi, India, 1952, pg. ;169

[60] Ballentine, Dr. Rudolph, *Diet and Nutrition : a Hollistic Approach*, Honesdale, Pa ; Himalayan International Institute, 1978, Pg. 533

est seulement compris d'une poignée de biophysiciens et se trouve, jusqu'à présent au moins, au-delà de la capacité de la compréhension des praticiens spécialisés en médecine ou en diététique, même les plus sincèrement motivés ».[61]

On doit alors contester l'hypothèse de base de la théorie de la nutrition biochimique selon laquelle l'organisme est incapable de fabriquer ce dont il a besoin. Il ressort d'études biochimiques que l'organisme *est* capable de produire tout ce dont il a besoin pourvu qu'un régime à base d'aliments naturels et complets soit suivi en permanence avec une attitude saine et heureuse au regard de la vie. Un grand nombre de ces études anéantissent le concept de « déficiences » et le besoin de les combler.

Les Mythes du Marketing des Compléments

Si on a décidé de prendre un complément, il faut alors faire face à une tâche presque impossible, celle de déterminer *lequel* prendre. Rentrer dans un magasin de produits diététiques suffit à anéantir votre capacité à choisir. La quantité écrasante de produits est en elle-même, un problème. Après ce problème essentiel (pour lequel il ne semble pas y avoir de traitement), il reste à lire les étiquettes. De nouveau, on pourrait choisir de ne pas acheter ceux qui ont une étiquette.

Tous les fabricants aimeraient que vous achetiez leurs produits mais le problème avec les compléments diététiques c'est qu'ils peuvent, d'un point de vue ayurvédique, nuire à votre santé avec le temps. Les plus malfaisants sont ceux qui prétendent être 100% naturels. Au moins, avec les compléments synthétiques votre choix est clair – vous savez ce que vous prenez et vous avez fait votre choix en conséquence.

Un des plus grands mythes dans le marketing est de parler de produit naturel. Les produits qui sont clairement naturels sont les plantes et herbes moulues. Même ceux-là sont souvent mélangés avec d'autres produits inconnus pour produire un « effet synergique ». Ce que sont ces produits et quels sont leurs effets synergiques sont généralement inconnus. Les formules traditionnelles ont passé l'épreuve du temps, ont des effets synergiques établis et sont généralement fiables. Le conseil de base en la matière, si vous voulez un complément 100% naturel, est de consommer des aliments complets et biologiques.

Toute espèce de vitamine ou minéral sous forme de produit est passé, par nécessité, à travers un processus de raffinement. Il ne peut donc pas être 100% naturel. Chaque fois qu'un produit passe à travers un processus de raffinement, il devient un peu plus difficile à digérer et légèrement moins vivant, ce qui le rend beaucoup plus difficile à être décomposé par les enzymes digestives. Toute transformation réduit le potentiel de vie d'un produit. Un produit génial lancé à grand renfort de publicité pour « empêcher » la formation de graisse dans le corps est présumé complètement naturel – car dérivé d'un coquillage. Sous prétexte que personne ne discute le fait qu'un coquillage est 100% naturel, les médecins faisant la promotion du produit font vite remarquer que manger des coquillages broyés ne fera pas le même effet. Vraiment ? Ainsi, manger le coquillage à la source n'a pas la même action ? Quel est alors, dites-moi, le processus naturel à 100% qui change le produit à 100% en un produit naturel à 100% ? Ce type de logique est endémique dans l'industrie des compléments.

[61] Ballentine, Dr. Rudolph, *Diet and Nutrition : a Holistic Approach*, Honesdale, Pa ; Himalayan International Institute, 1978, Pg. 573

Cela est aussi clair que pour les produits pour femmes issus de la famille de l'igname sauvage. Tout le monde vous dit que leurs produits sont complètement naturels, dérivés de l'igname sauvage, mais que de consommer de l'igname sauvage ne vous aidera pas à atteindre votre équilibre hormonal. Les fabricants et certains médecins faisant la promotion de ces produits déclarent, quant à eux, que la simple procédure de laboratoire « améliore » les effets du produit brut. L'autre argument de taille est de prétendre que la procédure « met simplement au point la structure cellulaire » pour « la rendre meilleure ».

Le résultat est que les compléments représentent un énorme business, produit en majorité par les grandes sociétés pharmaceutiques. J'ai parcouru différents rapports – dont je ne peux pas fournir de preuves – qui énoncent que 75 à 90% de tous les compléments diététiques vendus aux Etats-Unis sont fabriqués par trois compagnies principales. Tous les étiquetages viennent de plus petites sociétés ou chaînes pharmaceutiques qui emballent les produits pour le commerce de détail.

De nos jours, un grand nombre de nutritionnistes affirment que les individus ont besoin de compléments. D'une part, il existe une vaste information pour soutenir ces affirmations ; à condition que vous acceptiez la théorie selon laquelle l'organisme n'est pas intelligent et ne peut pas compenser ou synthétiser ce dont il a besoin. Et d'autre part, quel genre de produit devriez-vous choisir et quel est celui que vous pourrez réellement assimiler ? Il est insensé de prendre un complément si 75% du produit est rejeté dans les toilettes. Accepteriez-vous de jeter dans les toilettes, en connaissance de cause, 75% de chaque euro que vous dépensez en compléments diététiques ?

L'industrie des compléments diététiques (plantes comprises) vend plus d'un milliard de dollars de produits chaque année rien qu'aux USA ; quant aux chiffres de l'Union Européenne (1997), ils sont encore plus élevés. Cela signifierait qu'une majorité de ces produits ajoutent tout simplement un stress sur vos organes d'assimilation et de filtration puisqu'ils trouvent le chemin des égouts et de l'écosystème de l'eau.

Qui a Besoin de Compléments ?

Selon les informations des deux dernières décades, il semble que tout le monde ait besoin de compléments dans son régime alimentaire. L'Ayurvéda soutient la même position mais accorde un autre sens à ces compléments. Je donne généralement à tous mes clients des formules de mélanges de plantes (préparées en pharmacie selon chaque cas individuel, n'utilisant pas de compléments tout prêts). Cette approche a été un facteur clé dans la guérison de mes clients.

Comme je l'ai dit auparavant, ces études ont montré que l'organisme est capable de produire des éléments qu'il ne produit pas normalement à condition qu'on le nourrisse avec des aliments complets. Le problème lié au modèle biochimique est qu'on ne reconnaît pas le corps comme étant doué d'intelligence, ou comme une extension de l'esprit conscient. On ne reconnaît pas non plus la différence entre les aliments complets et transformés. Cela enferme la communauté scientifique dans une situation de « oui ou non » – soit le corps fabrique des substances nutritives, soit il n'en fabrique pas, quels que soient les aliments consommés. Ainsi, quand les informations sont regroupées dans des études ne fonctionnant pas sur le « oui ou non », ils doivent choisir entre l'une ou l'autre ; jusqu'à présent, le monde biochimique choisit le « non ».

L'Ayurvéda n'a pas ce conflit car elle considère le corps comme une extension de l'esprit et de son environnement supérieur, l'univers conscient. Ainsi, le choix n'est pas nécessaire. On étudie plutôt le contexte global d'une situation pour arriver ensuite à une conclusion basée sur les faits auxquels on a accès. Examinons d'un point de vue ayurvédique le climat social et culturel d'aujourd'hui dans le monde occidental.

L'Ayurvéda commence toujours en premier avec le subtil, qui est l'esprit. Ainsi, nos premières interrogations concernent l'état de bonheur et de contentement de la société occidentale. L'Ayurvéda considère qu'une personne est heureuse quand elle est en bonne santé et que son corps est mieux à même de réagir aux besoins changeants de nourriture, stress et défenses immunitaires.

Sommes-nous une culture heureuse et satisfaite ? Bien que beaucoup de personnes soient heureuses, il ressort du sentiment général que la culture occidentale n'est ni satisfaite ni très heureuse. Si cela est vrai, cela tend à affaiblir la capacité de l'intelligence du corps et de l'esprit inconscient à fabriquer ou synthétiser les substances nutritives dont il peut avoir besoin. Plus vous êtes heureux et accompli dans la vie, plus votre corps est à même de produire les nutriments qui lui sont nécessaires.

Un autre facteur de notre psychologie culturelle est notre capacité à supporter le stress. Les chiffres courants cités dans la presse actuelle indiquent que 80% des maladies proviennent dans leur ensemble du stress. En fait, il ne s'agit pas tant du stress que de la manière dont nous réagissons envers lui. De nombreuses études indiquent une suppression de l'immunité résultant d'une mauvaise gestion du stress.[62] En Ayurvéda, notre capacité à synthétiser les nutriments (Agni) est liée à la fois à l'immunité (Ojas) et à la fonction hormonale (Shukra dhatu) – lesquelles sont toutes deux diminuées par un stress prolongé.

Le second facteur concerne notre alimentation de base. Malheureusement, la moyenne des Occidentaux du monde industriel consomme 40% de leurs calories quotidiennes en sucre blanc raffiné.[63] La consommation de sucre inhibe le système immunitaire de l'organisme, mais à partir de quelle quantité et pour combien de temps ? Les effets inhibant de toutes formes de sucre commencent 30 minutes après leur consommation et durent plus de cinq heures. 100 grammes de sucre réduisent la capacité des leucocytes (globules blancs du sang) à détruire les bactéries nocives du corps. Les Occidentaux consomment plus de 150 grammes de saccharose (sucre blanc) par jour, supprimant en fait les défenses immunitaires durant au moins un tiers ou la moitié d'une journée.[64] Lorsque nous prenons en compte la quantité totale de sucres, y compris du glucose et du fructose, la période totale de suppression immunitaire est plus proche d'une journée entière. Les leucocytes sont approximativement composés des 2/3 du total de vos globules blancs, les inhiber n'est guère une bonne idée. Nombreux sont ceux qui prennent des compléments pour augmenter l'immunité – arrêter la consommation de sucre serait une approche plus saine et plus efficace à en croire les résultats de nombreuses études scientifiques.

---

[62] Un bon livre sur le sujet : *Who Gets Sick,* (Qui tombe malade) par Blair Justice, Ph.D., Tarcher

[63] Robbins, John, *Reclaiming Our Health,* (Se réapproprier notre santé) Tiburon, CA : HJ Kramer Inc, 1996 p. 5

[64] Pizzorno, Lara, MA, *Power Up Your Immune System,* (Renforcez votre immunité) Exquis !, Oct. 1995, p. 24

À part ces faits lumineux, l'utilisation d'aliments extrêmement transformés par la société occidentale diminue non seulement l'apport de substances nutritives mais aussi de nombreux autres composants d'aliments non identifiés. Ces composants inconnus sont maintenant étudiés conjointement au traitement du cancer et à sa prévention. Jusqu'à présent, les résultats sont extrêmement positifs. Il est vraisemblable que le principal traitement préventif futur contre le cancer sera un régime diététique à base d'aliments complets. Articles et ouvrages, proposant cette approche, commencent déjà à paraître. Bien entendu, cette approche correspond exactement au point de vue ayurvédique.

Il est possible de déceler aux Etats-Unis une malnutrition chez des personnes qui mangent continuellement toute la journée ; en fait, c'est le cas de nombreux enfants et adultes obèses. La cause essentielle étant due aux aliments transformés. On estime que 60% de la population des Etats-Unis souffre d'une déficience en deux nutriments, voire plus. Certains chercheurs en médecine estiment que la majorité des personnes suivant un régime sont mal alimentées. Étant donné que 1/3 de la population des Etats-Unis suit un régime à un moment donné, cela représente potentiellement un nombre impressionnant de personnes concernées.

Il apparaît donc que sauf si vous avez déjà un régime alimentaire essentiellement à base d'aliments complets – c'est à dire non raffiné – vous êtes probablement, d'une certaine manière, mal ou incomplètement alimenté. Cette probabilité augmente considérablement si vous mangez seulement des aliments tout prêts ou au restaurant.

Les facteurs supplémentaires proviennent de l'environnement. Cela inclut une grande variété de produits chimiques présents dans notre environnement, à travers les produits agricoles et autres, à base de produits pétrochimiques, comme les nettoyants ménagers. Tout produit pétrochimique – qu'il s'agisse d'un médicament comme la pilule contraceptive ou d'un résidu d'engrais – exerce une tension sur le foie et les reins après un usage prolongé. Le foie étant l'organe le plus grand du corps, a un rôle essentiel dans la production et la maintenance d'enzymes digestives. L'utilisation, ou l'exposition, à n'importe quel produit pétrochimique diminue lentement, avec le temps, les fonctions enzymatiques normales du foie (panchabutha agni). Le foie joue aussi un rôle déterminant dans les systèmes immunitaire et hormonal. Ces fonctions diminuent également à la suite d'une très longue exposition aux produits chimiques environnementaux.

Le résultat tragique pour notre société occidentale en général est l'apparition d'une grande variété de maladies incurables ou sans diagnostic ; dont la plupart sont des maladies dégénératives courantes. Elles sont accompagnées d'augmentations de cancer, maladies cardiovasculaires, stérilité et impuissance. Il serait naïf de ne pas reconnaître le rôle des produits chimiques dans l'environnement, des hormones dans la viande et de l'utilisation répandue d'antibiotiques comme causes directes de ces problèmes, mais aussi de bien d'autres. Le foie et les reins jouent, selon l'Ayurvéda, un rôle majeur dans tous ces problèmes et les compléments ou remèdes par les plantes peuvent aider directement à régénérer à la fois les tissus du foie et des reins. *Ce dont nous avons peut-être besoin pour soutenir l'organisme ne sont plus des substances nutritives synthétiques, mais des substances biologiques qui aident à stimuler la fonction métabolique normale.* Étant donné qu'il y a peu, voire aucune recherche dans ce domaine, nous avons une fois de plus recours à la sagesse médicale traditionnelle de l'Ayurvéda.

En conclusion, il est bon de noter que nous avons presque tous besoin de compléments car nous sommes tous exposés au moins à un des problèmes précités ; la plupart d'entre nous à deux ou trois. La seule question désormais est de savoir quelle sorte de complément diététique utiliser.

Les Compléments Véritablement Assimilables par le Corps

L'Ayurvéda utilise avec succès les plantes et les épices depuis plusieurs milliers d'années. Les plantes ont été utilisées à des fins médicales tout au long de l'existence du genre humain. Elles ont également été utilisées à travers l'Histoire pour maintenir la santé ou comme complément quotidien. Traditionnellement, une grande quantité de ces substances étaient appelées « régénérantes »[65] en Ayurvéda.

Cela demanderait plusieurs ouvrages pour réellement expliquer et présenter cette branche de l'Ayurvéda. Mais en ce qui concerne le sujet principal de ce chapitre, les plantes ont un avantage bien déterminé sur n'importe quelle autre sorte de complément diététique. Malheureusement, elles sont méprisées par les médias et la communauté médicale. Ce qui est essentiellement dû à l'ignorance plutôt qu'à tout défaut propre au règne végétale.

Les plantes peuvent être considérées comme des aliments concentrés. Elles sont de composition complexe, ce qui les rend difficiles à étudier dans un laboratoire biochimique. Pourtant, et grâce à cela, elles ont tendance à avoir une action douce et thérapeutique sur le corps humain. Cela les rend moins intéressantes en tant que médicaments mais plus indiquées comme compléments diététiques. Les plantes contiennent de nombreux minéraux et vitamines ainsi que des glucides, des lipides et des protéines. Elles sont, en essence, des aliments très équilibrés.

Elles sont faciles à digérer et à assimiler par l'organisme, à condition d'être prises à la bonne dose, pour la bonne personne, au bon moment. Mais les plantes ne sont pas seulement faciles à être traitées par les enzymes digestives ; un grand nombre d'entre elles ont même la capacité d'augmenter la production d'enzymes dans le foie et l'intestin grêle. Elles sont en fait un soutien majeur pour la digestion des autres aliments. L'utilisation appropriée de plantes au cours d'un repas aide l'organisme à mieux digérer les aliments. De plus, les plantes flattent le sens du goût et de l'odorat et augmentent ainsi notre plaisir de manger et consommer des aliments. L'esprit est donc aussi satisfait.

En Ayurvéda, on dit qu'il faut prendre des plantes et des épices quotidiennement pour conserver un bon fonctionnement des enzymes digestives, en d'autres termes, pour garder Agni en état d'équilibre. Faillir à cette pratique, induit généralement un processus de maladie dû à une mauvaise digestion et à l'accumulation de ama.

L'autre centre d'intérêt majeur pour les grandes compagnies pharmaceutiques est l'étude du mécanisme détoxifiant de nombreuses plantes. Certaines plantes ou aliments sont même capables d'éliminer les métaux lourds des tissus les plus profonds du corps et des glandes.[66] Pourtant l'on obtient un résultat plus équilibré en utilisant la plante dans sa forme complète et en bénéficiant aussi de sa teneur en nutriments, détruits par tout processus biochimique.

[65] On les appelle « *Rasayana* » en sanskrit ; ils forment une des huit branches de la médecine traditionnelle ayurvédique.

[66] Particulièrement Amalaki ou Amla, ainsi que les pommes, la spiruline et la chlorella.

Traditionnellement, il existe des formules digestives classiques pour chaque type de personne. Elles consistent en trois plantes ou plus et en épices favorisant la digestion elle-même ainsi que l'assimilation de nutriments pour chaque catégorie principale de personnes. Ces formules peuvent être utilisées de différentes manières. Un grand nombre de tisanes ayurvédiques commencent, par exemple, à apparaître sur le marché et dans les magasins diététiques. Ces tisanes sont inévitablement basées sur les formules classiques. On peut donc utiliser ces formules digestives sous forme de tisanes, pour cuisiner ou en prendre une cuillère à café, réduites en poudre, après le repas. Il s'agit des mêmes épices de base que celles présentées antérieurement dans ce cours.

Formules Digestives (Dipana)

Vata - Graines de Cardamome
Graines de Cumin
Graines de Fenouil
Férule Persique

Pitta - Graines de Cumin
Graines de Fenouil
Graines de Coriandre

Kapha - Poivre Noir
Poudre de Racine de Gingembre Sec
Graines de Fenugrec
Graines de Cumin

Utilisez chaque ingrédient en quantité égale. Ce sont des ingrédients de base disponibles dans les magasins diététiques ou les herboristes. Ils sont faciles à prendre en tisane ou en poudre. Vous pouvez ajouter à cette base, une autre plante ou épice en fonction de vos besoins digestifs. On pourrait par exemple ajouter de la poudre de curcuma pour renforcer les propriétés purifiantes du foie et du sang tout en augmentant la fonction enzymatique.

J'ai obtenu de très bons résultats avec mes clients en leur faisant simplement acheter les ingrédients ci-dessus, et en leur conseillant de les moudre dans un moulin à café et d'en prendre 1/2 cuillère à café avant, pendant ou après le repas pour stimuler la fonction digestive. Sous forme de tisane, l'effet thérapeutique est plus faible ; il est aussi plus difficile d'en contrôler le dosage. Il s'agit là d'une sorte d'entretien du système digestif et non pas nécessairement d'un traitement thérapeutique.

L'autre point à garder en mémoire est que toutes les épices sont irradiées quand elles sont importées dans la communauté européenne. Acheter votre épice favorite au supermarché et l'utiliser comme aide digestive a une valeur thérapeutique limitée et peut éventuellement entraîner des problèmes dus à la radiation. Il est préférable d'acheter des épices et des plantes locales (c'est à dire de votre pays) quand cela est possible ; et de les choisir de culture biologique car elles n'auront pas été irradiées.

Pour bon nombre de raisons, les plantes sont une source idéale de compléments alimentaires de nos jours. Le fait qu'elles soient de nature complexe ajoute à leur effet équilibrant et agit même sur le métabolisme digestif. Les propriétés stimulantes du Cumin, Fenouil, Fenugrec, Curcuma et Poivre Noir sur les enzymes sont connues depuis des siècles.

De plus, de nombreuses plantes ont des effets antioxydants, extrêmement utiles dans l'environnement pollué d'aujourd'hui. Il existe une formule classique tout à fait indiquée à cet égard, appelée « Triphala » ou « trois fruits ». Cette formule, équilibrée pour tous les types constitutionnels, augmente avec le temps la capacité digestive de chacun. C'est aussi un régénérant du système digestif, spécialement du côlon. L'usage à long terme augmente l'absorption de toutes les vitamines notamment la vitamine C, et les vitamines B. La formule du Triphala a également des effets fortement antiviraux et bactériens. Je conseille de prendre un comprimé de 500 mg après chaque repas, tous les jours pendant six à douze mois. Arrêtez ensuite pendant un mois et commencez un cycle de traitement de Triphala quotidien pendant deux mois, en arrêtant le troisième mois. On peut renouveler ce traitement toute sa vie pour stimuler une bonne assimilation. Soyez toutefois conscients que cette formule, consommée en excès (2 à 6 grammes à la fois), peut entraîner des selles liquides pour Pitta et certains types Vata. Le type Kapha est rarement affecté dans ce sens. La plupart des personnes consommant de la viande ne constateront pas l'effet laxatif du Triphala. Avec la dose indiquée plus haut, personne ne subira ce type d'effet – mais rappelez-vous – une quantité élevée n'est pas toujours plus efficace ! Cette formule est facile à se procurer.

Même si la société ultramoderne dans laquelle nous vivons présente de nombreux avantages, nous ne devrions pas pour autant ignorer les nombreux bienfaits offerts gracieusement par la nature. Les plantes et épices ne donnent pas seulement la vie, elles accentuent le plaisir de manger et n'ont pas d'effets négatifs à long terme. Elles ont par contre un effet secondaire positif, celui d'améliorer notre état de santé. Il est certes raisonnable d'être sceptique et la seule façon de se faire une idée, est d'essayer et de constater la différence.

Les Compléments Verts

Il existe d'autres choix comme les « compléments verts » ou boissons vertes qui en découlent. Il s'agit de la spiruline, la chlorella et d'autres algues. Elles sont excellentes, sont des aliments concentrés et peuvent être très utiles dans le traitement de maladie. J'émettrais toutefois une réserve sur le fait de substituer ces algues à un régime équilibré avec des aliments complets et un mode de vie apportant aussi l'équilibre. Elles sont plus appropriées pour arrêter ou inverser le processus de maladie. Elles sont de nature relativement sattviques selon la façon dont elles poussent. J'ai tendance à les considérer comme étant de nature rajasique car elles ont une action puissante (à la fois nettoyante et tonique) et qu'elles passent par une production industrielle.

D'une certaine manière, toutes les algues perturbent Vata et doivent être utilisées prudemment par toutes les personnes de type Vata ou ayant des aggravations de type Vata. La spiruline, en dose modérée, est la plus tridoshique des algues. Ces algues sont riches en protéine, acides nucléiques, bêta-carotène, acides gras oméga-3 et minéraux selon les conditions de culture. SURVEILLEZ L'ÉTAT D'AGNI LORSQUE VOUS PRENEZ CES COMPLÉMENTS CAR ILS SONT FORTEMENT CONCENTRES ET DIFFICILES À DIGÉRER ! Je recommande en général la moitié ou le quart des doses conseillées par le fabricant à moins qu'il ne s'agisse de traiter un désordre spécifique (2 à 4 grammes de poudre ou 2 à 6 comprimés par jour).

Algue Bleu Vert ↓KP ↑V am, s/frais/p

Fortement nettoyante et extrêmement nourrissante, l'algue sauvage bleu vert est la plus puissante et potentiellement la plus perturbatrice. Elle est meilleure pour les types Kapha ou Pitta qui sont en surpoids, chargés de toxines ou congestionnés par de mauvaises pratiques diététiques. Les personnes Vata doivent généralement les éviter. On peut l'utiliser comme la spiruline.

Chlorella ↓PK ↑V s/am/frais/p

Nettoyante et extrêmement nourrissante, la chlorella est moins rafraîchissante et nettoyante que la spiruline ou l'algue bleu vert et est préférable pour les conditions de Vata élevé et de faiblesse. On peut l'utiliser comme la spiruline mais elle est un meilleur tonique, plus puissante pour éliminer les toxines chimiques de l'organisme. Elle est également préférable pour les maladies cardiaques et l'artériosclérose.

Spiruline ↑VPK= s/am/frais/p

Nettoyante et extrêmement nourrissante, la spiruline est très utile pour soigner l'anémie, l'obésité, le diabète, la malnutrition, l'hypoglycémie, l'arthrite, l'artériosclérose, le cancer, le syndrome de fatigue chronique et peut-être le sida. Elle renforce et protège les reins et le foie. Elle est aussi efficace pour équilibrer la flore intestinale. En petites doses, la spiruline ne perturbe pas Vata, Pitta ou Kapha, alors qu'en fortes doses elle a tendance à perturber la fonction des trois types. Les types Vata risquent de ne pas pouvoir la digérer si leur Agni est variable bien qu'elle soit la plus bénéfique pour les états de faiblesse. C'est peut-être la moins perturbante pour les types Kapha qui pourront ainsi mieux en profiter pendant la transition de régime carné en régimes à base de végétaux.

Les Compléments en Vitamines

L'Ayurvéda ne pratique pas l'utilisation moderne de compléments en vitamines et travaille plutôt sur l'amélioration de la digestion et de la fonction d'Agni. Toutefois, dans certains cas, les vitamines sont nécessaires à cause d'un mauvais régime alimentaire et mode de vie. Elles peuvent être également utiles dans le traitement des maladies. Notez que TOUTES les vitamines DOIVENT être prises avec des plantes pour augmenter Agni sinon cela ne sert à rien de les prendre. J'ai constaté que de nombreux clients avaient un Agni très faible dû à la consommation quotidienne de grandes quantités de vitamines pendant plusieurs années. Les compléments en vitamines NE SONT PAS UNE BONNE NUTRITION ! Il est préférable de les considérer comme un médicament plutôt qu'un aliment.

Comme vous l'avez lu dans le Livre Deux de ce Cours, certaines vitamines sont meilleures que d'autres pour les doshas. Pour les personnes végétaliennes ou ayant un régime uniquement à base de plantes, l'usage de spiruline ou une vitamine B12 est importante – spécialement pour les enfants. Quand on consomme une petite quantité de beurre, fromage ou œufs, ce n'est pas un problème. Si un médecin a prescrit l'usage de vitamines à votre patient, vous devez respecter cela et vous préoccuper plutôt de renforcer Agni.

Voici la réaction générale des doshas avec les compléments en vitamines. Rappelez-vous que la flèche descendante ↓ calme le dosha et la flèche montante ↑ perturbe les doshas.

Vitamines	Vata	Pitta	Kapha
A	↓	↑	↑
B complexe	Légèrement ↑	↓	Neutre
C	Fortement ↓	↑	Neutre =
D	↓	↑	↑
E	↓	↑	↑
Calcium	Neutre =	Neutre =	↑
Fer	Fortement ↑	Neutre =	↑
K	↓	↓	Neutre =
Zinc	Neutre =	Neutre =	↑

Chapitre 18
Renforcer l'Immunité

Le concept de l'immunité, ou principe prévenant et réagissant à la maladie, est central dans le système ayurvédique. Selon l'Ayurvéda, l'aliment est la source ou facteur, augmentant ou diminuant notre vitalité de base et notre résistance aux maladies. Pourtant, le processus complet de développement de l'immunité à partir de l'alimentation diffère quelque peu de la manière dont on envisage les choses aujourd'hui ; ce chapitre en donne une brève explication.

Avant d'aborder le sujet de l'immunité comme résultante du régime alimentaire, il est important de comprendre que l'Ayurvéda reconnaît que les individus viennent au monde avec des différences de niveaux de résistance et de force. Personne n'est identique dans sa capacité à résister à la maladie ou dans sa résistance de base. En Ayurvéda, le principe de l'immunité et de la vitalité est appelé Ojas comme on l'a expliqué auparavant dans le cours. Il y a deux sortes d'Ojas, celui avec lequel vous êtes né, résidant dans le cœur et ne pouvant être ni augmenté, ni diminué et l'autre Ojas qui est le résultat de la nutrition et du fonctionnement correct de la digestion. Cette deuxième forme d'Ojas fait l'objet de ce chapitre.

L'Ayurvéda considère que chaque personne est née avec une force de base qui ne peut pas être changée. Ainsi l'alimentation et l'immunité, peuvent seulement être augmentées jusqu'à leur niveau naturel ou de naissance, pas au-delà. Il serait donc irréaliste d'imaginer que l'on peut augmenter l'immunité au-delà de ce qui est génétiquement possible pour votre corps. Selon l'Ayurvéda, on peut pourtant augmenter la résistance à la maladie jusqu'à son potentiel maximum à travers des habitudes diététiques appropriées.

L'Ayurvéda considère que le corps est composé de différentes couches. C'est une notion quelque peu subjective car les couches ne signifient pas des couches comme une peau d'oignon, avec une autre en dessous. Au contraire, le concept des différentes couches concerne le développement des tissus. On les appelle les sept *Dhatus* en Ayurvéda. Chaque tissu est classifié *selon sa fonction dans l'utilisation des nutriments extraits des aliments*, et non par rapport à son emplacement physique. Il est intéressant de noter que chacune de ces couches ou tissus peuvent aussi être nourris par des sources non matérielles comme les sentiments et les pensées.

En suivant ce concept, chaque tissu est nourri par le précédent, et nourrit par conséquent le tissu suivant. Si nous utilisons le mot « tissu » ou « couche » c'est qu'aucun mot ne correspond au mot original Sanskrit dont le sens et la portée sont multidimensionnels. Une des significations du mot *Dhatu* est de « soutenir » ; une autre, de « maintenir » ; une autre, de « nourrir ». Nous remarquons ainsi que le mot « tissu » fournit une idée partielle ou limitée du terme ayurvédique. Ce sont les aliments que nous mangeons qui déclenchent ce processus de nutrition et de soutien de l'organisme.

Les niveaux des sept tissus sont : le plasma et la lymphe ; le sang (notamment les globules rouges) et les veines ; les muscles et les ligaments ; la graisse (tissus adipeux) et les tissus conjonctifs ; les os ; la moelle osseuse et les tissus nerveux ; et les tissus reproducteurs (sperme et ovule). Le résultat final de l'aliment métabolisé est Ojas ou le principe qui soutient l'immunité. Ojas, la substance finale, n'est pas seulement créée à partir de l'alimentation correcte de tous les précédents tissus, elle forme aussi une boucle fermée pour, à son tour, nourrir chacun des tissus précédents. Ainsi, quand le principe Ojas est faible ou déficient, il est impossible de nourrir les tissus précédents, ce qui signifie qu'à leur tour, ils ne pourront pas produire le principe d'Ojas en quantité suffisante ou de bonne qualité.

Soutien Diététique de l'Immunité

Pour augmenter l'immunité, nous avons besoin d'augmenter notre capacité à digérer et assimiler ce que nous mangeons. Mais nous devons également manger les choses que nous pouvons digérer et assimiler. C'est le point de départ de base et nous l'avons déjà abordé.

Ce que nous mangeons se transforme d'abord en fluides absorbés dans le sang puis dans le plasma. Le plasma transporte les micro-nutriments dans tout l'organisme à travers des séries de canaux complexes qui n'ont pas de mécanique de pompe (comme le cœur par exemple). Le plasma et le système lymphatique ont donc besoin d'une activité « normale » des muscles pour pomper ou déplacer les nutriments à travers le plasma. Si l'on fait peu ou pas d'exercice, l'organisme se trouve sous-alimenté car le plasma n'est pas en mesure de transporter tous les nutriments dans le corps. Cela entraîne congestion et stagnation. Il est intéressant de noter que cela entraîne une augmentation de l'appétit : l'organisme réclame plus de nourriture puisqu'il ne reçoit pas les nutriments dont il a besoin.

Ainsi, afin que le « jus » de base ou substances nutritives de l'organisme soient absorbées, il est impératif de faire de l'exercice. L'échec dans la transmission de cette richesse nutritive de base entraîne une malformation de tous les niveaux de tissus corporels. Ce qui engendre rapidement une baisse de l'immunité. Remarquez que la première réaction à n'importe quel microbe pathogène dans l'organisme passe par les globules blancs, vivant dans les tissus lymphatiques. Le manque d'exercice entraîne la congestion et la stagnation dans ces tissus lymphatiques, lesquelles font obstacle à la réaction immunitaire adéquate. La vérité est que nous avons besoin d'exercice quotidien.

Lorsque le plasma est alimenté, il divise les nutriments en trois parties. Une partie est conservée comme ressource nutritive, une autre est rejetée en déchets et la troisième est utilisée pour nourrir le niveau suivant – le sang. Le sang réabsorbe les nutriments du plasma et de nouveau les divise en trois parties. La partie rejetée en déchets se combine avec la matière rejetée de tous les autres tissus pour être nettoyées et excrétées par le foie (via la vésicule biliaire) et les reins. Évidemment, les personnes ayant des problèmes de vésicule biliaire mettent à l'épreuve la capacité de leurs systèmes à excréter les déchets produits par une fonction métabolique normale. Les problèmes de vésicule biliaire peuvent aussi provenir d'aliments ayant une acidité excessive que l'organisme doit alors éliminer selon le fonctionnement expliqué ci-dessus – ces deux facteurs additionnés fatiguent la fonction normale et entraînent congestion ou calcification dans les conduits biliaires. En général, toutes les toxines (ama) de la digestion finissent tout d'abord dans le sang avant d'être transportées à travers le corps.

En fait, le déchet de n'importe quel tissu peut devenir toxique et contaminer l'organisme s'il y est retenu. C'est la raison pour laquelle l'Ayurvéda attache une grande importance à l'évacuation même des déchets résiduaires. À noter ici qu'une selle « correcte » est faite d'une pièce, ni trop dure ni trop molle, ni trop foncée ni trop claire, ni trop odorante et qui flotte juste au-dessous du niveau de l'eau. Une selle malodorante, selon l'Ayurvéda, indique une mauvaise digestion avec ama et trop d'éléments solides non digérés évacués. Une selle flottant à la surface comme un bateau peut indiquer une meilleure digestion mais aussi une rétention excessive de matière solide dans le côlon. De plus, une selle en plusieurs ou nombreux morceaux indique une mauvaise absorption dans l'intestin grêle. Si votre selle n'est pas « correcte », modifiez votre régime jusqu'à ce que vos selles soient correctes. Ce conseil est généralement valable pour toutes les constitutions.

Le sang va alors nourrir les tissus musculaires. Le muscle nourrit ensuite le niveau de graisse. Les problèmes de graisse et de muscles indiquent que le métabolisme du plasma et du sang, issu des nutriments, ne fonctionne pas convenablement. Le tissu adipeux *ne doit pas être traité directement*, les tissus précédents devant être équilibrés jusqu'à ce qu'ils digèrent et assimilent les nutriments qu'ils reçoivent correctement. Essayer d'agir sur les tissus – muscle ou graisse – directement sans traiter les tissus – plasma et sang – est une erreur qui conduira à l'échec de tout régime destiné à maigrir ou à augmenter l'immunité.

Lorsque le métabolisme des muscles et de la graisse fonctionne normalement, les os sont bien alimentés. L'Ayurvéda explique que les os reçoivent directement leur richesse nutritive à partir de l'assimilation des nutriments du côlon. Cela vient contredire le point de vue biochimique considérant le côlon comme une chambre de rétention, et non pas l'emplacement de l'assimilation des substances nutritives. En Ayurvéda, la santé du côlon détermine la santé des os car les éléments nécessaires à la formation des os sont absorbés à ce stade-là. L'utilisation des nutriments des tissus adipeux et du côlon forme de bons os solides. La consommation d'aliments difficiles à digérer, recouvrant les parois du côlon, contribue directement à l'ostéoporose. Il s'agit d'aliments comme la farine blanche et les viandes rouges.

Quand les tissus osseux (et le côlon) fonctionnent normalement, la moelle osseuse et les tissus nerveux sont correctement nourris. Pour que le système nerveux soit stable et solide, il faut donc que la nutrition complète fonctionne bien. Plus le métabolisme des Dhatus est perturbé, plus la personne est susceptible d'avoir des troubles nerveux. Le point de vue biochimique explique qu'une grande partie de notre immunité est fabriquée par la moelle osseuse. Selon l'Ayurvéda, la moelle osseuse et les tissus nerveux sont soutenus par tout le reste du corps. Généralement, lorsque ce niveau du corps est faible ou malade, on assiste à la manifestation de maladies graves, difficiles à soigner. Ainsi, quand la maladie atteint ce niveau, il s'agit d'un problème sérieux affectant la santé du corps tout entier.

Quand le tissu de la moelle osseuse fonctionne correctement, il nourrit alors le système reproducteur. Le système reproducteur est atomique selon l'Ayurvéda car il est le produit le plus puissant de l'organisme. Un spermatozoïde et un ovule suffisent à créer une réaction explosive résultant en miracle de la création de la vie.

Ainsi, l'Ayurvéda considère que le tissu reproducteur est l'élément physique le plus puissant du corps ; il indique en grande partie l'état de santé générale d'une personne. Malheureusement, étant donné le grand nombre de produits chimiques *xénobiotiques* ou produits chimiques imitant les hormones, ce niveau de l'organisme est souvent affecté en dehors de l'ordre traditionnel indiqué ci-dessus. Les produits pétrochimiques ayant des effets xénobiotiques peuvent accéder directement au dernier niveau de tissus, évitant le processus normal de raffinage qui protège le système reproducteur.

C'est la raison pour laquelle j'ai tant insisté pour éviter les produits animaux qui sont contaminés par ces produits chimiques (cela signifie *tous* les produits animaux non élevés de manière biologique). Les produits pharmaceutiques classiques que vous donne votre médecin ont aussi le potentiel – selon leur composition – d'entrer directement dans les tissus reproducteurs. C'est la raison pour laquelle tant de médicaments modernes ont un effet secondaire involontaire d'impuissance et de stérilité.

N'importe quelle espèce de débilité sexuelle indique une défaillance dans la formation et le métabolisme du tissu précédent – à moins que vous ne preniez des médicaments. L'utilisation de médicaments prescrits sur ordonnance ou non peut générer une diminution de la fonction sexuelle due au fait de sauter les étapes normales du métabolisme des substances nutritives. Remarquez que ceci concerne également les problèmes prémenstruels ou troubles de la ménopause (quoique la menstruation soit normalement un dérivé du tissu du plasma, elle est aussi perturbée par les troubles du système reproducteur). Cela peut aussi indiquer des problèmes de prostate chez l'homme.

Si le système reproducteur fonctionne bien, l'immunité est puissante. Car le système reproducteur divise les nutriments qu'il reçoit en trois parties comme chacun des tissus précédents. La partie poursuivant son chemin devient Ojas, ce qui équivaut en Ayurvéda à la vitalité et la force préventive contre les maladies. Ojas forme alors une « boucle fermée » nourrissant les sept niveaux de tissus précédents, du plasma au tissu reproducteur.

L'Ayurvéda identifie de nombreux aliments et plantes nourrissant le niveau du dernier tissu. Par extension, ces mêmes aliments et plantes sont connus pour augmenter Ojas ou l'immunité. En Ayurvéda, certaines de ces substances sont appelées aphrodisiaques parce qu'elles fortifient et nourrissent le système reproducteur et non pas dans le sens d'augmenter l'excitation. Il y a une catégorie complète d'aliments et de plantes augmentant, avec une consommation régulière, la fertilité reproductrice et l'immunité.

Suivant la même logique, on peut voir que l'excès de rapports sexuels réduit les sept tissus et diminue aussi l'immunité. Si une personne est faible, malade ou ayant une faiblesse immunitaire chronique, l'abstinence sexuelle est un point important pour recouvrer force et santé. Au moins, doit-on dans cette condition (homme ou femme) s'abstenir d'orgasme bien qu'il soit préférable d'arrêter toute relation sexuelle jusqu'à ce que l'on ait retrouvé la santé. Cela fonctionne dans les deux sens – si une personne (homme ou femme) est désintéressée par les relations sexuelles, cela peut indiquer une faiblesse au niveau du septième tissu corporel et de l'immunité. Ainsi, une des façons de traiter cette condition (plutôt que de la considérer comme un problème psychologique ou émotionnel) est d'augmenter la richesse nutritive des tissus reproducteurs.

Les aliments et les plantes développant l'immunité, augmentent aussi la graisse chez les types Kapha et les Kapha mixtes. Cela vient du fait que le type Kapha est doté de la plus forte immunité et qu'il est physiquement le plus fort des sept types. Il faut donc être prudent quand un type Kapha ou Kapha mixte utilise ce genre d'aliments et de plantes. Voici, ci-dessous, une liste des aliments essentiels augmentant l'immunité. RAPPELEZ-VOUS que cela ne marche que si vous pouvez digérer les aliments et plantes énumérés ci-dessous. Et que consommer ces aliments en grande quantité est aussi une bonne manière de congestionner l'organisme et *d'entraîner* des maladies. *DE PETITES quantités consommées sur de longues périodes de temps représentent la meilleure manière d'améliorer la santé, l'énergie, la fertilité, la virilité et l'immunité.*

Notez que les aliments correspondant à la partie reproductive des plantes sont considérés comme ayant la plus grande capacité à augmenter l'immunité et sont de nature sattvique. Certains aliments tamasiques augmentant aussi les tissus reproducteurs ne sont pas considérés comme fortifiant Ojas ; ils ne figurent donc pas ici.

Aliments

- Variété de Noix fraîches et graines trempées dans l'eau et mondées
- Lait cru, chaud et bouilli
- Miel
- Ghî
- Toutes les graines fraîches et les céréales
- Fruits (sucrés) jusqu'à un certain point

Plantes

Nom Latin	Nom Indien	Nom Français
Asparagus racemosus	Shatavari	Asperge
Commiphora mukul	Guggulu	Guggulu
Emblica officinalis	Amalaki	Groseillier indien
Glycyrrhiza glabra	Mulethi	Réglisse
Sida cordifolia	Bala	Bala
Terminalia chebula	Haritaki	Myrobolan chébule
Tribulis terrestris	Gokshura	Mâcre terrestre
Tinispora cordifolia	Guduchi	Guduchi
Withania somnifera	Ashwagandha	Withania

Avant d'utiliser ces substances, il est conseillé de les ajuster à votre constitution et capacité personnelle de digestion et d'assimilation (Agni).

Il serait bon de noter, pour finir, que l'Ayurvéda considère que l'esprit et les sens, utilisés à bon escient, peuvent fortifier l'immunité. Selon l'Ayurvéda, les organes des sens sont les portes de l'esprit vers la matière, le monde physique. Le bon usage à la fois de l'esprit (inconscient, intellect, émotions et intelligence) et des sens augmente l'immunité en installant un état d'équilibre. De nos jours, le trouble de cette relation est appelée psychotique ou dans les cas plus légers, névrotique.

La principale méthode pour utiliser l'esprit en vue d'augmenter l'immunité est de « déconnecter » la fonction mentale du corps physique et d'amener les cinq organes des sens à l'état de repos. Cette technique est appelée *Pratyahara* en Sanskrit et fait partie des huit branches du Yoga. Cela signifie le « repli des sens » ou le « retrait de la distraction » et implique de tourner l'attention vers l'intérieur plutôt que vers l'extérieur pendant un court moment chaque jour. Cela demande un effort conscient opposé au sommeil qui est une action inconsciente. Et le résultat de cette pratique quotidienne est l'équilibre mental et l'augmentation de l'immunité.

C'est un des aspects les plus profonds de la diététique ayurvédique et il est recommandé à chaque praticien ayurvédique de consacrer chaque jour un moment pour pratiquer cette retraite intérieure. Sans cette régénération quotidienne de notre propre énergie, nous ne pouvons pas aider efficacement les autres. Pour être présents avec nos clients nous devons aussi apprendre à être présents avec nous-mêmes – cela requiert de pratiquer la méditation ou au moins la préparation à la méditation qui est pratyahara.

Chapitre 19
Traitement des Maladies par le Régime Alimentaire

Ce traité se termine par une section concernant le traitement des différentes maladies par l'alimentation. Il s'agit davantage d'une méthodologie symptomatique où l'on traite Vikriti. Une fois que le Vikriti de la personne (la maladie) est stabilisé, on poursuit avec un régime alimentaire suivant la constitution natale de la personne. Ne pas suivre cette procédure entraîne, dans la plupart des cas, la réapparition de la maladie plusieurs années ou mois plus tard. Le déséquilibre de Vikriti suit le plus souvent la constitution natale ou Prakriti. Par exemple, une personne Vata aura tendance à avoir des troubles Vata.

On peut souvent utiliser le traitement donné pour une maladie dans le contexte nutritionnel spécifique de la constitution de naissance. C'est à dire que vous pouvez donner des aliments contre l'asthme dans le cadre d'un régime Pitta – même si un type Pitta n'a pas, à priori, tendance à avoir de l'asthme. On peut ainsi utiliser un programme diététique simplement pour Vikriti ou pour Vikriti et Prakriti ensemble.

Le « Régime Basses Protéines », abordé à plusieurs reprises, est expliqué dans la Troisième Partie Leçon Cinq. Les maladies sont énumérées par ordre alphabétique avec la classification du dosha principal et une indication sur la cause de la maladie, due à l'accumulation de ama (sama) ou pas (nirama). De nombreuses maladies peuvent être provoquées par n'importe quel dosha, bien qu'elles suivent normalement le dosha dominant de la constitution natale.

Dans la Deuxième Partie de ce traité, le tableau des aliments regroupe les meilleurs aliments pour chaque type. Quand on se réfère ici à un « Régime Vata », cela renvoie à ces tableaux indiquant les aliments capables de réduire et équilibrer Vata, c'est à dire, les « meilleurs aliments ». Ces tableaux indiquent les choix d'aliments diététiques à vie mais dans le traitement des maladies, on peut être amené à utiliser des aliments qui ne sont normalement pas indiqués pour un type, comme par exemple des aliments crus pour Vata. Car nous traitons alors Vikriti et non pas la constitution natale. Il faut, par la suite, revenir au régime de la constitution natale, c'est à dire lorsque la maladie est devenue gérable et non menaçante.

Régime Vata = réduire ↓Vata (pour équilibrer)
Régime Pitta = réduire ↓Pitta (pour équilibrer)
Régime Kapha = réduire ↓Kapha (pour équilibrer)

et en cas de traitement symptomatique

Un régime Vata est constructeur de tissus et tonique
Un régime Pitta réduit l'acidité et entretient les tissus
Un régime Kapha est réducteur de tissus et alcalin

Acidité (sama ou nirama Pitta)

Régime Pitta

Éviter essentiellement les aliments acides, aigres et fermentés. Les produits laitiers sont efficaces s'ils sont frais et biologiques. Un Pancha Karma est nécessaire.

Aliments efficaces : asperges, coriandre fraîche, okra, pommes de terre et ghî.

Allaitement Maternel (contrôlé par Kapha, perturbé par tous les doshas mais généralement par Vata)

Régime Vata avec uniquement des épices douces comme le fenouil.

L'élément le plus important est de s'assurer que la mère est heureuse et non perturbée émotionnellement par quoi que ce soit. Le stress tarit le lait et il est donc important de l'éviter. Les produits laitiers peuvent être efficaces à condition d'être digérés. Le Triphala est utile pour empêcher la formation d'ama et augmenter l'assimilation des nutriments par la mère ; dose de 500 mg à 1 gr après le déjeuner et le dîner.

Ce qui favorise le lait : salades vertes, pommes de terre, cacahuètes, produits du soja et fenouil.

Ce qui arrête le lait : persil, sauge.

Allergies

Allergies Alimentaires : (Sama Vata, Pitta ou Kapha)

Régime anti-ama selon la constitution

L'élément essentiel est d'augmenter et d'équilibrer Agni. Évitez les aliments problématiques lorsque vous équilibrez Agni. Toutes les épices sont ici utiles et doivent être choisies en fonction de la constitution. La plupart des allergies sont dues à samanavayu perturbé soit par apanavayu, soit par pachakapitta. Soigner Vata est généralement important quelle que soit la constitution. Un Pancha Karma est nécessaire.

Aliments efficaces : coriandre fraîche, toutes les céréales complètes, amarante, orge, kamut (pour les allergies au blé) et ghî.

Allergies Respiratoires : (sama Kapha ou Vata)

Régime Basses Protéines selon la constitution

Comme pour les allergies alimentaires, il est généralement essentiel de traiter Vata car il sur active la réaction immunitaire. Il est important d'apprendre la pratique du Pranayama à votre client. Le régime anti-ama peut être nécessaire, le jeûne est aussi bénéfique dans la plupart des cas. Dès que le système est nettoyé, augmentez l'immunité et évitez les allergènes si possible. Supprimez complètement les produits laitiers, la farine blanche et le sucre blanc ainsi que les huiles raffinées. Un Pancha Karma est nécessaire.

Aliments efficaces : coriandre fraîche, céréales complètes, amarante, spiruline, chlorella, ghî, la plupart des épices et du miel brut récolté dans la région de votre client, à raison d'une cuillère à café par jour avec des herbes.

Ama/ Toxines (tous les doshas)

Régime anti-Ama

Le régime essentiel pour réduire ama est un régime Kapha plus élevé en aliments frais et éliminant tous les produits animaux (voir leçon Un). Il est sattvique, ce qui implique de ne manger que de petites quantités d'aliments à la fois lorsque l'on a faim. Fortement réducteur, il ne peut être utilisé si le patient est trop faible, jeune ou âgé. Le jeûne est également recommandé, si possible. Les diètes accompagnées de jus de légumes sont préférables aux diètes de jus de fruits pour la plupart des personnes. Les épices sont importantes pour entretenir Agni en permanence pendant ce régime ou en cas de jeûne. Un Pancha Karma est nécessaire.

Anémie (Pitta Roga)

Régime selon la constitution

L'anémie peut avoir différentes origines. Généralement, elle est due à une mauvaise nutrition et digestion ou à des troubles menstruels. Tous les aliments raffinés doivent être supprimés au profit d'un régime d'aliments complets. Agni est généralement faible et il y a souvent ama qui devrait être éliminé avec des épices et des aliments purifiants. Le jus d'herbe de blé est spécialement efficace pour obtenir des résultats rapides.

Aliments efficaces : abricots, bananes, cerises, betteraves, blettes, choux frisés, épinards, herbe de blé et noix de Cajou.

Anorexie Nerveuse (Vata Roga)

Régime Vata avec uniquement des épices douces

Il est important de comprendre psychologiquement le client et de travailler étroitement avec lui sur sa relation à la nourriture. Le traitement complet est un traitement classique Vata qui doit être introduit lentement pour éviter de choquer le système. Il est préférable de faire quatre ou cinq repas par jour – qui amène au moins à des habitudes de repas réguliers au début. Le Triphala est très actif pour augmenter l'absorption des nutriments. Agni est généralement très irrégulier – équilibrez-le. Introduire des épices digestives en capsules peut être nécessaire si le client n'a pas l'habitude ou n'est pas prêt à utiliser des épices en poudre. Bien que les capsules soient moins efficaces pour équilibrer Agni, il vaut mieux cela que de ne pas en prendre du tout.

Appétit (Agni)

Le régime suit la constitution pour équilibrer Agni

Il s'agit simplement d'équilibrer Agni car l'appétit est un reflet d'Agni. Tout ce qui peut augmenter Agni développera l'appétit (c'est à dire les épices et les aliments relevés). En général, les aliments lourds suppriment Agni et le bon appétit.

Aliments efficaces pour les appétits faibles : ail, oignons, gingembre et toutes les épices.

Aliments efficaces pour les gros appétits : céréales complètes (le blé est très bon), haricots, fromage, viande et poisson.

Artériosclérose (Sama Pitta, Kapha ou Vata)

Le régime est Kapha ou Pitta, selon la constitution

Le point essentiel est d'utiliser un régime d'aliments complets composé de 50% de céréales complètes, 25% de légumes et 25% de tout le reste. Un Régime Basses Protéines est très efficace. Tous les produits animaux doivent être supprimés ou extrêmement réduits. Un Pancha Karma est nécessaire.

Aliments efficaces : asperges, ail, champignons, graines de moutarde, oignons, pommes de terre, seigle, produits du soja, ghî et céréales complètes.

Arthrite (Sama Vata)

Régime anti-ama suivi d'un Régime Basses Protéines, selon la constitution

Le facteur le plus important est d'évacuer ama de la digestion et de stimuler la fonction rénale pour réduire l'accumulation d'acide urique. Il est indiqué d'augmenter la consommation de liquide pendant la détoxication. Les plantes sont importantes si elles sont disponibles ainsi que toutes les céréales complètes en général pour rétablir un métabolisme correct. Un Pancha Karma est nécessaire.

Évitez la plupart des solanacées : poivrons, tomates et aubergines.

Aliments efficaces : pommes de terre, panais, herbe de blé, orge et ghî.

Asthme (Vata Roga)

Régime Vata ou Kapha selon la constitution

Il s'agit d'un trouble Vata. La relation psychosomatique est importante et le client devrait apprendre le pranayama. Il faut éviter la pollution de l'air et arrêter les produits laitiers et la viande rouge. Une combinaison de régimes Vata/Kapha ou un régime Vata plus léger, est efficace. Un Pancha Karma est nécessaire.

Aliments efficaces : ail, oignons, potiron, rutabagas, navets, amandes, céréales complètes, ghî.

Boulimie (Nirama Vata)

Régime Vata

Le traitement est très proche de celui de l'anorexie. Il est important de comprendre psychologiquement votre client et de travailler étroitement avec lui sur sa relation à la nourriture. Le traitement complet est un traitement classique Vata qui doit être introduit lentement pour éviter de choquer le système. De simples épices sont efficaces pour éviter l'envie de vomir. La noix de muscade dans une tisane ou du lait chaud est efficace.

Bronchite (Kapha avec infection c'est à dire, Pitta)

Régime Kapha anti-ama

Utilisez le régime anti-ama pour éliminer ama ; diminuez la consommation d'aliments. Évitez les aliments chargés de mucus comme les produits animaux, les produits laitiers et le blé. Presque toutes les épices sont bonnes. On peut utiliser des plantes pour réduire l'infection (par exemple, Echinacea, Inula spp).

Aliments efficaces : ail, okra, oignons, navets, orge, haricots de Lima, cannelle et gingembre.

Brûlures d'Estomac (voir Acidité)

Cancers (aggravation de tous les doshas)

Le régime est essentiellement purifiant, selon la constitution

Le facteur le plus important est un régime composé d'aliments complets en éliminant totalement les aliments gras et transformés. Absolument aucune huile végétale ne devrait être utilisée si ce n'est l'huile de lin (1 cuillère à soupe par jour). Le ghî est nécessaire pour purifier le foie pour les types Pitta et Vata. Ces recommandations sont valables pour toutes les formes de cancer. Je suggère un Régime Basses Protéines mais cela doit être décidé en fonction de la situation de la personne – J'arrêterais tous les produits animaux, même les produits laitiers. Tous les doshas sont aggravés en cas de cancer mais il est important de traiter Vata car il est le plus instable. Vata est la force du mouvement qui peut propager le cancer plus rapidement s'il reste incontrôlé. Selon l'Ayurvéda, la plupart des formes de cancer sont dues à une certaine accumulation de ama, généralement un excès de graisse animale, de polluants chimiques et d'aliments raffinés, morts. Pourtant, on ne peut utiliser un régime fortement réducteur – si on n'essaie pas de stabiliser Agni et de stimuler l'évacuation avec plus d'aliments crus. Un régime d'aliments totalement crus à base d'herbe de blé ou d'orge peut être efficace pour les types Kapha ou Pitta qui sont en sur poids. La spiruline et la chlorella peuvent être aussi efficaces. Un Pancha Karma est nécessaire dans la plupart des cas.

Régime pour un Cancer Vata : Ce régime nécessite d'être nettoyant et reconstituant à la fois. On peut ainsi faire un régime mélangé d'aliments cuits et crus. Utilisez 45% de céréales complètes cuites, 25% de légumes cuits, 20% de légumes crus et jus de légumes, 5% de fruits crus ou cuits, 5% d'autres aliments recommandés ou suppléments. Faites des combinaisons simples d'aliments – évitez de mélanger plus de 3 aliments au même repas. Utilisez la spiruline et l'herbe de blé, évitez les haricots autres que le mélange Kichari. Des plantes toniques, renforçant l'immunité et des plantes pour Agni sont très importantes.

Régime pour un Cancer Pitta : Ce régime est fortement nettoyant. On peut faire un régime d'aliments crus. Utilisez 45% de légumes crus et jus de légumes, 30% de graines, céréales, haricots et graines crues germées, 15% de fruits crus et jus de fruits, 5% de céréales complètes cuites et 5% d'autres aliments recommandés ou compléments. Ce régime étant extrêmement purifiant, on peut utiliser du gingembre cru pour maintenir Agni et préserver le fonctionnement digestif. L'algue bleu vert peut être utilisée de même que la chlorella en compléments. Un mélange égal d'herbe de blé et d'orge peut servir de base pour les graines germées. La consommation de liquide est importante pour éviter l'accumulation de toxines – on peut administrer un Basti (lavement ayurvédique) pour prévenir toute surcharge de toxines. Et utiliser des plantes nettoyantes avec des plantes renforçant l'immunité.

Régime pour un Cancer Kapha : Ce régime nettoyant est à base d'aliments crus et cuits. Utiliser 35% de légumes crus et jus de légumes, 25% de graines, céréales, haricots et graines crues germées, 15% de céréales complètes cuites, 15% de haricots et légumes cuits, 5% de fruits crus et jus de fruits et 5% d'autres aliments recommandés ou compléments. Ce régime étant nettoyant, on peut utiliser du gingembre cru, du poivre noir et du piment de Cayenne pour maintenir Agni. La spiruline ou la chlorella peuvent être utilisées comme compléments. L'herbe d'orge peut servir de base pour les graines germées. Il est important de réduire au minimum la consommation de liquide – suffisamment pour évacuer les toxines de l'organisme mais pas en quantité excessive pour éviter la rétention d'eau. Régime ABSOLUMENT SANS SEL pour tous ces types. On peut utiliser des plantes nettoyantes et stimulantes – évitez en général les plantes toniques sauf en cas de grande faiblesse.

Pour tous les types –

Aliments à éviter : cacahuètes

Aliments efficaces : brocoli, choux de Bruxelles, choux, carottes, ail, poireaux, oignons, persil, champignons Shiitake, épinards, patates douces rouges, céréales complètes, haricots, herbe de blé, herbe d'orge, amandes, graines de lin, spiruline et chlorella.

Candidose (Sama Kapha, Vata ou Pitta)

Régime anti-ama avec des modifications selon la constitution

Il s'agit d'un trouble ama et ce n'est donc par un régime anti-ama qu'il faut commencer. Tous les produits fermentés et à base de levure doivent être évités. Le point essentiel du traitement consiste à augmenter et équilibrer Agni. Il est donc important de suivre un régime d'aliments complets en éliminant totalement les aliments transformés et gras ainsi que les huiles végétales.

Un Pancha Karma est nécessaire.

Aliments à éviter : cacahuètes

Aliments efficaces : ail, millet et épices digestives

Cholestérol Élevé (Sama Pitta, Kapha ou Vata)

Régime anti-ama selon la constitution

Peut affecter tous les types à cause d'un mauvais régime riche en produits animaux et raffinés. Tous les aliments gras (spécialement animaux) et raffinés doivent être éliminés du régime. Très important, le ghî peut être pris (1 cuillère à café) avec les épices digestives indiquées dans ce cours, après chaque repas principal. Un Pancha Karma est nécessaire après deux mois de régime purifiant.

Aliments efficaces : pommes, poires, asperges, ail, champignons, aubergine, poireaux, oignons, algues, champignon Shiitake, tomates, riz, aliments crus et graines de sésame.

Colites (Sama Vata, Pitta ou Kapha)

Régime Vata

Il faut éviter tous les aliments concentrés dont les algues, vitamines, etc. Le traitement principal consiste à stabiliser Agni avec des épices douces et des aliments insipides. Évitez les coloniques ou lavements. La gestion du mode de vie Vata est très importante. Les plantes nervines peuvent être efficaces.

Aliments efficaces : céréales complètes cuites et kichari.

Constipation (Sama Vata ou Kapha)

Régime Vata

Il s'agit essentiellement d'un problème Vata (apanavayu) bien que cela puisse arriver à n'importe quelle constitution quand Vata est aggravé. Les types Kapha sont constipés à cause de l'accumulation de ama – un régime anti-ama est donc utile pour eux. Les fruits sont favorables alors qu'il faut éviter tous les aliments transformés, le pain, les produits animaux et laitiers. Un Pancha Karma est nécessaire.

Aliments efficaces : abricots, dattes, figues, ail, herbe de blé et ghî.

Cystite (voir Infections de la Vessie)

Dépression (Nirama Vata ou Kapha)

Régime selon la constitution

Le plus important est de modifier le régime aussi vite que possible et d'adopter un régime d'aliments complets en insistant sur les céréales complètes car elles sont anti-dépressives. Toutefois, la modification trop rapide du régime étant susceptible de favoriser la dépression, il est donc conseillé d'avoir des consultations régulières et des changements stables. Tous les additifs alimentaires chimiques (colorants, conservateurs, etc.) doivent être supprimés du régime car ils ont un effet déprimant. Tous les stimulants comme le café, l'alcool, etc., doivent être éliminés ou au moins réduits.

Aliments efficaces : légumes de la famille du chou, ail, salades vertes.

Diabète Mellitus (Kapha Roga)

Régime selon la constitution

Le traitement du diabète en Ayurvéda est établi en fonction de la constitution car chaque type est à même de devenir diabétique à force de mauvaises habitudes alimentaires et choix nutritionnels. Tous les types peuvent tirer bénéfice de petites quantités de légumes crus et de jus de légumes, de céréales complètes cuites mais aussi de l'élimination totale des produits animaux y compris les produits laitiers. Les huiles végétales doivent être supprimées du régime au profit du ghî, comme principal corps gras. Dans certains cas, l'huile d'olive pressée à froid peut être utilisée par les types Pitta. Tous les édulcorants de synthèse doivent être éliminés tout comme les boissons et aliments industriels. Les sodas et autres boissons gazeuses sont particulièrement néfastes. Équilibrer Agni est probablement l'aspect le plus important du traitement. Les épices peuvent être utilisées selon la constitution. Le curcuma est un des aliments les plus importants dans le traitement du diabète. Il peut corriger la fonction pancréatique dans les premiers stades de la maladie. Un Pancha Karma peut être nécessaire dans de nombreux cas, moins pour les types Vata.

Aliments efficaces : pamplemousses, oranges, papayes, poires, prunes, asperges, avocats, carottes, céleris, ail, maïs frais, topinambours, artichauts, chou-rave, potirons, radis, rutabagas, épinards, haricots verts, navets, herbe de blé, millet, avoine, riz, produits du soja, haricots de petit soja mungo, curcuma, spiruline, chlorella.

Diarrhée (Pitta Roga)

Léger régime anti-ama selon la constitution

Elle peut provenir de n'importe quel dosha, d'empoisonnement alimentaire ou d'infection parasitaire. Il est important d'identifier la cause et de la traiter. Elle provient souvent de l'accumulation d'ama et les traitements anti-ama légers sont efficaces. Évitez tous les aliments épicés, relevés et gras. Équilibrez Agni avec des épices douces et du ghî.

Aliments efficaces : noix de muscade, gingembre, coriandre, cardamome, feuilles de framboisier, okra, orge, ris et pois cassés.

Diverticulite (Sama Vata, Pitta ou Kapha)

Régime Vata

On peut la traiter comme la colite. Il faut appliquer des thérapies anti-ama et bien surveiller le fonctionnement de Vata. Quelques aliments crus (25%) et des céréales complètes (35%) sont nécessaires pour nettoyer les parois intestinales.

Aliments efficaces : okra, céréales complètes, kichari.

Endométriose (Pitta Roga)

Régime Kapha en insistant sur le fait de ne pas aggraver Pitta

Il s'agit d'un trouble très courant chez les femmes de types Kapha/Pitta, pure Kapha ou pure Pitta. J'ai obtenu d'excellents résultats en utilisant un régime Kapha réduisant avec 20% d'aliments crus ou moins selon la saison. Les épices relevées, les aliments acides et fermentés doivent aussi être évités (aggravant Pitta). Un Pancha Karma peut être utile. Les aliments et plantes astringentes sont efficaces tout comme l'ensemble des légumes verts, les jus de légumes crus et les infusions de feuilles de framboisier. Le système hormonal doit être aussi traité (voir *L'Ayurvéda pour les Femmes*).[67]

Epilepsie (Sama Vata, Pitta ou Kapha)

Régime Vata modifié selon la constitution

Puissant trouble Vata bloquant les canaux. Suivez les directives sur les traitements du cancer, utilisez le régime pour le cancer Vata afin de nettoyer les canaux. Ce résultat est souvent dû à un régime à base de produits animaux. Faire un régime, à base d'aliments crus et de plantes est le plus important, en éliminant tous les aliments raffinés et transformés.

Un Pancha Karma est très nécessaire.

Aliments efficaces : ail, amandes, graines de sésame et ghî.

Fibrome (utérin) (Pitta Roga)

Régime Pitta avec modifications selon la constitution

Un fibrome Pitta peut être soigné avec un régime d'aliments crus ou un régime anti-ama. Je suggère de suivre le régime pour le cancer Pitta comme indiqué dans les traitements du cancer. Tous les aliments aggravant Pitta et les produits transformés doivent être supprimés du régime. La cause principale du fibrome est la pollution chimique environnementale ou les médicaments à base d'hormones. Les aliments biologiques sont les plus indiqués pour que ce traitement fonctionne pleinement. Un Pancha Karma peut être utile.

Le système hormonal devrait être aussi traité (voir *L'Ayurvéda pour les Femmes*).[68]

Fièvre (Sama Pitta, Vata ou Kapha)

Jeûne alimentaire en prenant seulement un kichari une fois la fièvre baissée. On peut manger de la soupe de légumes – en évitant les solanacées et les épinards.

Aliments efficaces : citron, citron vert dans de l'eau pour restaurer le plasma. Tisane de gingembre frais pour diminuer la chaleur externe.

---

[67] Par Atreya, éd. Turiya. Titre Original *Ayurvedic Healing for Women,* par Atreya, Ed. Samuel Weiser, Inc.

[68] Idem

Furoncles (Sama Pitta)

Régime anti-ama Pitta

Cela est dû à la toxicité sanguine et il faut donc suivre un régime anti-ama pour purifier le sang, le foie et la vésicule biliaire. Boire plus de liquide est important durant le traitement. Éviter l'ail s'il y a d'autres signes de grande chaleur (Pitta élevé) dans le corps. Un Pancha Karma est nécessaire.

Aliments efficaces : ail, haricots de petit soja mungo.

Goutte (Sama Vata)

Régime Vata/Pitta (pas d'aliments acides, ni fermentés) avec un Régime Basses Protéines

Je suggère fortement le régime pour le cancer (nettoyant avec de grandes quantités d'aliments crus) pour traiter la goutte. C'est un phénomène courant chez les types Pitta/Vata et cela vient d'un mauvais régime et mode de vie. Il faut donc modifier le style de vie avec le régime alimentaire. Un Pancha Karma est nécessaire.

Aliments efficaces : raisins, herbe de blé ou d'orge et algues.

Grossesse

Régime Vata modifié selon la constitution

Les femmes ont besoin de régimes reconstituants et riches en nutriments. Céréales complètes, variété de noix et graines doivent être augmentées. Il est préférable d'éviter la viande et le poisson généralement formateurs de ama et remplis de produits chimiques nocifs. Je suggère de manger du fromage et d'autres produits laitiers bio pour bénéficier de graisse et de nutriments animaux. L'élément le plus important est le bonheur de la mère, le reste étant subordonné à cela. Tous les aliments sont généralement bons et il est recommandé de profiter de leur variété. Les aliments raffinés avec des additifs chimiques, comme le café et les cigarettes, doivent être évités car ils peuvent provoquer des déficiences fœtales.

Aliments recommandés : avocat, la plupart des légumes, les céréales complètes, le millet est bon pour les nausées matinales, les produits laitiers avec modération, huile de lin et ghî.

Aliments à éviter : abricot en excès, aubergine, café, alcool.

Hémorroïdes (Sama Pitta, Kapha ou Vata)

Régime Pitta

Le régime d'aliments complets est le plus important, en éliminant tous les aliments transformés. On trouve souvent la cause du problème via Vata perturbant les fonctions Pitta – il faut donc éviter les niveaux élevés de stress. Le mode de vie est donc déterminant tout comme les céréales complètes qui sont peut-être les aliments les plus actifs du traitement. Les aliments complets doivent être bien mastiqués au risque d'aggraver davantage les hémorroïdes. Un Pancha Karma peut être utile.

Aliments efficaces : banane, aubergine, salade verte, amarante, quinoa, blé et ghî.

Hépatite (Pitta Roga avec Sama Pitta, Kapha ou Vata)

Régime Pitta

Un régime anti-ama peut être utilisé avec un régime Pitta. Tous les aliments gras et raffinés doivent être supprimés du régime. Très important, le ghî peut être pris (1 cuillère à café) avec les épices digestives indiquées dans ce cours, à chaque repas. Un Pancha Karma peut être nécessaire dans certains cas.

Aliments efficaces : pommes, herbe de blé, avoine et ghî.

Hyperglycémie (Vata Roga)

Régime selon la constitution

Le régime d'aliments complets est le plus important. Tous les aliments transformés, gras et raffinés doivent être éliminés de l'alimentation. Le sucre doit être évité sous toutes ses formes. Un Pancha Karma léger peut être nécessaire.

Aliments efficaces : oignons, céréales complètes.

Hypertension (voir Tension Artérielle Élevée)

Hypoglycémie (Vata Roga)

Régime selon la constitution

Le régime d'aliments complets est le plus important. Tous les aliments transformés, gras et raffinés doivent être éliminés du régime alimentaire. Le sucre doit être évité sous toutes ses formes. Un Pancha Karma léger peut être nécessaire.

Aliments efficaces : papaye, chou-rave, potiron, amarante, curcuma, herbe de blé ou d'orge.

Immunité (Ojas faible)

Régime Vata pour fortifier avec des plantes si le régime favorise trop la formation de tissus

Un régime fortement nourrissant est recommandé avec des variétés de noix, graines et céréales complètes. La viande, considérée comme reconstituante mais en même temps génératrice d'ama, n'est donc généralement pas utilisée pour relancer l'immunité. Un régime Vata atteint normalement cet objectif avec certains aliments supplémentaires comme l'herbe de blé, la spiruline et le ghî. Le lait cru est très bon s'il est supporté par la personne et disponible. Le miel est également efficace et peut être mélangé avec du lait chaud et de la cardamome. Les amandes (5 à 6 par jour et mondées) sont considérées comme l'un des meilleurs aliments pour reconstituer Ojas et l'immunité.

Aliments efficaces : choux, ail, topinambour, champignons, amandes, noix de cajou, graines de lin, graines de sésame et ghî.

Impuissance (Ojas faible)

Régime Vata pour fortifier et plantes

Voir le régime pour la Faiblesse Immunitaire

Aliments efficaces : ail, topinambour, okra, oignons, avoine, pois chiches, dal noir, amandes, noix de cajou, graines de sésame, noix, ghî et lait cru.

Indigestion (tous les doshas, Nirama ou Sama)

Régime selon la constitution

Le régime d'aliments complets est le plus important. Tous les aliments transformés, gras et raffinés doivent être éliminés du régime. Les aliments doivent être bien mastiqués et pris en petites quantités avec peu de (pas plus de 3) combinaisons d'aliments par repas. Les épices douces sont importantes – utilisez les formules indiquées dans ce cours – en donner 1/2 cuillère à café avant chaque repas dans de l'eau chaude. Toutes les boissons froides doivent être strictement évitées.

Aliments efficaces : ail, millet et épices douces.

Infection de la Vessie (Cystite) (Pitta Roga avec Ama)

Régime Pitta

Tous les aliments acides et fermentés doivent être éliminés ainsi que toutes formes de sucres et de pain à la levure. Les céréales complètes sont conseillées, de même que les infusions de plantes à boire tout au long de la journée (Arctostaphylos uva ursi, Taraxacum officinale et Althaea officinalis : 1 gramme de plante par tasse d'eau (240 ml), 4 à 6 fois par jour.

Aliments efficaces : airelles, figues, framboises, asperges, céleri, concombre, okra et patates douces rouges.

Intolérance au lactose (Sama Kapha, Pitta our Vata)

Régime anti-ama

Tous les aliments gras et raffinés doivent être éliminés du régime. Les épices digestives sont très importantes et peuvent être prises avant chaque repas principal. Le traitement est identique à celui des Allergies Alimentaires avec l'élimination des aliments riches en protéines. Évitez tous les produits laitiers durant le traitement et introduisez le beurre seulement quand Agni est stable. Un Pancha Karma léger est nécessaire, à plusieurs reprises, à six mois d'intervalle.

Kystes (Kapha Roga)

Régime Kapha avec des modifications selon la constitution

Un régime Basses Protéines est efficace en éliminant totalement les produits animaux à cause des résidus chimiques qui exercent une action hormonale. Les produits laitiers doivent également être supprimés pour les mêmes raisons. Le régime pour le cancer Kapha est très efficace dans la plupart des cas. Un Pancha Karma peut être utile.

Aliments efficaces : algues, aliments crus et herbe d'orge.

Lupus (Pitta Roga avec Ama)

Régime Pitta Basses Protéines

Un régime anti-ama peut être utilisé avec un régime Basses Protéines. Tous les aliments gras et raffinés doivent être éliminés du régime. Très important, le ghî peut être pris (1 cuillère à café) avec les épices digestives indiquées dans ce cours, au cours de chaque repas principal. Un Pancha Karma peut être utile.

Maigreur (Émaciation) (Nirama Vata)

Régime Vata

La consommation de céréales complètes, les variétés de noix et de graines doivent être augmentées. Il est préférable d'éviter la viande et le poisson généralement formateurs de ama et remplis de produits chimiques nocifs. Je suggère de manger du fromage et d'autres produits laitiers bio pour bénéficier de graisse et de nutriments animaux, si nécessaire. L'élément le plus important est d'équilibrer Agni. Tous les aliments sont généralement bons et il est recommandé de les varier.

Aliments efficaces : aubergine, okra, oignons cuits, pommes de terre, amarante, blé et produits laitiers.

Maladies Auto-Immunes (Sama Vata, Pitta ou Kapha)

Régime Basses Protéines, selon la constitution

Cela nécessite un régime strict, sans produits animaux, ni excitants. Il faut établir une pratique de repas réguliers car Vata est un facteur toujours présent dans ce cas. De même qu'il y a toujours un niveau d'ama contre lequel un régime anti-ama peut être la meilleure façon de commencer le traitement. Tout aliment acide ou générant de l'acide urique doit être complètement éliminé du régime. Équilibrez Agni et suggérez un mode de vie Vata. Un Pancha Karma peut être utile.

Évitez : tous les stimulants (café, tous les alcools et les aliments acides), cacahuètes.

Aliments efficaces : épeautre (en graines), céréales complètes, amandes, spiruline, chlorella et ghî.

Maladie Cardiovasculaire (Sama Pitta, Kapha ou Vata)

Régime Basses Protéines selon la constitution

Il s'agit principalement d'un problème ama dû à un régime à base de produits animaux. Un régime anti-ama ainsi qu'un Pancha Karma sont nécessaires. Cette maladie est plus courante chez les types Pitta ou Pitta/Kapha mélangés et un régime Pitta est généralement le plus important pour un traitement à long terme. Les questions émotionnelles doivent être abordées avec la personne.

Aliments efficaces : raisin, asperges, ail, oignons, avoine, lentilles et ghî.

Maux de Tête (Sama Vata, Pitta ou Kapha)

Régime selon la constitution

Pour le mal de tête lié à la digestion, ama est en cause. Notez qu'il existe une forme nirama de mal de tête venant de problèmes environnementaux ou de troubles hormonaux. Tous les maux de tête impliquant ama, il est donc recommandé de suivre un régime anti-ama. Tout en restant conscient que les maux de tête peuvent provenir d'une détoxication trop rapide – procédez lentement.

Un Pancha Karma peut être utile.

Aliments efficaces : jus de céleri cru.

Ménopause (Nirama Vata / Pitta)

Régime Basses Protéines selon la constitution

Le meilleur régime est à base d'aliments complets, en évitant totalement les aliments raffinés. Les femmes signalent souvent que l'élimination des stimulants réduit ou arrête les symptômes de pré-ménopause.

Aliments efficaces : betteraves, patates douces, haricots noirs et produits du soja.

Obésité (Sama Kapha, Pitta ou Vata)

Régime anti-ama

Le régime d'aliments complets est le plus important. Tous les aliments transformés, gras et raffinés doivent être éliminés du régime. Le sucre doit être évité sous toutes ses formes. Les régimes d'aliments crus indiqués dans le traitement du cancer sont les meilleurs, selon la constitution. Un Pancha Karma peut être utile.

Aliments efficaces : citron, citron vert, maïs, ail, salade verte, graines de moutarde, oignons crus, algues, herbe de blé ou d'orge, sarrasin, quinoa et haricots Aduki.

Œdème (Sama Kapha ou Vata)

Régime Kapha ou Vata selon la constitution

Peut-être causé par Kapha, congestionnant les canaux ou Vata, fermant les canaux. Pour que le traitement fonctionne, il est nécessaire d'identifier le dosha prédominant, Vata ou Kapha. Un régime anti-ama est efficace, de même que le Pancha Karma.

Aliments efficaces : ail, salade verte, persil, algues, épinards, courgettes, orge, sarrasin, farine de maïs, haricots Aduki, fèves, haricots de petit soja mungo, épices nettoyantes comme le gingembre.

Ostéoporose (Vata Roga)

Régime Vata Basses Protéines

Il s'agit d'un problème d'absorption au niveau du côlon (apanavayu) qui peut être traité comme le Syndrome de Malabsorption. Les céréales complètes, constituant l'aliment le plus important, doivent être bien mastiquées pour avoir un effet thérapeutique.

Aliments efficaces : céleri, chou frisé, amarante, quinoa et seigle.

Peau Sèche (Nirama Vata)

Régime Vata

Les produits laitiers et les huiles sont indiqués s'ils sont bien digérés. Un mode de vie Vata est particulièrement conseillé avec diminution du stress ou un environnement domestique et professionnel plus stable. Évitez tous les aliments secs et transformés. Une cuillère à café de ghî par jour avec des plantes peut être efficace.

Aliments efficaces : céréales complètes, variété de noix et ghî.

Problèmes Circulatoires (Pitta Roga)

Régime Basses Protéines selon la constitution

Voir Maladie Cardiovasculaire car les troubles cardiovasculaires sont souvent à l'origine des problèmes circulatoires qui peuvent donc être traités de la même manière. Un Pancha Karma peut être utile.

Aliments efficaces : asperges, ail, chou-rave, oignons, haricots Aduki, lentilles et produits du soja.

Problèmes de Prostate (Sama Pitta, Vata ou Kapha)

Régime anti-ama

Le régime d'aliments complets est le plus important. Tous les aliments transformés, gras et raffinés doivent être éliminés du régime. Les aliments frits et fermentés sont particulièrement déconseillés de même que le sucre sous toutes ses formes. Les régimes de légumes crus comme les régimes contre le cancer sont les plus indiqués, selon la constitution. Un Pancha Karma peut être utile.

Aliments efficaces : ail, herbe de blé et graines de potiron.

Rhumatisme (Sama Vata)

Régimes Basses Protéines selon la constitution

Le régime d'aliments complets est le plus important. Tous les aliments transformés, gras et raffinés doivent être éliminés du régime. Les stimulants et le sucre doivent être évités sous toutes leurs formes. Évitez les aliments qui aggravent Pitta ou Vata. Les régimes de légumes crus comme les régimes contre le cancer sont les plus indiqués, selon la constitution. Un Pancha Karma est nécessaire après plusieurs mois de régime purifiant.

Aliments efficaces : cerises, raisin, papaye, panais, herbe de blé ou d'orge, orge et maïs frais.

Rhume (Kapha Roga et Sama Kapha, Pitta ou Vata)

Régime Kapha avec des épices fortes

Tous les produits animaux et laitiers doivent être alors éliminés de même que le blé et les sucreries. Tout aliment formant ama doit être évité.

Aliments efficaces : choux, ail, feuilles de moutarde, oignons et panais.

SIDA (aggravation de tous les doshas)

Régime Vata.

Dans mon expérience clinique, j'ai soigné un certain nombre de séropositifs et malades du sida. Quelle qu'était leur constitution natale pour commencer, elle devenait lentement de plus en plus Vata aggravé. J'ai donc fini par leur faire suivre un régime Vata reconstituant en surveillant attentivement leur Agni. Cela a très bien marché. Les herbes renforçant l'immunité sont importantes. Habituellement, l'aspect le plus délicat est de garder un Agni élevé et actif car les médicaments utilisés pour traiter le sida le détruisent. Les simples formules digestives indiquées dans ce cours sont efficaces. Je recommande particulièrement l'usage du Triphala car il a des propriétés anti-HIV et empêche la formation d'ama dans les intestins. Un régime partiellement cru est très efficace, de même que la réduction ou l'élimination totale de produits animaux – tous les aliments très gras. Le ghî est bénéfique car il nettoie le foie et stimule les fonctions d'Agni. Les régimes d'aliments crus (voir Cancer) sont très réducteurs et il faut prendre soin d'ajuster le régime à la force du patient. L'herbe de blé et d'orge, la spiruline, la chlorella et les jus de légumes crus sont des aliments très importants pour nettoyer et régénérer l'organisme. Dans les premiers stades de l'infection séropositive, les régimes indiqués sous la rubrique Cancer peuvent être utilisés pour débarrasser totalement l'organisme de l'infection du HIV ou dans certains cas du sida. N'ayant pas eu l'opportunité de travailler avec des clients suffisamment tôt quand le diagnostic de séropositivité venait d'être fait, je ne peux donc pas dire, selon ma propre expérience, si cette méthode fonctionne. Plus le client attend pour commencer à se soigner par l'alimentation, plus il est difficile de le guérir par la nutrition. Il existe toutefois une documentation substantielle pour soutenir cette thèse.

Stérilité (Ojas faible)

Régime Vata pour fortifier et plantes

Suivre le régime pour la Faiblesse Immunitaire

Aliments efficaces : topinambour, okra, oignons, avoine, pois chiches, dal noir, amandes, noix de cajou, graines de lin, graines de sésame, ghî et lait cru.

Syndrome de Malabsorption (Sama Vata, Pitta ou Kapha)

Régime Vata Basses Protéines

Il s'agit généralement d'un trouble Vata lié à un mode de vie et des habitudes alimentaires variables affaiblissant la fonction d'Agni. Le traitement d'Agni est donc le plus important et peut se faire avec des épices douces et un Régime Basses protéines, également doux. Cela peut aussi résulter d'un Pancha Karma pratiqué de manière incorrecte (j'ai vu de nombreuses personnes revenant d'Inde avec un Syndrome de Malabsorption à la suite d'un Pancha Karma – cela peut perturber Agni). De plus, la plupart des traitements médicamenteux perturbent Agni et nombre d'entre eux peuvent provoquer une malabsorption des nutriments. Les antibiotiques sont en l'occurrence particulièrement puissants. Ils représentent peut-être l'un des troubles digestifs les plus courants, responsables de nombreuses maladies courantes comme le Syndrome de Fatigue Chronique. La noix de muscade est spécifique pour traiter ce trouble combinée à un régime légèrement purifiant et nourrissant. Si le régime est trop réducteur ou trop augmentant, le problème d'absorption perdure. Très importantes, les épices digestives (1/2 cuillère à café) peuvent être prises avec du ghî (1 cuillère à soupe) avant chaque repas principal.

Aliments efficaces : topinambour, sarrasin et ghî.

Syndrome d'Irritation Intestinale (Sama Vata, Pitta ou Kapha)

Régime Vata

Le régime d'aliments complets est le plus important. Tous les aliments transformés, gras et raffinés doivent être éliminés du régime. Les aliments doivent être bien mastiqués et pris en petite quantité avec peu de combinaisons d'aliments différents à chaque repas (pas plus de 3). Les épices douces sont importantes – utilisez les formules indiquées dans ce cours – donnez 1/2 cuillère à café avant chaque repas dans de l'eau chaude. Toutes les boissons froides doivent être strictement évitées. Un régime à base d'aliments crus n'est généralement pas recommandé. Mettre l'accent sur les céréales et les légumes cuits avec des épices digestives douces.

Syndromes Prémenstruels (Nirama ou Sama/Vata, Pitta ou Kapha)

Régime Pitta modifié selon la constitution

Le meilleur régime est basé sur les céréales complètes en évitant complètement les aliments raffinés. L'élimination des stimulants réduit souvent les symptômes prémenstruels. On peut utiliser des épices plus fortes pour stimuler la menstruation et des épices astringentes pour la réduire. La douleur est un signe de déséquilibre Vata devant être traité (voir *Ayurvéda pour les femmes*, par Atreya).[69] Un Pancha Karma est nécessaire.

Aliments efficaces : framboises, aubergines, persil, herbe de blé, haricots Aduki, produits du soja et huile de graine de lin.

Tension Artérielle Élevée (Hypertension) (Pitta Roga)

Régime anti-ama selon la constitution

Réduire le stress et la charge de travail. Tous les aliments gras et raffinés doivent être éliminés du régime. Très important, le ghî peut être pris (1 cuillère à café) avec les épices digestives indiquées dans ce cours, au cours de chaque repas. Un Pancha Karma est nécessaire.

Aliments efficaces : bananes, asperges, ail, céleri, oignons, tomates, herbe de blé, sarrasin, farine de maïs, seigle et haricots de petit soja mungo.

Thyroïde (Sama ou Nirama/Kapha, Pitta ou Vata)

---

[69] Idem.

Régime selon la constitution

Il s'agit d'une maladie des tissus profonds (Majja dhatu) que l'on peut traiter avec un régime anti-ama. La consommation d'aliments complets et frais est bénéfique. Le Pancha Karma est peut-être le meilleur traitement après un mois ou deux de régime anti-ama. Ces troubles peuvent souvent être provoqués par une exposition prolongée aux radiations auquel cas les aliments éliminant les Métaux Lourds peuvent être efficaces, avec les différentes algues, selon la constitution.

Hyperthyroïdie : rutabagas, navets et spiruline.

Hypothyroïdie : algues, et spiruline (évitez les brocolis).

Toxicité aux Métaux Lourds (Sama Vata, Pitta ou Kapha)

Régime Basses Protéines selon la constitution

Le régime anti-ama est très utile avec les aliments spécifiques énumérés ci-dessous. Il est préférable de détoxiquer lentement en insistant sur les aliments complets en premier plutôt que de faire un régime fortement nettoyant. Un Pancha Karma est aussi nécessaire après trois mois de régime d'aliments complets.

Aliments efficaces : pommes, ail, oignons, algues, herbe de blé ou d'orge et haricots de petit soja mungo.

Troubles cardiaques (voir Maladies Cardiovasculaires)

Troubles Cutanés (Sama Pitta)

Régime Pitta

Un régime anti-ama peut être utilisé avec le régime Pitta. Tous les aliments gras et raffinés doivent être éliminés du régime. Il est important d'éviter les aliments frits et fermentés car ils font de mauvaises combinaisons comme celle du lait avec le poisson. Le ghî est très important et peut être pris (1 cuillère à café) au cours de chaque repas principal, avec les épices digestives indiquées dans ce cours. Un Pancha Karma est nécessaire.

Aliments efficaces : airelles, carotte, coriandre fraîche, persil, noix de cajou et noix de coco.

Troubles de la Vésicule Biliaire (Sama Pitta)

Régime Pitta

On peut utiliser un régime anti-ama avec le régime Pitta. Tous les aliments gras et transformés doivent être supprimés du régime. Très important, le ghî peut être pris (1 cuillère à café) avec les épices digestives indiquées dans ce cours, à chaque repas. Un Pancha Karma est nécessaire.

Aliments efficaces : figues, citron, citron vert, poires, maïs, olives, persil, radis et ghî.

Troubles Rénaux (Sama Kapha, Vata ou Pitta)

Régime Kapha avec des plantes

Tous les aliments gras et raffinés doivent être éliminés du régime. Très important, le ghî peut être pris (1 cuillère à café) avec les épices digestives indiquées dans ce cours, après chaque repas principal. On peut manger des légumes crus en petites quantités ou pas du tout. Les fruits cuits sont bons. Les boissons froides et stimulantes doivent être strictement évitées. Un Pancha Karma est nécessaire.

Aliments efficaces : raisins, persil, radis, orge, farine de maïs, quinoa, riz, haricots Aduki, haricots noirs, lentilles, haricots de petit soja mungo, produits du soja, amandes, noix de cajou, graines de potiron et ghî.

Troubles Hépatiques (Pitta Roga)

Régime Pitta

Un régime anti-ama peut être utilisé avec un régime Pitta. Tous les aliments gras et raffinés doivent être supprimés du régime. Très important, le ghî peut être pris (1 cuillère à café) avec les épices digestives indiquées dans ce cours, au cours de chaque repas principal. Un Pancha Karma est nécessaire.

Aliments efficaces : pommes, figues, raisins, poires, prunes, betteraves, choux, maïs, olives, farine de maïs, haricots de Lima, haricots de petit soja mungo et ghî.

Troubles Pulmonaires (Kapha Roga)

Régime Kapha selon la constitution

Le traitement principal consiste à diminuer tous les aliments Kapha. Dans les cas extrêmes, un régime anti-ama peut être utile pour éliminer ama des canaux et des poumons. Les épices relevées sont très importantes car l'augmentation d'Agni est le centre du traitement. Un Pancha Karma est nécessaire.

Aliments efficaces : abricots, oranges, pêches, poires, kakis, épinards, navets, orge, haricots de Lima, cannelle et gingembre.

Troubles du Pancréas (Sama Kapha ou Pitta)

Régime Kapha ou Pitta

L'important est de suivre un régime d'aliments complets avec très peu de protéines et de sucre. Tous les aliments transformés, gras et raffinés doivent être éliminés du régime. Le pancréas peut être traité de la même manière que le diabète, donc avec le même régime. Un Pancha Karma est nécessaire.

Aliments efficaces : pamplemousse, fèves et lentilles.

Tuberculose (Sama Vata, Kapha ou Pitta)

Régime pour le Cancer selon la constitution

Le régime d'aliments complets est le plus important. Tous les aliments transformés, gras et raffinés doivent être éliminés de l'alimentation. Les régimes de légumes crus comme les régimes contre le cancer sont les plus indiqués, selon la constitution.

Aliments efficaces : ail, navets.

Tumeurs (Kapha Roga)

Régime anti-ama

Le régime d'aliments complets est le plus important. Tous les aliments transformés, gras et raffinés doivent être éliminés de l'alimentation. Les régimes de légumes crus comme les régimes contre le cancer sont les plus indiqués, selon la constitution. Un Pancha Karma est nécessaire.

Aliments efficaces : oignons et algues.

Ulcère Gastro-duodénal (Pitta Roga)

Régime Pitta

Réduire le stress et boire du jus de chou frais. On doit strictement suivre un régime Pitta basé sur les aliments complets. Les plantes peuvent être nécessaires dans les cas extrêmes.

Aliments efficaces : grenade, chou, chou frisé, okra, pommes de terre, blé et haricots de petit soja mungo.

Varices (Pitta Roga)

Régime Pitta

Un régime d'aliments crus avec beaucoup de jus de légumes et de graines germées peut être efficace. Le cataplasme de chou est efficace sur la zone concernée. Un Pancha Karma est nécessaire.

Aliments efficaces : choux, sarrasin et huile de graine de lin.

Zona (Sama Pitta, Kapha ou Vata)

Régime Pitta

Un régime anti-ama peut être utilisé avec le régime Pitta. Tous les aliments gras et raffinés doivent être éliminés du régime. Il est important d'éviter les aliments frits et fermentés car ils font de mauvaises combinaisons comme celle du lait avec le poisson. Le ghî est très important et peut être pris (1 cuillère à café) au cours de chaque repas principal, avec les épices digestives indiquées dans ce cours. Un Pancha Karma est nécessaire.

Remarques sur la Façon de Cuisiner

En Ayurvéda, la principale manière « d'antidoter », c'est à dire d'équilibrer les aliments passe par la préparation et la cuisson. La notion essentielle est que lorsque l'on cuisine plusieurs aliments ensemble, cela mélange et adoucit leurs actions. Par exemple, si vous cuisinez trois légumes ensemble, la propriété thérapeutique de chaque légume sera légèrement réduite, bien que combinée aux autres de manière plus équilibrée.

En ajoutant des épices selon la constitution, l'aliment est mieux « antidoté ». Les épices peuvent aussi être ajoutées en fonction de l'aliment spécifique, comme le cumin qui, cuit avec des haricots, réduit leurs propriétés à former des gaz. L'action des épices consiste essentiellement à équilibrer et assurer un Agni suffisant pour digérer l'aliment. Cuire les aliments permet de les rendre plus faciles à digérer mais détruit en même temps toutes les enzymes naturellement présentes dans l'aliment cru. La méthodologie ayurvédique est de rajouter des enzymes en épiçant les aliments. Le résultat final est que l'on digère une plus grande quantité d'aliments quand ils sont épicés correctement.

La pire espèce de régime est insipide et essentiellement sucré. Ce qui est malheureusement le régime essentiel du monde industriel moderne. La transformation des aliments donne un produit alimentaire insipide, essentiellement sucré, manquant d'enzymes et de prana (force vitale). Le résultat final de cette combinaison est ama ou les toxines. Ainsi, utiliser des aliments frais, les cuire suffisamment pour les rendre plus faciles à digérer et, les épicer, est la meilleure formule pour la santé. L'aliment qui a peu de goût, est mal cuisiné, ne peut pas satisfaire le désir naturel d'aliments savoureux – il en résulte un désir de manger plus, ce qui peut conduire à l'obésité.

La cuisine doit se faire dans des appareils de cuisson en inox ou en fer. L'inox a une énergie neutre. Le fer est reconstituant et préférable pour Vata. Les ustensiles en revêtement anti-adhésif doivent être évités, de même que toutes les casseroles en aluminium. La flamme du gaz est préférable à l'électricité, mais les deux sont bons.

Trop cuire les aliments est réputé tuer la plupart des nutriments et doit donc être évité. Tous les types constitutionnels devraient éviter les aliments frits. La seule exception consiste à faire revenir légèrement les épices ou certains légumes avant d'ajouter les autres produits à cuire. C'est une pratique courante à travers le monde pour augmenter le goût et le parfum de nombreux plats et ce n'est pas nocif à condition que la quantité d'aliments ne soit pas excessive, ni cuits trop longtemps à forte chaleur.

Je conseille fortement de prendre un cours de cuisine ayurvédique ou indienne pour apprendre certains concepts et bases. Toutefois, si vous prenez un cours de cuisine indienne, il est bon de l'adapter car les maladies cardiaques sont maintenant en première ligne des causes de mort en Inde depuis 1996. Cela est dû presque uniquement aux mauvaises habitudes alimentaires comme par exemple trop frire, trop cuire, trop épicer et utiliser des huiles végétales raffinées pour cuisiner. NE CONFONDEZ PAS la cuisine ayurvédique avec la cuisine indienne même si elles comportent quelques similarités de base.

Préparation des Aliments et Recettes

Cette partie pratique nous fournit des informations claires et précises sur la préparation des aliments. *Ayurvéda et Nutrition* accorde une grande importance à la préparation des aliments. Les problèmes que l'on expérimente avec les différents aliments proviennent la plupart du temps de leur préparation et non des aliments eux-mêmes. Un exemple primordial concerne la préparation des céréales complètes.

En France, de nombreuses personnes se plaignent en accusant les céréales complètes d'être difficiles à digérer et d'entraîner des ballonnements et des flatulences. La principale raison de la difficulté à digérer les céréales complètes provient du fait qu'elles ne sont pas suffisamment cuites. L'autre raison concernant les flatulences provient du fait qu'elles ne sont pas mâchées assez longtemps. Par conséquent, le fait de cuire et de mâcher correctement les aliments les rendront deux à trois fois plus digestes. Les céréales et les graines pas assez cuites sont difficiles à digérer et entraînent des coliques intestinales, des ballonnements et des flatulences. Il est donc important de savoir *comment* cuire les aliments selon l'Ayurvéda.

La première partie traitera de la procédure de cuisson correcte des céréales complètes. À noter que nous ne recommandons pas de les cuire avec du sel. Cette façon de cuire provient plus d'une habitude acquise que d'un réel besoin de faire ressortir la saveur des céréales. L'utilisation de sel augmente à la fois kapha et pitta car le sel augmente la rétention d'eau (kapha) et est piquant (pitta).

Le riz

Le riz est fondamentalement tridoshique et équilibrant pour toutes les constitutions. Le riz blanc peut s'avérer trop léger ou trop asséchant pour les types vata à moins de le consommer avec de l'huile, du ghî ou de la sauce. Le riz complet est plus chauffant que le riz blanc et nécessite une cuisson plus longue pour le neutraliser. Plus la cuisson est longue, plus il est neutre ; moins chauffant. En général, en France on recommande la consommation de riz complet durant les mois les plus froids et le riz blanc durant les mois d'été. Le riz rond est légèrement plus doux que le riz long, bien que le riz long ait tendance à être plus parfumé et odorant.

Préparation
Il est conseillé de laver le riz avant de le cuire.
Mettre la quantité de riz nécessaire dans votre casserole, ajouter de l'eau et le laver en le remuant à la main. Vider l'eau et recommencer plusieurs fois jusqu'à ce que l'eau soit claire.

Riz blanc (basmati, thaï ou autre)
1 tasse de riz
1 tasse ½ d'eau

Verser le riz lavé et égoutté dans une casserole à fond épais et ajouter l'eau. Couvrir. Porter à ébullition à feu vif et réduire le feu au minimum. Laisser cuire à feu doux et couvert pendant 20 minutes environ ou jusqu'à évaporation totale de l'eau.

Riz complet
1 tasse de riz
2 tasses d'eau

Verser le riz dans une casserole à fond épais de préférence. Porter à ébullition à feu vif et réduire le feu au minimum. Couvrir. Laisser cuire à feu très doux et couvert pendant environ 45 minutes ou jusqu'à évaporation totale de l'eau.

À noter : le riz complet basmati se cuit plus rapidement, environ 30 minutes.

Riz semi-complet
Procéder de la même façon que pour le riz blanc mais rajouter 5 minutes de cuisson.

Riz sauvage
Procéder comme pour le riz complet.

La machine à riz ou autocuiseur
De nos jours lorsqu'on travaille, l'usage d'une machine à riz peut s'avérer très pratique pour cuire le riz blanc et le riz semi-complet ainsi que certaines céréales comme le quinoa, millet, etc. On ajoute les mêmes proportions de riz et d'eau qui sont indiquées dans les recettes du riz plus haut. Pour les céréales, ajouter 2 tasses d'eau minimum pour 1 tasse de céréales. La machine s'éteint toute seule et garde le riz au chaud une fois l'eau évaporée. Je ne la recommande cependant pas pour le riz complet ou les céréales cuisant plus longtemps

comme l'orge ou le blé, par exemple, parce que ces céréales nécessitent une cuisson plus longue et plus lente. Grâce à cet autocuiseur, on peut ainsi se concentrer uniquement sur la préparation des légumes.

Kichari
Équilibre les trois doshas. Aide à détoxifier et est très facile à digérer.

1 tasse de riz basmati blanc
½ tasse de mung dal (haricots de petit soja Mungo)
6 tasses d'eau chaude
1 cc de ghî
¼ cc graines de cumin
¼ cc cumin moulu
¼ cc coriandre moulu
½ cc curcuma moulu
1 pincée d'asafoetida (facultatif)
2 cm de gingembre frais, pelé et coupé en petits morceaux ou râpé
1 pincée de sel
Coriandre fraîche hachée ou citron vert

Laver le riz et les haricots mungo ensemble plusieurs fois. Faire revenir les graines de cumin dans le ghî dans une grande casserole sur feu moyen jusqu'à ce qu'elles éclatent. Ajouter le reste des épices et le gingembre tout en remuant. Ajouter immédiatement le riz et les haricots mungo égouttés tout en remuant constamment pendant 5 minutes. Ajouter l'eau et le sel hors du feu. Couvrir et porter à ébullition pendant 10 minutes. Puis réduire le feu et laisser cuire 30 minutes à feu doux en rajoutant de l'eau si nécessaire.

Kichari (variante plus rapide)
Utiliser les mêmes ingrédients mais au lieu de faire revenir les épices dans le ghî, mettre directement à cuire le riz et les haricots mungo dans l'eau froide. Porter à ébullition. Ajouter les épices et laisser cuire 30 minutes à feu doux.
Servir avec un peu de ghî.

Les céréales

En général, toutes les céréales sont neutres pour les doshas. Certaines sont plus chauffantes et d'autres sont plus rafraîchissantes que d'autres. Toutefois ces distinctions sont mineures comparées à leur effet général équilibrant les trois doshas.

Les céréales, tout comme le riz se lavent à l'eau en les remuant à la main.

Avoine – Meilleur pour Vata et Pitta
1 tasse d'avoine
2 tasses ½ d'eau

Mettre l'avoine et l'eau dans une casserole à fond épais. Porter à ébullition à feu vif puis réduire le feu au minimum et couvrir. Laisser cuire à feu très doux et couvert environ 1 heure.

Millet – Meilleur pour Kapha et Vata
1 tasse de millet
2 tasses d'eau

Mettre le millet et l'eau dans une casserole à fonds épais. Porter à ébullition sur feu vif, puis réduire le feu au minimum et couvrir. Laisser cuire à feu très doux et couvert pendant 25 minutes.

Orge – Meilleur pour Kapha et Vata
1 tasse d'orge
3 tasses d'eau

Mettre l'orge et l'eau dans une casserole à fond épais. Porter à ébullition sur feu vif, puis réduire le feu au minimum. Couvrir. Laisser cuire à feu très doux et couvert environ 1 heure.

Quinoa – Meilleur pour Kapha et Vata
1 tasse de Quinoa
2 tasses d'eau

Mettre le quinoa et l'eau dans une casserole à fond épais. Porter à ébullition sur feu vif, réduire et couvrir. Laisser cuire à feu doux pendant environ un quart d'heure ou jusqu'à évaporation totale de l'eau.

Sarrazin – Meilleur pour Kapha
1 tasse de sarrazin
1 tasse ½ d'eau

Mettre le sarrazin et l'eau dans une casserole à fond épais. Porter à ébullition sur feu vif, puis réduire le feu au minimum. Couvrir. Laisser cuire à feu doux et couvert pendant 15 à 20 minutes.

Seigle – Meilleur pour Kapha et Vata
1 tasse de seigle
2 tasses ½ d'eau

Mettre le seigle et l'eau dans une casserole à fonds épais. Porter à ébullition sur feu vif, puis réduire le feu au minimum et couvrir. Laisser cuire à feu très doux et couvert environ 1 heure.

À noter : les pâtes complètes n'ont pas d'effet négatif sur la santé. Lorsque les pâtes sont faites avec de la farine raffinée, elles favorisent la formation d'ama ou de toxines, selon l'Ayurvéda. Le blé complet, l'épeautre, le quinoa ou les autres céréales complètes sont bonnes pour le corps et nourrissent les tissus. Le positif avec les pâtes complètes c'est qu'elles n'ont pas de levure dans la pâte. Le problème avec le pain, surtout pour les types pitta et kapha, est l'ajout de levure dans les céréales complètes. Ainsi, les pâtes complètes constituent une bonne façon pour les types pitta de consommer des céréales sous une forme non fermentée.

Porridge (petite déjeuné)
Réduit Vata et Pitta et augmente Kapha

1/3 de tasse de flocons d'avoine
3 tasses d'eau
1 pincée de sel
Raisins secs
¼ cc de cannelle
Lait (de vache, riz, soja ou amande)
1 cc de sirop d'érable ou de rapadura

Mettre les flocons d'avoine dans l'eau et ajouter le sel, les raisins secs et la cannelle. Porter doucement à ébullition sur feu moyen tout en remuant puis réduire à feu doux et laisser cuire en remuant de temps en temps pendant 10 minutes environ.
Servir avec un peu de lait et du sirop d'érable ou de la rapadura.

Crème de céréales
Réduit Vata et Pitta et augmente Kapha

1 cc de ghî
¼ tasse de crème de blé, de riz ou d'avoine
1½ tasse d'eau
2 amandes coupées finement
1 pincée de cardamome moulue
1 cc de rapadura ou de sirop d'érable

Mélanger la crème de céréale et l'eau et porter à ébullition tout en remuant. Ajouter le ghî. Vous pouvez aussi faire dorer en premier la crème de céréales dans le ghî jusqu'à ce que le mélange brunisse. Puis ajouter lentement l'eau chaude tout en remuant. Couvrir et retirer du feu, et laisser reposer quelques minutes. Ajouter les amandes coupées, la cardamome et la rapadura ou le sirop d'érable.

Chappatis
Réduit Vata et Pitta et augmente Kapha en excès
Pain sans levain. (Les épices sont en option).

2 tasses de farine complète ou semi-complète légèrement tamisée
½ cc de cumin
¼ cc de coriandre
¼ cc de curcuma
½ cc de ghî (en option)
½ cc de sel

Mélanger la farine, les épices et le sel. Ajouter lentement l'eau tout en mélangent jusqu'à ce que la pâte deviennent un peu humide. (Vous pouvez aussi ajouter ½ cuillère à café de ghî pour adoucir la pâte). Travailler la pâte. Il est préférable de laisser reposer la pâte 20 minutes mais ce n'est pas obligatoire. Prendre de la pâte et faire une boule de la taille d'une balle de golf. Abaisser au rouleau et faire un chappati très mince en ajoutant un peu de farine sur le rouleau et sur la planche pour éviter de coller. Cuire le chappati dans une poêle en fonte à feu moyen, environ 45 seconds de chaque côté en le laissant gonfler.

Veuillez noter que le pain sans levure est la base de l'alimentation de nombreuses cultures anciennes. Il a l'avantage d'être moins chauffant que le pain normal (la fermentation causant l'acidité et l'aigreur qui sont chauffantes).

Galettes de céréales aux légumes
Équilibré pour tous les doshas

1 oignon doux coupé fin ou râpé
½ poivron rouge râpé (en option)
2 carottes râpées
1 courgette râpée
1 ½ tasse de flocons d'avoine
2 tasses d'eau chaude + 2 CS de tamari
2 CS d'huile de sésame
Farine de blé
1 tomate fraîche, laitue et tomme de montagne

Faire revenir les oignons, le poivron, les carottes et les courgettes râpées dans l'huile de sésame pendant 10 minutes à feu moyen. Ajouter progressivement les flocons d'avoine tout en remuant avec une spatule. Baisser le feu. Ajouter immédiatement l'eau chaude et le tamari progressivement et laisser mijoter quelques minutes tout en remuant et en évitant que le mélange n'attache. Éteindre et mettre dans un saladier à refroidir légèrement.

Mettre un peu de farine sur une planche et dans ses mains et confectionner des galettes d'un centimètre de hauteur en rajoutant un tout petit peu de farine pour lier la préparation.

Une fois les galettes en forme, les faire dorer de chaque côté dans une poêle avec un peu d'huile de sésame pendant plusieurs minutes.

Servir avec du riz et de la salade verte ou comme hamburger entre les petits pains, du ketchup, une rondelle de tomate fraîche, une tranche de tomme de montagne ou de comté et une feuille de salade verte.

Les légumes

Les légumes sautés
Mettre 1 cuillère à soupe d'huile de sésame ou 1 cuillère à café de ghî dans une poêle (sans revêtement adhésif). Faire chauffer et ajouter des épices que vous faites revenir. Remuer. Ajouter les légumes coupés en morceaux et remuer. Mettre à feu doux et laisser cuire 10 minutes tout en remuant. Ajouter une pincée de sel (facultatif) et couvrir. Laisser cuire quelques minutes et éteindre le feu.

Les légumes à la vapeur
Vous pouvez les cuire dans un panier spécial pour cuisson à vapeur qui se place au-dessus d'une casserole d'eau ou bien vous pouvez profiter de votre machine à riz qui vient avec un tel panier qui se place sous le couvercle.

Pour plus de saveur : placer les légumes coupés en petits morceaux dans le panier à vapeur, saupoudrer avec les épices pour votre constitution ou tridoshiques, ajouter un peu de sel aux plantes, couvrir et laisser cuire entre 10 à 20 minutes selon les légumes.

Voici quelques indications de temps de cuisson à la vapeur :

Asperges	15 min. (coupées en tronçons de 8 cm env.)
Brocolis	10 min.
Carottes	12 min. (coupées en rondelles fines)
Chou-fleur	15 min.
Courgettes	12 min. (en morceaux)
Haricots verts	15 min.
Pommes de terre	20 min. (coupées en quatre ou en dés)
Petits pois	15 min.
Poireaux	20 min. (coupés en tronçons)
Artichauts	20 min. (cœur en morceaux)

La cuisson à l'étouffée et à basse température

Cette méthode de cuisson à basse température, c'est-à-dire à moins de 80°, préserve vitamines, enzymes, sels minéraux ainsi que la saveur des aliments. Elle est recommandée pour préserver la santé ou en cas d'affections graves.

Il existe à cet effet des faitouts, poêles et casseroles en acier inoxydable contenant plusieurs couches de métaux, facilitant l'accumulation, la répartition et la restitution de la chaleur. Ces ustensiles de cuisson ont un thermomètre sur leur couvercle, servant à contrôler la température intérieure de cuisson. Au cours de la cuisson, il se crée un joint d'eau entre les épaulements du couvercle et le bord intérieur de l'ustensile de cuisson, permettant la cuisson à l'étouffée. Cette cuisson à l'étouffée avec de tels ustensiles ne nécessite pas d'ajout d'eau ni de matière grasse.

Cuisson des légumes à basse température

Remplir le récipient au ¾ de légumes lavés, épluchés et coupés en morceaux.
- cuire à petit feu
- à 80° éteindre et laisser reposer sans soulever le couvercle pendant 45 minutes.

Pour varier et obtenir des légumes plus savoureux, mettre un peu de ghî au fond du récipient, ajouter les légumes et les saupoudrer d'épices et d'un peu de sel aux herbes avant la cuisson.

Légumes à l'étouffé
2 à 3 tasses de légumes de saison de votre choix coupés en gros dés
½ cc de ghî
½ cc graines de cumin
½ cc curcuma
1 cc coriandre moulue
½ cc gingembre frais coupé en petits morceaux ou râpé

Faire chauffer le ghî dans une poêle sur feux moyen. Mettre les épices et faites-les revenir. Ajouter les légumes tout en remuant. Ajouter ½ à 1 tasse d'eau, couvrir et laisser mijoter un quart d'heure. Vous pouvez ajouter de la coriandre fraîche ou du jus de citron vert avant de servir.

Soupe de légumes aux haricots Mungo
Équilibre tous les doshas. S'emploie pour nettoyer le système digestif ou comme dîner léger.

1 tasse de courgettes ou d'asperges coupées
1 tasse de brocolis ou de choux coupés
½ tasse de carottes ou betteraves coupées
½ tasse de haricots Mungo

1 cc de ghî
1 cc de graines de fenouil moulu
2 cc de coriandre moulu
1 feuille de laurier

Laver les haricots mungo. Les cuire avec les légumes dans 1,5 litre d'eau pendant 30 minutes. Passer au mixer. Faites sauter les épices dans un peu de ghî jusqu'à ce qu'ils soient dorés. Les ajouter à la soupe, mélanger et ajouter du sel. Garnir avec de la coriandre fraîche.

Soupe au potimarron
Équilibre tous les doshas. S'emploie pour nettoyer le système digestif ou comme dîner léger.

½ potimarron
1 oignon
1 branche de céleri
1 patate douce
1 cc de sel
¼ cc de coriandre moulue
¼ cc de fenugrec moulu
½ cc de ghî ou crème fraîche
1 pincée de poivre

Laver et éplucher les légumes. Les couper en quatre. Porter à ébullition et ajouter le sel. Laisser cuire à feu moyen pendant 20 minutes. Mixer et servir avec du ghî ou de la crème fraîche. Ajouter du poivre si nécessaire

Soupe de légumes au quinoa
Équilibre tous les doshas.

1 poireau
2 carottes
1 navet
2 branches de céleri
3 pommes de terre
1 CS de quinoa
¼ cc de ghî

Laver et éplucher les légumes. Les couper en quatre. Porter à ébullition à feu moyen et ajouter le quinoa et le sel. Réduire le feu et laisser cuire 25 minutes. Passer à la moulinette à légumes.
Servir avec un peu de ghî pour Vata et Pitta.

Épinards au lait de coco
Équilibre tous les doshas

2 tasses d'épinards coupés fin
1 cc de ghî
½ cc de curcuma
½ cc de cumin moulu
½ cc de coriandre moulue
½ cc de gingembre râpé
1 feuille de laurier
1 CS de farine de riz (ou farine de haricot mungo)
1 tasse de lait de coco
1 pincée de sel
Coriandre fraîche

Faire cuire les épinards dans l'eau quelques minutes et égoutter. Mélanger la farine et le lait de coco, et mettre de côté. Faire revenir le ghî et les épices. Ajouter les épinards cuits et coupés et ajouter le mélange de lait de coco et farine. Faire frémir 5 à 10 minutes jusqu'à épaississement de la sauce. Ajouter le sel et la coriandre.

Tarte aux légumes d'hiver
Équilibre tous les doshas (peut augmenter Pitta en excès).

Pâte à tarte :
250 g de farine
4 CS d'huile de sésame ou 100 g de beurre
½ cc de sel
1 tasse d'eau (environ)

3 poireaux émincés
3 carottes en rondelles fines (à la mandoline)
2 œufs (en option)
1 CS de tahini
½ CS de ghî ou d'huile de sésame
1 pincée de poivre
½ cc de coriandre moulue
½ cc de fenouil moulu
½ cc de fenugrec moulu

Malaxer la farine et le beurre, ajouter progressivement l'eau et le sel. Pétrir pour obtenir une pâte uniforme (mais pas trop longtemps). Laisser reposer 20 minutes environ. Préchauffer le four à 210° (thermostat 7).

Faire revenir les épices dans le ghî ou l'huile de sésame et ajouter les légumes émincés en les faisant cuire pendant 15 minutes à feu moyen tout en remuant. Saler et éteindre le feu. Badigeonner le plat à tarte de ghî et le saupoudrer d'un tout petit peu de farine. Retirer l'excès de farine en le secouant.

Étaler la pâte dans le plat à tarte. La piquer avec une fourchette sur le fond et les bords. À l'aide d'un pinceau, badigeonner le fond de la tarte avec un peu de tahini. Dans un récipient, battre les deux œufs.

Ajouter les légumes dans le plat, bien les répartir et verser les œufs battus (en option). Cuire au four pendant 25 minutes.

Tarte aux légumes d'été
pour Vata et Kapha (peut augmenter Pitta en excès).

1 oignon
1 poivron rouge
3 courgettes
2 œufs (en option)
1 à 2 CS de purée d'olives noires ou olives noires dénoyautées
½ CS de ghî ou d'huile de sésame
1 cc d'herbes de Provence

Procéder de la même façon que pour la tarte aux légumes d'hiver. Émincer les légumes, les faire revenir dans du ghî ou de l'huile de sésame. Étaler la pâte.

Badigeonner le fond de la tarte d'un peu de purée d'olives noires ou bien ajouter quelques olives noires dénoyautées sur les légumes. Ajouter les légumes et les œufs battus (en option) puis les herbes de Provence. Cuire au four préchauffé pendant 25 minutes au thermostat 7.

Salade d'été au quinoa
Équilibre tous les doshas.

2 tasses de quinoa
3 tasses d'eau
2 branches de céleri
1 fenouil
1 carotte
½ poivron rouge (en option)
1 CS d'olives noires
Coriandre fraiche ou cerfeuil
Sauce de salade au citron (Vata et Kapha) ou au vinaigre balsamique (Pitta).

Cuire le quinoa. Laisser refroidir.

Couper les légumes en très petits dés et les incorporer au quinoa légèrement tiède. Ajouter les olives noires dénoyautées et coupées en petits morceaux. Mélanger le tout. Verser de la sauce de salade avant de servir et bien mélanger. Rajouter un peu de coriandre fraîche coupée.

cc = cuillère à café
CS = cuillère à soupe
1 tasse de riz blanc (basmati) = 200 g
1 tasse d'eau = 240 ml

Bonne Chance ! Faites confiance à votre intuition et par-dessus tout, efforcez-vous d'équilibrer les doshas. Équilibrer les doshas est le facteur le plus important dans l'alimentation ayurvédique – ne l'oubliez jamais ! Le choix des aliments doit habituellement se faire en fonction des doshas et ensuite, selon le déséquilibre. Efforcez-vous de découvrir l'origine du déséquilibre du dosha et aidez la personne à le corriger à travers son régime et son mode de vie. C'est cela, l'Ayurvéda !

Hari Om !
(Je vénère cette divinité omniprésente !)

Atreya Smith

Chapitre 20
Examen Constitutionnel

Vous pouvez photocopier ce tableau d'examen constitutionnel pour l'utiliser avec vos patients.

Parcourez le questionnaire ci-dessous et choisissez soit Vata – « V », Pitta – « P », ou Kapha – « K » pour chaque catégorie. Vous ne devez choisir qu'une humeur par catégorie, ne choisissez pas deux réponses. Pour chaque réponse vous disposez de deux colonnes de réponses – vos tendances à vie (Prakriti) et vos tendances actuelles (Vikriti). Cela signifie que pour chaque catégorie vous avez une réponse pour « A Vie » et une réponse pour « Actuelles ». Par exemple, dans la catégorie « Poids », je pourrais répondre « P » pour la catégorie « A vie » et « K » pour la catégorie « Actuelle » si j'ai soudainement commencé à prendre du poids durant les trois ou quatre dernières années.

Après avoir répondu au questionnaire, additionnez le nombre de V, P et K. Quelle que soit la lettre ayant le score le plus élevé, elle indique votre type de constitution. Si deux types sont très proches du même total, vous êtes un type mixte ou double. Comme par exemple, un score de 14 – V, 12 – P et 5 – K. Cela montrerait un type double ou mixte de VP. Généralement, une différence de plus ou moins 4 points indique une personne de type double.

CATEGORIE	A VIE	ACTUELLE
Charpente		
V – grande ou petite, fine, mal développée physiquement P – taille moyenne, modérément développée physiquement K – corpulente, trapue, grosse, bien développée physiquement		
Poids		
V – léger, difficulté à maintenir son poids P – modéré K – lourd, prend du poids facilement		
Texture de la Peau		
V – sèche, rugueuse ou craquelée, veines saillantes P – moite, rose, tâches de rousseurs K – blanche, moite, douce		
Température de la Peau		
V – froide P – chaude K – fraîche		
Qualité des Cheveux		
V – rêches, secs, fourchus P – fins, doux, cheveux gris ou calvitie précoce K – abondants, huileux, épais, brillants		
Forme du Visage		
V – petit, fin, long P – taille moyenne, ovale K – grand, rond, gros		
Dents		
V – souvent de travers P – taille moyenne K – grandes, régulières		
Gencives		
V – foncées, atrophie des gencives P – rouges, gencives saignent facilement K – douces, roses		
Largeur de la Langue		
V – plus étroite que la dentition, longue et fine P – même largeur que la dentition, pointe ovale K – plus large que la dentition, pointe arrondie		
Qualité des Mains		
V – fines, sèches, froides, doigts longs P – symétriques, roses, chaudes K – grandes, épaisses avec des doigts courts		

Ongles des Mains		
V – fins, rêches, fissurés, craquelés, foncés P – solides, roses K – épais, doux, blancs		
Puissance Digestive		
V – variable ou faible, avec de fréquentes allergies P – forte, capable de digérer presque tout K – moyenne ou lente mais stable		
Troubles Digestifs		
V – gaz intestinaux P – acidité ou brûlures K – sensation de ballonnement ou lourdeur, nausée		
Attirances Alimentaires		
V – sec, sucré ou salé, en-cas croustillant P – épicé, salé, chaud K – sucré, crémeux, froid		
Habitudes Alimentaires		
V – aime se gaver, grignote des en-cas, oublie de manger P – aime la régularité, des repas copieux K – mange constamment et régulièrement en excès		
Sensibilité aux Aliments		
V – haricots, famille du chou P – oignons, tomates, aliments frits K – produits laitiers, sel		
Miction		
V – deux à quatre fois par jour P – quatre à six fois par jour K – trois à cinq fois par jour		
Fèces		
V – sèches, dures, difficiles ou douloureuses, gaz, tendance à la constipation P – abondantes, molles, parfois jaunâtres, tendance à la diarrhée K – modérées, solides, parfois pâles ou comportant du mucus		
Transpiration et Odeur Corporelle		
V – peu et inodore p – abondante, chaude, odeur forte K – modérée, odeur neutre		
Circulation Sanguine		
V – mauvaise, variable, mains et pieds froids P – bonne, mains et pieds chauds K – lente mais constante, mains et pieds froids		

Appétit		
V – variable, irrégulier P – puissant K – constant		
Activités		
V – vite, rapide, irrégulier, hyperactif P – motivé, déterminé, à la recherche d'un objectif K – lent, constant, méthodique		
Puissance et Endurance		
V – faible endurance, commence et s'arrête P – niveau modéré d'endurance K – puissante, bonne endurance, lent à démarrer		
Sensibilité à l'Environnement		
V - n'aime pas le froid, le vent, sensible à la sécheresse, aime la chaleur P – n'aime pas la chaleur ou le soleil direct, aime la fraîcheur K – n'aime pas le froid, l'humidité, aime le vent et le soleil		
Résistance à la Maladie		
V – mauvaise, variable, système immunitaire faible P – moyenne, enclin aux infections K – bonne, constante, système immunitaire puissant		
Tendance à la maladie		
V – maladies du système nerveux, douleurs, troubles mentaux, insomnie, troubles de la nutrition, arthrite P – maladies fébriles, ulcères, infections, maladies inflammatoires, crise cardiaque K – maladies du système respiratoire, mucus, œdème, obésité, tumeurs bénignes		
Façon de Parler		
V – rapide, loquace, incohérente, discontinue K – modérée, aime argumenter, convaincante K – lente, concise, peu loquace		
Nature Mentale		
V – rapide, souple, indécise, impulsive P – factuelle, pénétrante, critique K – lente, stable		
Réaction Émotionnelle		
V – rapide mais vite terminée P – chaude, irrité ou susceptible, rancunier K – lente, mais reste ennuyé longtemps		
Tendances Émotionnelles		
V – anxieux, peureux, nerveux, inquiet P – frustré, irritable, coléreux, dominant K – calme, attaché, avide, sentimental		

Relations Sociales		
V – relations faciles, peuvent être superficielles P – bonnes relations, peuvent être dominantes K – relations avec difficultés		
Relations Mentales par rapport aux Objets		
V – pas très importantes, changeantes P – important de les connaître, résolues K – important d'avoir ou de posséder, esprit pratique		
Relations à l'Argent		
V – pas très important P – efficace pour avoir le contrôle ou gagner du respect K – très important		
Manière de Dépenser l'Argent		
V – très facilement P – dépense pour un objectif K – dépense avec difficulté		
Amis		
V- nombreux, mais pas très proches P –relations proches K –peu d'amis mais très proches		
Relations Amoureuses		
V – a tendance à en avoir beaucoup, irrégulières P – a tendance à se marier pour la position ou pour paraître K - partenaire unique, très fidèle		
Tendances Névrotiques		
V – hystérie, crise d'anxiété, dépression P – tempérament extrême, fureur, caprices K – affligé, passif, dépressif, chagriné		
Objectifs de Vie		
V – changent fréquemment, pas si importants P – déterminés, très importants K – fixés pour la vie		
Sommeil		
V – léger, tend à l'insomnie, agité P – modéré, se réveille mais se rendort de nouveau K – lourd, difficile à se réveiller le matin		
Totaux		
	V P K	V P K
Votre Constitution A Vie – Prakriti		
Votre Constitution Actuelle – Vikriti		

Faites les totaux des différentes catégories et inscrivez les sous « Totaux ». Inscrivez ensuite vos constitutions « à vie » (Prakriti) et « actuelle » (Vikriti) dans les colonnes appropriées comme référence à consulter dans le futur.

Etude de Cas

Etude de Cas (2-3 pages) – Complétez ce questionnaire pour un ami, un membre de votre famille ou un patient et retournez-le avec votre test final qui suit. Ci-dessous, vous trouverez les directives pour vous aider à structurer une étude de cas.

Observations Générales

1. Nom de la Personne
2. Age/Sexe/en couple ?
3. Profession (stress ?)
4. Antécédents Médicaux (problèmes majeurs, médications, etc.)
5. Diagnostic (langue, etc.)
    - Quel est le dosha dominant ?
        - pour Prakriti ?
        - pour Vikriti ?
    - Les autres doshas sont-ils affectés par le dosha dominant ? (Vikriti)
    - Etat de Agni ? (haut, bas ou variable)
    - Ama ? (Nirâma ou Sâma)
    - Malas ? (déchets)
    - Le mode de vie est-il une cause du problème ?
    - Le régime alimentaire est-il une cause du problème ?
6. Prakriti
    - Physique
    - Mental
7. Vikriti
    - Physique
    - Mental

Traitements ou thérapeutiques

1. Thérapeutiques d'hygiène de vie selon Prakriti ou Vikriti ?
    - Saisonnier
    - Quotidien

2. Régime alimentaire selon Prakriti ou Vikriti ?
   Régime réduisant ama ?
   Régime saisonnier pour type mixte ?
3. Médication (plantes)

Conclusions
1. Donnez des instructions écrites à la personne (écrites par elle ou vous)
2. Assurez-vous que la personne ait bien compris ce qu'elle doit faire
3. Précisez si vous traitez Vikriti ou Prakriti
4. Ayez si possible une idée précise de la cause des problèmes, sinon essayez de la trouver lors du suivi de la personne

Notes
1. Structurez clairement vos conseils au client
2. Parvenez à une conclusion sur la racine du problème et la façon de la traiter
3. Donnez une thérapeutique que le client peut suivre
4. Conseillez au client de consulter un médecin si nécessaire
5. Soyez conscient de vos limites
6. Ne lui faites pas de promesse

Traité de Diététique Ayurvédique
Examen Un

1. Quelle est votre constitution nutritionnelle ?
2. Quelle est la différence entre la diététique ayurvédique et la nutrition biochimique ?
3. Quelle est la théorie des trois doshas ?
4. Quel est le point de vue ayurvédique sur le libre-arbitre concernant la théorie des trois doshas ?
5. Quel est le profil physique d'une personne Vata ?
6. Quel est le profil physique d'une personne Pitta ?
7. Quel est le profil physique d'une personne Kapha ?
8. Combien y va-t-il de types constitutionnels en Ayurvéda ?
9. Comment le profil psychologique d'une personne affecte ses habitudes alimentaires ?
10. Quels sont les types qui ont tendance à prendre du poids ?
11. Quels sont les types les plus enclins aux allergies alimentaires ?
12. Quels sont les types qui ont tendance à faire de l'hyper acidité ?
13. Quelle est la capacité digestive et qu'est ce qui la détermine ?
14. Quelle est la capacité à assimiler les éléments nutritifs ? Comment cela s'appelle-t-il en Ayurvéda ?
15. Qu'est-ce qui indique qu'un type Vata ne digère pas ses aliments ?
16. Qu'est-ce qu'une enzyme selon la nutrition biochimique ?
17. Quelles sont les principales localisations d'enzymes dans le corps, selon l'Ayurvéda ?
18. Chaque type constitutionnel a un état typique d'Agni – quels sont-ils ?
19. Quel est l'état normal d'Agni pour toutes les constitutions ?
20. Quel est l'effet du temps sur l'assimilation nutritionnelle ?
21. Quelle est la définition de l'environnement en fonction de l'Ayurvéda ?
22. Quelle est la saison Pitta ?
23. Quel genre d'aliments (ou de régime) devrait manger un type Kapha, à la fin de l'hiver ?
24. Quel genre d'aliments (ou de régime) devrait manger un type Vata, à l'automne ?
25. Comment un type mixte devrait organiser son régime en fonction de la saison ?
26. Quel est le moment Vata de la journée ?
27. À quel moment de la journée un type Kapha ne devrait PAS manger ?
28. Décrivez le régime quotidien d'un type Vata.
29. Décrivez le régime quotidien d'un type Pitta/Kapha.
30. Citez quelques-unes des considérations actuelles sur la qualité des aliments
31. Pourquoi devriez-vous manger des aliments bio, issus de votre région et de votre climat ?
32. Quels aliments sont susceptibles d'éliminer du corps les produits chimiques issus de l'agriculture ?

Examen Deux

1. Quels sont les onze éléments importants dans l'acte de manger ?
2. Quel est le point de vue de l'Ayurvéda sur les aliments crus ?
3. Quel est l'effet général des aliments crus sur les trois constitutions ?
4. Quel est l'avis de l'Ayurvéda sur les aliments cuits ?
5. Quelle est la méthodologie utilisée en Ayurvéda pour remplacer les enzymes détruites pendant la cuisson ?
6. Quels sont les aliments qui ne doivent pas être cuits ?
7. Dans quels cas un régime liquide est-il bon ? Quels sont les problèmes du régime liquide ?
8. Quelle est la principale différence à observer dans l'ordre de manger les aliments, entre Vata et Pitta ?
9. Quels sont les aliments qui ne s'harmonisent pas ensemble ?
10. Quels sont les aliments qui s'harmonisent bien ?
11. Quelle quantité d'aliments devrait-on manger à chaque repas ? Et quelle quantité de liquide devrait-on absorber ?
12. Que peut-on faire, après le repas, pour favoriser la digestion ?
13. Quelles sont les trois étapes de la digestion et les Doshas qui les contrôlent ?
14. Combien de repas un type Vata devrait-il prendre dans la journée ? Et un type Kapha ?
15. Pourquoi devons-nous établir un régime individuel pour chaque personne ?
16. Quel changement de paradigme devons-nous opérer pour comprendre la nutrition en Ayurvéda ?
17. Qu'est-ce qu'un aliment antidote en Ayurvéda ?
18. À quelle fréquence un Vata devrait-il manger des haricots ? Et un Pitta ? Et un Kapha ?
19. À quelle fréquence le type Vata devrait-il manger des produits laitiers ? Et Pitta ? Et Kapha ?
20. Citez les deux groupes d'aliments qui devraient constituer la base de l'alimentation de chacun
21. Quel est le groupe d'aliments le plus facile à digérer ?
22. Quel est le groupe d'aliments le plus difficile à digérer ?
23. Quel est l'antidote des fruits ?
24. Citez quelques-unes des raisons qui nécessitent de manger des produits issus de l'agriculture biologique.
25. Avec quels autres aliments les légumes s'harmonisent-ils bien ?
26. Quels sont les légumes susceptibles de générer des problèmes au type Vata ?
27. Quelles sont les céréales qui perturbent Kapha ? Quelle est la meilleure céréale ?
28. Pourquoi les céréales raffinées sont-elles problématiques ?

29. Citez quelques antidotes pour les haricots.
30. Quelle est la meilleure manière de consommer des graines de sésame ?
31. Dans quel cas les noix, noisettes, amandes, cacahuètes et graines deviennent-elles être dangereuses ?
32. Quelle est l'action des noix, noisettes, amandes, cacahuètes et graines pour l'organisme en Ayurvéda ?
33. Comment les produits laitiers peuvent-ils être dangereux pour la santé ? Comment l'éviter ?
34. Quelles sont les épices à mélanger au lait pour l'antidoter ?
35. Quelle est la manière, non nuisible, de diminuer les matières grasses dans les produits laitiers ?
36. Qu'est-ce que le ghî ? Citez quelques-unes de ses propriétés.
37. Comment l'huile devient-elle indigeste ?
38. Citez quelques-uns des bienfaits de l'huile.
39. Quelles sont les meilleures huiles pour cuisiner ?
40. Que se passe-t-il lorsque l'on cuisine avec des huiles végétales ?
41. Dans quelles circonstances les produits animaux étaient-ils utilisés en Ayurvéda ?
42. Pour quelle constitution la viande est-elle la meilleure ?
43. Quel est le fruit de mer le plus sûr à consommer aujourd'hui ?
44. À quelle constitution le poisson réussit-il le mieux ?
45. Quelle est la quantité de sucre nécessaire pour supprimer la fonction immunitaire ?
46. Quelle est la meilleure forme de sucre à consommer ?
47. Quelle est la constitution qui ne devrait pas manger de miel ? Laquelle devrait en consommer ?
48. Quelles sont les meilleures épices pour Vata ? Pour Pitta ? Pour Kapha ?
49. Que deviennent les liquides dans l'organisme selon l'Ayurvéda ?
50. Comment les boissons froides peuvent-elles perturber la digestion ?
51. Quelle est la juste quantité de liquide à boire, chaque jour ?
52. Le café est-il bon pour les femmes enceintes ?
53. Citez quelques-uns des problèmes générés par le café.
54. Citez une différence entre le café et le thé.
55. Quelle est la constitution ayant le plus besoin de compléments alimentaires ?

Examen Trois

1. Quelles sont les causes de maladie selon l'Ayurvéda ?
2. Décrivez le concept d'équilibre et de déséquilibre comme facteur de maladie.
3. Qu'est-ce qui déséquilibre le dosha de l'équilibre ?
4. Quel est le dosha le plus sensible aux aggravations mentales ?
5. Quel est le siège principal de Kapha ?
6. Quel est le siège principal de Pitta ?
7. Quel est le siège principal de Vata ?
8. Énumérez et expliquez les six étapes de la maladie.
9. À quel moment est-il le plus facile d'arrêter le processus de maladie ?
10. Qu'est-ce que Ojas ?
11. Quels sont les trois chemins de la maladie ?
12. Qu'est-ce que ama ? Expliquez nirama et sama
13. Quelles sont les trois étapes de la digestion ?
14. Quelle est la relation entre Agni et ama ?
15. Sur quoi est basé le diagnostic ayurvédique ?
16. Pourquoi le diagnostic est-il lié à la compréhension de l'état des doshas ?
17. Quelle est la différence entre Prakriti et Vikriti ?
18. Pourquoi devons-nous commencer par identifier la constitution natale ?
19. Quelles sont les manières principales de déterminer Prakriti ?
20. Le diagnostic ayurvédique consiste en trois étapes, quelles sont-elles ?
21. Comment pouvez-vous voir s'il y a présence d'ama dans les organes digestifs ?
22. Qu'indique un dépôt jaunâtre ou verdâtre sur la langue ?
23. Qu'indique une langue pâle, épaisse et ronde ?
24. Que signifie la marque des dents sur le bout de la langue ?
25. Qu'est-ce que Dravyaguna ?
26. Quelles sont les six saveurs et leurs relations avec les cinq éléments ?
27. Quelles saveurs perturbent Vata ?
28. Quelles saveurs perturbent Pitta ?
29. Quelles saveurs perturbent Kapha ?
30. Que provoque un excès de saveur neutre (douce ou sucrée) dans le corps ?
31. Qu'est-ce qu'un régime équilibré, selon l'Ayurvéda ?
32. Qu'est-ce que Virya ?
33. Est-ce que Virya a une relation avec la température des aliments provenant de la cuisson ?
34. Quelles sont les trois indications de Vipaka ?
35. Pourquoi est-ce que la nature psychologique du client est importante dans le changement de régime alimentaire ?
36. Comment l'Ayurvéda tonifie par l'Alimentation ?
37. Peut-on avoir confiance aux étiquettes des produits alimentaires ? Pourquoi ?

38. Quel est le danger principal de changer fréquemment de régime ?
39. Quel est le dosha le plus déséquilibré par le changement de régime ?
40. De quelles façons les personnes sont-elles victimes des régimes ?
41. Citez des problèmes métaboliques courants pour Vata.
42. Citez des problèmes métaboliques courants pour Pitta.
43. Citez des problèmes métaboliques courants pour Kapha.
44. Quelles épices peuvent aider à équilibrer Agni ou Kapha ?
45. Quand les épices digestives se prennent-elles et à quelle dose ?
46. Quels sont les aliments les plus lourds à digérer ?
47. Quels sont les plus légers ?
48. Comment éliminer la fatigue à travers l'alimentation ?
49. Quel est le pourcentage total des calories considéré comme un Régime Basses Protéines ?
50. Pourquoi envisager une alimentation faible en protéines ?
51. Est-il possible d'avoir un régime alimentaire déficient en protéines ?
52. Quelles sont les besoins du corps en protéines, en pourcentage total de calories ?
53. Quels sont les trois gunas ?
54. Quels sont les aliments de qualité Tamas ?
55. Quels sont les aliments de qualité Sattva ?

Examen Quatre

1. Quelle est l'action indiquée par la flèche vers le bas ↓ pour un dosha ?
2. Quelle est l'action indiquée par la flèche vers le haut ↑ pour un dosha ?
3. Pourquoi les fruits sont-ils considérés comme sattviques ?
4. Quels sont les fruits ayant un Virya chauffant ?
5. Quels sont les fruits considérés comme presque tridoshiques (bénéfiques pour tous les types) ?
6. Quelle est l'action des oranges et ses propriétés ? Du jus d'orange ?
7. Quelles sont les propriétés des ananas ?
8. Quelles sont les actions spécifiques des pommes ?
9. Comment peut-on modifier l'effet de tous les fruits pour les types Vata ?
10. Quel groupe de légumes peut poser des problèmes aux types Vata et Pitta ?
11. Pourquoi les légumes sont-ils des aliments plus importants que les fruits dans la consommation quotidienne ?
12. Quels sont les légumes presque tridoshiques ?
13. Quels sont les légumes aidant à purifier le sang ?
14. Quels sont les légumes favorisant la diminution du cholestérol ?
15. Quelles sont les propriétés du céleri ?
16. Quand doit-on éviter les aubergines ?
17. Est-il recommandé de consommer de l'ail tous les jours ? Pourquoi ?
18. Quels sont les légumes généralement considérés comme bons pour les types Pitta ?
19. Quelles sont les propriétés des champignons, et quand peut-on les consommer ?
20. Comment l'Ayurvéda considère-t-elle les algues ?
21. Qu'est-ce que l'herbe de blé ?
22. Pourquoi les céréales complètes constituent-elles la base d'une bonne alimentation ?
23. Quelle est la céréale contenant plus de calcium que le lait ?
24. Quelle est l'action de la farine blanche raffinée ?
25. Quelles sont les bonnes céréales pour les types Kapha ?
26. Quelle est la différence entre le riz blanc à long grain et le riz complet à long grain ?
27. Qu'est-ce que l'épeautre ? De quelle céréale se rapproche-t-il au niveau de l'action ?
28. Quelle est la constitution ayant intérêt à manger des légumineuses ?
29. Avec quels aliments, les haricots se mélangent-ils ? Avec quels aliments ne se mélangent-ils pas ?
30. Quels sont les haricots les plus faciles à digérer ?
31. Quels sont les haricots les plus difficiles à digérer ?
32. Quelles sont les légumineuses à éviter en cas de maladies auto-immunes et de cancer ?
33. Est-ce que le Tempeh contient de la vitamine B 12 ?
34. Quel est le point de vue de l'Ayurvéda sur les diverses « noix » et graines ?
35. En quelle quantité faut-il les consommer ?

36. Pourquoi faut-il émonder les amandes, selon l'Ayurvéda ?
37. Quelle est la variété de « noix » ayant une coquille nocive ?
38. Quelles sont les propriétés des Graines de Potiron ?
39. Quelles sont les propriétés des Noix de Cajou ?
40. Pourquoi l'Ayurvéda apprécie-t-elle les produits laitiers ?
41. Le beurre est-il bon pour cuisiner ?
42. Quel est le meilleur type de fromage pour Pitta ?
43. Quelles sont les propriétés du ghî ?
44. Quelles sont les propriétés du lait de chèvre ?
45. Quel est le produit laitier aggravant tous les doshas ?
46. Quel est le dosha bénéficiant le mieux des fruits de mer ?
47. Quel est le meilleur poisson pour Pitta ?
48. Pourquoi le bœuf n'est-il pas considéré comme un bon aliment en Ayurvéda ?
49. Quelle viande est considérée comme étant presque tridoshique ?
50. Quelle est la meilleure huile pour cuisiner ?
51. Pourquoi ne devrions-nous pas utiliser d'huile pour cuisiner ?
52. Quel est le meilleur corps gras ou huile pour cuisiner ?
53. Quelle sont les meilleures huiles ou graisses pour les types Pitta ? Kapha ?
54. Qu'est-ce que le Jaggary ?
55. Quelles sont les propriétés du sucre de canne non raffiné ?
56. Qu'est-ce que le Stevia ?
57. Que deviennent les liquides dans l'organisme ?
58. Quel est le meilleur type de jus de fruit à consommer le matin ?
59. Quel est la meilleure préparation de l'eau ?
60. Quand doit-on boire de l'eau froide ? Pourquoi ?
61. Quand doit-on boire de l'eau chaude ? Pourquoi ?
62. Quelles sont les propriétés du chocolat ?
63. Quel est le meilleur sel pour les types Vata ?
64. Quelles sont les épices augmentant Agni ?
65. Quelles sont les épices efficaces pour les types Pitta ?

Examen Cinq

1. Pourquoi est-ce que je conseille une approche souple de la pratique clinique ?
2. Quels sont les cinq facteurs à prendre en compte pour changer le régime alimentaire d'une personne ?
3. Quel est l'avantage d'identifier la racine du problème provoquant les troubles alimentaires ?
4. Pourquoi ne faut-il pas se sentir responsable de la santé ou du régime de vos clients ?
5. Faire des promesses aux clients entraîne certains problèmes. Quels sont-ils ?
6. Comment un type Vata fonctionne-t-il psychologiquement ?
7. Comment un type Pitta fonctionne-t-il psychologiquement ?
8. Comment un type Kapha fonctionne-t-il psychologiquement ?
9. Comment travailler psychologiquement avec un type mixte ?
10. Qu'est-ce qu'un régime anti-ama ? Quand doit-il être utilisé ?
11. Pendant combien de temps un type Vata peut-il suivre un régime détoxifiant ?
12. Quels sont les indices indiquant un régime détoxifiant excessif ?
13. Quel est le point de vue de l'Ayurvéda sur l'emploi de compléments ?
14. Dans quelles circonstances le client ne doit-il pas prendre de compléments ?
15. Pourquoi l'Ayurvéda est-elle favorable aux compléments à base de plantes ?
16. L'organisme va-t-il la capacité de faire la synthèse des nutriments dont il a besoin ?
17. Qu'est-ce qu'un produit 100% naturel ?
18. Quelle quantité d'un complément industriel est-elle assimilée par l'organisme ?
19. Qui a besoin de compléments alimentaires ?
20. Comment déciderez-vous de conseiller des compléments alimentaires ?
21. Quels sont les aliments comprenant 40% de calorie dans les régimes occidentaux ?
22. Qu'est-ce que le Triphala ? Pour qui est-ce bon ?
23. Quelles sont les propriétés de la spiruline ?
24. Quelles sont les meilleures vitamines pour Pitta ?
25. Quelles sont les meilleures vitamines pour Kapha ?
26. Par quel moyen l'Ayurvéda permet-elle d'augmenter l'immunité ?
27. Que sont les 7 Dhatus ?
28. Quels sont les aliments augmentant l'immunité ?
29. À quel moment n'est-il pas conseillé de consommer ces aliments ?
30. Qu'est-ce que le Pratyahara ? Pourquoi est-ce important ?
31. Qu'est-ce qu'un régime Vata ?
32. Qu'est-ce qu'un régime Pitta ?
33. Qu'est-ce qu'un régime Kapha ?
34. Décrivez un traitement diététique pour un type Vata ayant des allergies alimentaires.
35. Décrivez un traitement diététique pour un type Pitta avec ama et de l'hyperacidité.

36. Décrivez un traitement diététique pour un type Kapha ayant des troubles auto-immunes.
37. De quoi se compose un régime alimentaire pour un cancer de type Pitta ?
38. Décrivez un traitement diététique pour un type Kapha ayant des problèmes cardiovasculaires.
39. À quoi est due l'épilepsie dans la plupart des cas ?
40. Décrivez un traitement diététique pour un type Pitta ayant des calculs de la vésicule biliaire.
41. Décrivez un traitement diététique pour un type Kapha ayant une tension artérielle élevée.
42. Décrivez un traitement diététique pour un type Vata ayant un syndrome de malabsorption.
43. Quelle la façon la plus facile d'antidoter un aliment ?
44. Quel genre d'ustensile doit-on utiliser pour cuisiner ?

Appendice 1- Glossaire Médical

1. Abortive : plante provoquant l'avortement ; illégal
2. Adaptatogène : aide l'organisme à s'adapter par stimulation immunitaire
3. Aménorrhée : absence ou suppression de la menstruation
4. Amoebicide : élimine les amibes de l'organisme
5. Analgésique : soulage la douleur
6. Anthelmintique : élimine les parasites (vermicides/vermifuges, vers, bactéries, mycoses et champignons)
7. Antibactérien : élimine les bactéries de l'organisme
8. Anti-cancérigène : a une action dans la réduction du développement des cellules cancéreuses
9. Anti-dépressif : diminue la dépression
10. Antiémétique : arrête les vomissements et la nausée
11. Anti-inflammatoire : diminue l'inflammation
12. Antimicrobien : arrête le développement ou détruit les microorganismes
13. Antioxydant : arrête l'activité des radicaux libres ; préserve du vieillissement des formules ou de l'organisme
14. Antiparasitaire : élimine les parasites de l'organisme
15. Antipyrétique (Fébrifuge) : dissipe chaleur et fièvre ; diminue la température du corps
16. Antirhumatismal : soulage les rhumatismes
17. Antiseptique : antimicrobien, arrête l'infection
18. Antispasmodique : soulage les spasmes musculaires
19. Antitumoral : réduit ou supprime les tumeurs
20. Anti-ulcère : réduit ou cicatrise les ulcères
21. Antiviral : élimine les virus de l'organisme
22. Aphrodisiaque : augmente la force et la vitalité des organes reproducteurs
23. Astringent : raffermit les tissus ; réduit les déchets
24. Bactéricide : plante éliminant les bactéries de l'organisme
25. Carminatif : élimine les gaz intestinaux, douleurs et ballonnements
26. Catabolique : phase destructive du métabolisme
27. Détoxifiant : élimine les toxines de l'organisme
28. Diaphorétique : favorise la transpiration et l'élimination par la peau
29. Cardiovasculaire : relatif au cœur et aux vaisseaux
30. Digestif : stimule la digestion
31. Diurétique : augmente la fonction des reins et de la vessie ; favorise la miction
32. Emétique : provoque le vomissement

33. Emménagogue :	stimule et régule la menstruation
34. Emollient :	calme, adoucit et protège la peau
35. Expectorant :	stimule la libération du mucus et du flegme des poumons et de la gorge
36. Galactagogue :	stimule la lactation chez les mères allaitant
37. Hémostatique :	arrête les saignements internes à travers son action astringente
38. Fongicide :	élimine ou détruit les champignons parasites
39. Immunomodulateur :	augmente la fonction immunitaire de manière permanente
40. Immunostimulant :	stimule la fonction immunitaire temporairement
41. Laxatif :	stimule le transit intestinal
42. Leucorrhée :	pertes blanches ou jaunes vaginales provenant d'une infection
43. Mucilage :	substance visqueuse adoucissante et protégeant les membranes internes
44. Lymphatique :	élimine les déchets et toxines du système lymphatique
45. Ménorragie :	saignement excessif pendant la menstruation
46. Nervin :	fortifie la fonction nerveuse ; stimulant ou calmant
47. Reconstituant :	rétablit la santé en modifiant le métabolisme purifiant du sang
48. Régénérant :	revitalise les tissus et organes ; préserve du vieillissement
49. Sédatif :	calme ou diminue les fonctions de l'organisme
50. Spermatorrhée :	décharge involontaire de sperme
51. Stimulant :	augmente la chaleur interne et l'activité métabolique
52. Stomachique :	fortifie la fonction stomacale
53. Tonique :	fortifie l'organisme
54. Tonique-amère :	plante stimulant la digestion, en petite quantité
55. Vasodilatateur :	provoque la détente et la dilatation des vaisseaux sanguins
56. Vermifuge :	élimine les parasites de l'organisme
57. Vulnéraire :	soigne les plaies en protégeant de l'infection et en stimulant la formation des cellules

Appendice 2 – Glossaire Sanskrit

Abhyanga : massage thérapeutique ou quotidien, habituellement à l'huile.
Agni : feu digestif ; fonction enzymatique, il y a 13 formes ou groupes d'Agni ; un des trois principes cosmiques : dieu ou le feu.
Ama : Aliments non digérés qui se décomposent dans le système intestinal et deviennent toxiques ; ils migrent ensuite dans le sang et l'organisme. L'Ayurvéda considère que ama est à l'origine de la plupart des maladies.
Apana Vayu : un des cinq pranas ; le prana qui contrôle toute évacuation, appelé le souffle descendant ; il réside dans le bas-ventre.
Aphrodisiaque : augmenter la puissance et la vitalité des organes reproducteurs
Astanga Hrdayam : un des trois textes ayurvédiques anciens de médecine.
Atma : conscience ou Dieu dans un sens individualisé.
Ayurvéda : Système médical le plus ancien du monde. Approche holistique développée par les mêmes sages que ceux qui ont élaboré le système du yoga. Partie des Védas ayant trait à la santé du corps ; science de la vie.
Brahma : conscience absolue ; un des trois aspects de la conscience, le créateur ou l'aspect créatif ; le fondateur de l'Ayurvéda sous la forme d'un dieu.
Brahmacharya : l'état de permanence en Brahma ou la réalité non manifestée.
Brahmine : la catégorie de personnes érudites dans la société védique ; prêtres.
Brimhana : thérapies tonifiantes ou fortifiantes en Ayurvéda.
Caraka Samhita : le plus ancien texte existant sur l'Ayurvéda ; un des trois textes ancestraux de médecine.
Chi : mot chinois pour désigner Prana.
Chit : conscience.
Constitution : (Prakriti) mélange individuel unique des trois Doshas.
Dhatu : tissu ; il y a sept différents niveaux de tissus en Ayurvéda ; plasma, sang, muscle, graisse, os, moelle osseuse et tissu nerveux et fluides reproducteurs (par ex : rasa, rakta, mansa, meda, asthi, majja et shukra).
Dosha : mot sanskrit pour l'humeur ; littéralement : ce qui déséquilibre ou « défaut » ; il y en a trois : Vata, Pitta et Kapha.
Cinq Éléments : les cinq états de l'existence matérielle ; masse, liquidité, transformation, mouvement et champ (espace) dans lequel ils fonctionnent ; également appelés : éther, air, feu, eau et terre.
Cinq éléments de la matière : communément appelés les Cinq Éléments.
Force Vitale : autre nom pour prana, désignant spécialement les cinq pranas du corps.
Ghî : beurre qui est passé par un processus de cuisson qui le rend inaltérable ; utilisé pour la cuisine et comme véhicule pour les plantes médicinales.

Guna : qualité, attribut de l'intelligence (Prakriti) ; il y a trois gunas : sattva, rajas et tamas ; sur le plan thérapeutique, il s'agit de la qualité d'un aliment ou substance, c'est à dire, huileux, visqueux, sec, etc.
Guru : littéralement, sorti de l'ignorance ; celui qui connaît le substratum ou source de la création ; professeur ; lourd.
Humeur : (Dosha) un concept unique pour décrire les fonctions de l'organisme ; les forces qui équilibrent les cinq éléments ensemble dans le corps ; il y a trois humeurs : Vata (vent), Pitta (feu), et Kapha (eau). Il existe une quatrième humeur appelée « le sens de l'humour » qui est souvent absente chez les individus et qui vaut la peine d'être développé.
Kapha : un des trois doshas ; contrôle les éléments eau et terre.
Karma : action ; loi cosmique selon laquelle chaque action génère une réaction ; il n'existe pas de notion de « bon ou mauvais » karma ; sur le plan thérapeutique, c'est l'action générale d'un aliment ou substance dans l'organisme.
Ki : mot japonais pour le Prana.
Langhana : thérapie réductrice en Ayurvéda.
Mantra : la science du son ; en utilisant le son adéquat, chaque prana peut être harmonisé – ainsi que l'esprit.
Marma : point sensible de l'organisme qui stimule le flux pranique ; les points ayurvédiques d'acupression et d'acupuncture.
Maya : l'illusion que tout existe comme étant séparé de Dieu.
Méridiens : les canaux du prana du corps ; appelés nadis en yoga.
Nadi : voir *méridiens.*
Ojas : l'essence des aliments ; la base du système immunitaire ; nous sommes nés avec huit gouttes de Ojas dans le centre du cœur, si cette quantité diminue, la mort en résulte ; il y a un Ojas secondaire résultant de tous les tissus; il peut varier en quantité, toutefois, quand il diminue, la maladie en résulte (réf : Caraka Samhita Vol. 1, p. 594).
Pancha Karma : les Cinq Actions ; cinq thérapies détoxifiant ou purifiant en Ayurvéda.
Pitta : un des trois doshas ; contrôle les éléments feu et eau.
Prakriti : l'énergie dynamique de la conscience ; la constitution natale ; la nature en général.
Prana : pra = avant, ana = souffle ; la force vitale ; vayu ; Qi, Ki, Chi ; il provient du substratum de la conscience pure avec l'intelligence (Agni) et l'amour (soma) qui créent ensemble la conscience individuelle. Il y a cinq pranas principaux dans le corps humain : prana, apana, samana, udana et vyana qui proviennent du prana cosmique et du guna Rajas ; chef des cinq pranas du corps, appelé souffle sortant, il réside dans la tête et le cœur.
Pranayama : méthode de contrôle de la respiration utilisée pour réguler l'esprit et le prana, donc la santé physique et mentale. Ne devrait être appris qu'avec un professeur qualifié.
Pratyahara : effort conscient pour tourner les sens et l'esprit vers l'intérieur.

Purusha : l'aspect non manifesté de la conscience ; le vide conscient.
Qi : autre nom pour le prana.
Rajas : un des trois gunas ; action, mouvement, lumineux, énergie, agression, esprit aggravé, réussite et émotions fortes.
Rasa : jus ; jus de vie, essence de tout ; la première classification de l'aliment, le terme général pour les 6 rasas ou 6 saveurs. Ce sont : neutre (sucré), acide, salé, piquant, amer et astringent.
Rasayana : aliments ou substances qui régénèrent l'organisme et l'esprit.
Régime Sattvique : régime qui stimule Sattva ; aliments très légers et nourrissants comme le lait, le riz basmati, les haricots de petit soja mungo et les fruits.
Samana Vayu : un des cinq pranas du corps ; appelé le prana égalisant, il réside dans la région du nombril.
Samsara : concept signifiant que nous sommes séparés du divin ; souffrance ; illusion.
Sattva : un des trois gunas ; pureté, paix, calme, beauté, bonheur, esprit très docile et émotions stables.
Saveur : (Rasa) le commencement des actions thérapeutiques de toute substance sur l'organisme.
Snehana : massage à l'huile en tant que thérapie d'oléation ; généralement utilisée comme préparation au Pancha Karma.
Soma : nectar ; l'essence la plus subtile d'Ojas et Kapha ; le Dieu Soma signifie amour, unité.
Srotas : canaux dans le système ayurvédique qui transportent les substances comme le sang, l'air et la pensée.
Sushruta Samhita : un des trois textes ayurvédiques ancestraux de médecine.
Tamas : un des trois gunas ; inertie, lourdeur, dépression, vide, stupidité, paresse, désespération et émotions auto destructives.
Tantra : chemin acceptant entièrement tous les aspects du monde physique et considérant que tout conduit au divin à travers la transmutation. Vénération de la mère divine. Souvent confondu avec la pratique sexuelle.
Tejas : la forme subtile de Pitta ; le pouvoir de discernement de l'esprit.
Trikatu : célèbre formule ayurvédique qui stimule la digestion et Agni ; très bon pour Kapha.
Triphala : célèbre formule ayurvédique pour régénérer le corps, stimulant la digestion et harmonisant les organes digestifs.
Udana Vayu : un des cinq pranas du corps ; appelé le souffle ascendant, il réside dans la gorge ; le yoga kundalini cultive ce prana comme le font tous les pouvoirs psychiques.
Vata : un des trois doshas ; contrôle le vent (air) et l'élément éther.
Vayu : le Dieu du Vent ; autre nom pour Vata dosha ; autre nom pour prana.
Védas : signifie littéralement connaissance, mais employé ici pour signifier le Livre de la Connaissance, le livre le plus ancien au monde. Il existe quatre Védas.
Vikriti : la constitution du moment ; ce qui recouvre prakriti ; maladie ou déséquilibre.

Vipaka : l'effet à long terme d'un aliment ou substance.
Virya : la puissance (chaud ou froid) d'un aliment ou substance.
Vyana Vayu : un des cinq pranas du corps ; appelé souffle compensateur, il unifie tous les autres pranas et le corps ; il se répand dans tout le corps.
Yantra : un son ou syllabe transformée en une forme géométrique, généralement inscrit sur une plaque de métal ou sur une pierre.
Yoga : Union. Ce qui nous guide à nouveau vers la Source originelle ; généralement compris comme voie ou pratique conduisant au Divin ; n'est pas limité au Hatha yoga ou aux asanas.

Appendice 3 – Bibliographie

Livres en Français

Colborn, Theo, et al, *L'Homme en Voie de Disparition*, Terre Vivante Editions, 1998
Frawley, Dr David, *La Santé par l'Ayurvéda*, Editions Turiya, 2003
_____ , & Lad, Dr Vasant, *La Divinité des Plantes*, Editions Turiya, 2004
Lee, Dr John R., *Tout savoir sur la préménopause*, Vannes, Sully, 2000
Robbin, John, *Se nourrir sans se faire souffrir*, Les Editions Internationales Alain Stanké, 1990
Smith, Vaidya Atreya, Psychologie de la Transformation en Yoga, Editions Turiya, 2002
Smith, Vaidya Atreya, L'Ayurvéda pour les Femmes, Editions Turiya, 2007
Smith, Vaidya Atreya, Ayurvéda et Nutrition, Editions Turiya, 2011
Smith, Vaidya Atreya, Dravyaguna pour les Occidentaux, Editions Turiya, 2013
Smith, Vaidya Atreya, Anatomie et Physiologie Ayurvédiques, Editions Turiya, 2014
Smith, Vaidya Atreya, Pathologie et Diagnostic Ayurvédiques, Editions Turiya, 2014
Smith, Vaidya Atreya, Approche Thérapeutique de l'Ayurvéda, Editions Turiya, 2015

Pour les livres veuillez contacter :
InnerQuest
Tél. 01 42 58 79 82
www.inner-quest.org/Livres_3.htm

Livres en anglais

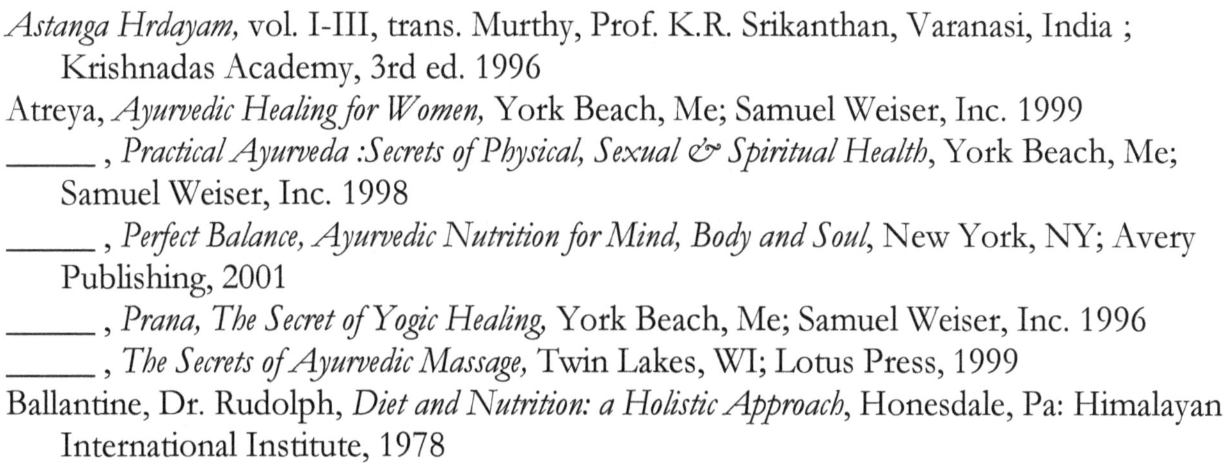

Astanga Hrdayam, vol. I-III, trans. Murthy, Prof. K.R. Srikanthan, Varanasi, India ; Krishnadas Academy, 3rd ed. 1996
Atreya, *Ayurvedic Healing for Women,* York Beach, Me; Samuel Weiser, Inc. 1999
_____ , *Practical Ayurveda :Secrets of Physical, Sexual & Spiritual Health*, York Beach, Me; Samuel Weiser, Inc. 1998
_____ , *Perfect Balance, Ayurvedic Nutrition for Mind, Body and Soul*, New York, NY; Avery Publishing, 2001
_____ , *Prana, The Secret of Yogic Healing,* York Beach, Me; Samuel Weiser, Inc. 1996
_____ , *The Secrets of Ayurvedic Massage,* Twin Lakes, WI; Lotus Press, 1999
Ballantine, Dr. Rudolph, *Diet and Nutrition: a Holistic Approach*, Honesdale, Pa: Himalayan International Institute, 1978

Bohm, David, *Wholeness and the Implicate Order*, London, UK: Routledge & Kegan Paul Ltd., 1980

Caraka Samhita, trans. Dash, Dr. Bhagwan & Sharma, Dr. R.K., Varanasi, India ; Chowkamba Series Office, 1992, 3 vols.

Chen, J., Campbell, T.C. ; et al. *Diet, Lifestyle and Morality in China : a Study of the Characteristics of 65 countries*, Oxford University Press, Cornell University Press, and the China People's Medical publishing House, 1990

Colborn, Theo, et al, *Our Solen Future,* New York, NY ; Penguin Books, 1996

Dash, Dr Bhagwan, *Madanapala's Nighantu – Materia Medica,* New Delhi, India: B. Jain Publishers, 1991

_____ , *Ayurveda Saukhyam of Todarananda – Materia Medica,* New Delhi, India: Concept Publishing Co., 1980

Frawley, Dr. David, *Ayurveda and the Mind ; the Healing of Consciousness*, Twin Lakes, WI. Lotus Press, 1997

_____ , *Gods, Sages and Kings ; Vedic Secrets of Ancient Civilization*, Salt Lake City, UT; Passage Press, 1991

Joshi, Dr. Sunil V., *Ayurveda and Pachakarma,* Twin Lakes, WI; Lotus Press, 1996

Lad, Dr. Vasant, *Ayurvedic Healing for Self-Healing,* Twin Lakes, WI; Lotus Press, 1994

Lee, Dr. John R., *What Your Doctor May Not Tell You About Menopause*, New York, NY; Warner Books, 1996

Morningstar, Amadea, *Ayurvedic Cooking for Westerners,* Twin Lakes, WI; Lotus Press, 1994

_____ , *The Ayurvedic Cookbook*, Twin Lakes, WI; Lotus Press, 1990

Murray, Michael T., *The Healing Power of Foods*, Rocklin, CA: Prima Publishing, 1993

Pitchford, Paul, *Healing with Whole Foods,* Berkeley, CA; North Atlantic Books, 1993

Quillin, P., *Safe Eating,* New York, NY; Evans, 1990

Rapp, Doris, *Is this your Child ?,* New York, NY; William Morris, 1991

Robbins, John, *Diet for a New World*, New York, NY; Avon Books, 1992

_____ , *Diet for a New America,* Walpole, NH; Stillpoint Publishing, 1987

_____ , *Reclaiming Our Health*, Tiburon, CA; HJ Kramer Inc, 1996

Sharma, Dr. Priya Vrat, *Sodasangahrdayan – Essentials of Ayurveda*, Delhi, India; Motilal Banarsidass Publishers, 1993

Svoboda, Dr. Robert, *Prakriti : Your Ayurvedic Constitution,* Albuquerque, NM; Geocom Ltd., 1989

Tierra, Michael, *Planetary Herbology*, Twin Lakes, WI ; Lotus Press, 1988

_____ , *The Way of Herbs*, New York, NY; Pocket Books, 1980

Tiwari, Maya, *Ayurveda, Secrets of Healing*, Twin Lakes, WI; Lotus Press, 1995

_____ , *Ayurveda, A Life of Balance,* Rochester, VT; Healing Arts Press, 1995

INDEX

N

O

P

R

S

T

U

V

Y

Z

À Propos de l'Auteur

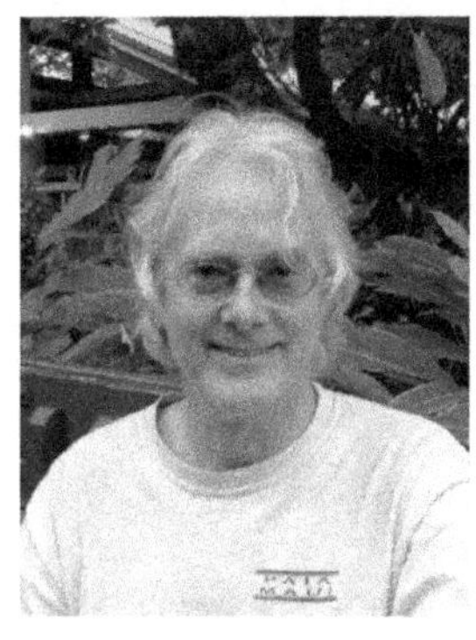

Vaidya Ātreya Smith est né en Californie en 1956. Il s'intéresse dès l'âge de 17 ans à l'étude des upanishads et du védanta. Cette passion grandissante le conduit en Inde où il vit de nombreuses années et où il choisit de consacrer sa vie au védanta. Depuis 1987, il pratique les médecines alternatives dont l'Āyurvéda, continue d'étudier, enseigne et forme des praticiens à travers le monde. Il travaille avec des milliers de patients dans plusieurs pays. Il est licencié en biologie depuis 2003. Diplômé en Āyurvéda aux Etats-Unis et en Inde, Ātreya enseigne les cours à l'European Institute of Vedic Studies (EIVS) qu'il a fondé en 1998 en suisse. En 2005, ses professeurs de Vanarasi (Inde) lui ont décerné le titre de Vaidya ou docteur, étymologiquement : « celui qui connaît l'Āyurvéda ». Par ses travaux de recherche et d'enseignement, il souhaite permettre au plus grand nombre d'accéder à cette science et à cette pratique, tout en les adaptant au mode de vie occidental d'aujourd'hui. Il est herboriste professionnel et membre de plusieurs organisations réputées dont « l'American Herbalist Guild ». Expérimenté en jyotish (astrologie védique), il est membre professionnel à vie de l'American College of Vedic Astrology.

Il est l'auteur de quatorze livres sur l'Āyurvéda publiés à travers le monde et traduits en neuf langues. Il a aussi rédigé sept manuels pour les écoles d'Āyurvéda qui sont publiés en quatre langues.

www.atreya.com

Afin d'assurer la préservation des plantes médicales à travers le monde, Vaidya Ātreya Smith a mis en place plusieurs projets pour agir sur la protection de cette ressource naturelle fondamentale. Pour toute information sur ce programme et sur la façon de le soutenir, voir le site internet :

www.eivs.org

www.ingramcontent.com/pod-product-compliance
Lightning Source LLC
Chambersburg PA
CBHW082107220326
41598CB00066BA/5709

* 9 7 8 2 9 5 2 0 8 0 2 3 1 *